H. Lode und R. Stahlm

Überreicht für Ihr

HOFFMANN-L
7889 Grenzach-

LEXIKALISCHES
KOMPENDIUM
DER MEDIZIN

INFEKTIOLOGIE

H. LODE UND R. STAHLMANN

unter Mitarbeit
von Ingrid Kaue, Martin Messerschmidt,
Rita Wiley und Ingrid Hartmann

AESOPUS

Anschrift der Autoren

Prof. Dr. med. Hartmut Lode
Arzt für Innere Krankheiten
Leitender Oberarzt an der
Medizinischen Klinik und Poliklinik
des Klinikum Steglitz der Freien
Universität Berlin
Hindenburgdamm 30
1000 Berlin 45

Dr. med. Ralf Stahlmann
Institut für Toxikologie
und Embryonalpharmakologie
Garystraße 5
1000 Berlin 33

Ausdrücklich wird darauf hingewiesen, daß trotz größter Sorgfalt bei Abfassung und Korrektur gerade bei Angaben über Dosis und Applikation sich bei einer derartigen Zusammenstellung Ungenauigkeiten einschleichen können. Jeder Leser wird daher aufgefordert, die den verwendeten Präparaten beigegebenen Packungsinformationen, insbesondere über Dosierung und Beachtung von Kontraindikationen, in eigener Verantwortung zu überprüfen.

ISBN 3-9050-2501-3

Gesamtherstellung:
Freiburger Graphische Betriebe GmbH & Co. KG., Freiburg

Inhaltsverzeichnis

Inhaltsverzeichnis

A

Abszesse

Definition/Ätiologie: Lokale pyogene Infektionen können sich an jeder Stelle und in jedem Organ des Körpers entwickeln. Sie werden verursacht durch Traumen und nachfolgende bakterielle Kontaminationen, durch metastatische Absiedlung von Erregern über Blut oder Lymphe, durch Ausbreitung von einer nahegelegenen Verletzung oder durch pathologische lokale Gewebsveränderungen – meist vaskulärer Art. Abszedierende Infektionen einzelner Gewebe oder Organe werden häufig durch bestimmte Erreger verursacht, z. B. Staphylokokken bei Hautabszessen oder E. coli bei nephritischen Abszessen.

Die spezielle Form der Gewebsreaktion läßt häufig auf bestimmte Erreger rückschließen. Anaerobe Keime produzieren Nekrosen und bräunlichen, übelriechenden Eiter; Staphylokokken rasche Nekrosen und einen gelblichen, rahmigen Eiter; β-hämolysierende Streptokokken ein dünnflüssiges, serumähnliches Exsudat, verbunden mit Ödemen und einer raschen Ausbreitung im Gewebe.

Pathophysiologie: Prädisponierende Faktoren für Abszesse sind Traumen, Ischämien, Hämatome, Fremdkörper, Obstruktionen bestimmter Abflußwege (z. B. Schweißdrüsen, Gallenwege, Harnwege) und Flüssigkeitsansammlungen (z. B. venöse Stauungen, lymphatische Abflußbehinderungen).

Eine diffuse akute Entzündung – verbunden mit Leukozyteninfiltration, Hyperämie und Ödem – ist erstes Zeichen einer Abszeßbildung. Je nach Erreger kommt es zu Nekrosen, Verflüssigungen und Einschmelzungen und zur Eiterbildung. Abszesse bilden sich oft in vorgeformten Körperhöhlen (Empyem) oder weiten sich entlang der Fascien aus (Phlegmonen). Lymphogene Ausbreitung führt zu Lymphangitis und Lymphadenitis, Befall

der lokalen Venen zur infektiösen Thrombophlebitis (Bakteriämie, Sepsis), die besonders oft durch Staphylokokken, Streptokokken oder Bacteroides spp. verursacht wird.
Je nach Erregertyp und anatomischer Lage können kleine Abszesse abheilen oder abgekapselt asymptomatisch persistieren. Der Abszeß kann in benachbarte Gewebe und Körperhöhlen einbrechen oder die Körperoberfläche als Fistel durch eine Drainage erreichen.
Klinische Manifestationen: Infektionen von Haut und subkutanen Geweben zeigen die klassischen Entzündungszeichen: Rötung, Schwellung, Schmerz und Wärme. Systemische Zeichen können fehlen oder nur wenig ausgebildet sein: Fieber, Abgeschlagenheit und Leukozytose. Die lokale Lymphangitis kann sich in Form rötlicher, leicht verdickter Stränge manifestieren.
Abszesse in Körperhöhlen oder tieferen Geweben imponieren durch lokale Schmerzen und Schwellung, die aufgrund der vorhandenen Abwehrspannung oder durch dazwischenliegende Strukturen nicht immer palpabel sind.
Je nach Lokalisation eines Abszesses kann die Alteration benachbarter Gewebe in der Symptomatik dominieren: ein Mediastinalabszeß kann respiratorische Obstruktion mit Atemnot oder ein retropharyngealer bzw. ein peritonsillärer Abszeß Dysphagie verursachen. Bei Hirn- und Schädelabszessen spielen neurologische Herd- und Drucksymptome eine wichtige Rolle.
Bei manchen Patienten sind lokale Abszeßauswirkungen mitunter überhaupt nicht vorhanden. Fieber, Gewichtsverlust und Leistungsabfall prägen das klinische Bild, welches häufig mit einer mäßigen Anämie einhergeht.
Subphrenische und perinephritische umschriebene Abszesse sind häufig erst

Abszesse
Therapie
Wichtigste Maßnahme nach der Abszeßlokalisation ist es, für Drainage und Beseitigung des Eiters zu sorgen. Die Inzision oder Drai-

durch Komplikationen klinisch erkennbar.

Diagnose: Neben der klinischen Symptomatik und der genauen körperlichen Exploration sind folgende Befunde richtungweisend: Leukozytose, erhöhte BSG, gelegentlich – je nach Schwere und Dauer der Infektion – eine normozytäre und normo- bis hypochrome Anämie. Blutkulturen sind bei intravaskulären Infektionen oft positiv. Von Staphylokokken, Streptokokken und Salmonellen induzierte Abszesse verursachen sehr häufig eine Bakteriämie durch metastatische Aussaat.

Durch Nadelaspiration gewonnener Eiter sollte stets nach Gram gefärbt und mikroskopisch untersucht werden; zusätzlich sollte er sowohl aerob wie anaerob kultiviert werden.

Radionuklid-Scans (z. B. Gallium) zeigen die Abszesse durch Anreicherung in den Granulozyten. Röntgenaufnahmen verdächtiger Bereiche erbringen häufig diagnostische Hinweise. Organverlagerungen, atypische Gasansammlungen, Einschmelzungen und ungewöhnliche Gewebsdichte können Hinweise auf einen Abszeß sein. Sono- und Computertomographien sind bei der Diagnose versteckt gelegener Abszesse wichtig, z. B. bei Hirn-, Leber- oder Retroperitonealabszessen.

Adnexitis

Definition: Die Entzündung der Adnexe (Eileiter und Eierstock) wird meist durch eine aszendierende Infektion verursacht. In 95% der Fälle beginnt die Krankheit als Eileiterentzündung (Salpingitis), das Ovar wird erst sekundär in den Krankheitsprozeß einbezogen. Die akute Adnexitis geht mit heftigen Unterbauchschmerzen und hohem Fieber einher.

Ätiologie: Die Infektion kann unterschiedlich zustande kommen:

1.) Die *aszendierende Infektion* über Va-

nage sollte allerdings erst dann erfolgen, wenn der Abszeß reif ist, d. h., wenn eine Fluktuation des Abszeßinhaltes vorliegt. Applikation von Wärme kann diesen Prozeß beschleunigen. Antibiotika sind nur äußerst selten ein Ersatz für chirurgische Maßnahmen; sie können bei nicht angehbaren und kleineren umschriebenen Abszessen eingesetzt werden; sie senken die Komplikationsrate bei großen Abszessen. Vorherrschende Abszeßerreger sind Staphylokokken, so daß bei akuten Prozessen penicillinasefeste Penicilline, z. B. Flucloxacillin oder Dicloxacillin verabreicht werden. Bei subakuten und ungünstig gelegenen Herden sind Clindamycin oder Fosfomycin zu empfehlen. Bei tiefer gelegenen Organabszessen (Leber, Hirn, Darm) sind immer auch anaerob wirksame Substanzen (Metronidazol, Ornidazol [Tiberal], Clindamycin) zu berücksichtigen.

gina, Zervikalkanal und Cavum uteri wird überwiegend durch Staphylokokken, Streptokokken, Keime der Darmflora, Mykoplasmen, Chlamydien und Gonokokken verursacht. Die Keimaszension wird intra und post menstruationem, post abortum, post partum und durch Störungen des Scheidenmilieus begünstigt.
2.) In seltenen Fällen kommt es bei Tuberkulose, Typhus und Virusinfektion durch *hämatogene Ausbreitung der Erreger* zu einer Adnexitis.
3.) Appendizitis, perityphlitische Abszesse, Ulkusperforationen und Proktitis können – ebenfalls äußerst selten – durch *Übergreifen der entzündlichen Prozesse* eine Entzündung der Adnexe verursachen.
Pathogenese: Die Aszension der pathogenen Keime löst eine entzündliche Schleimhautreaktion aus; die Tubenschleimhaut ist leukozytär infiltriert und ödematös geschwollen. Die durch die entzündliche Wandschwellung verdickten Tuben werden durch Exsudatansammlung im Lumen kolbig aufgetrieben. Frühzeitig kommt es zum reaktiven Verschluß der abdominalen Tubenostien. Epitheldefekte und Ulzerationen haben häufig Verklebungen der faltenreichen Tubenschleimhaut zur Folge und können Ursache für eine dauernde Sterilität oder Tubargravidität sein. Aus der eitrigen Entzündung (Pyosalpinx) kann sich eine Hydrosalpinx entwickeln, wenn aus dem eitrigen Exsudat durch Phagozytose eine seröse Flüssigkeit im Tubenlumen zurückbleibt.
Verhältnismäßig selten werden die Ovarien in das entzündliche Geschehen mit einbezogen. In schweren Fällen breiten sich die Erreger im kleinen Becken aus; es entsteht eine Pelveoperitonitis, in deren Folge sich ein Douglasabszeß entwickeln kann. Sehr selten überschreitet eine Adnexentzündung die Grenzen des

kleinen Beckens; sie kann bei Entwicklung einer diffusen Peritonitis einen lebensbedrohlichen Verlauf nehmen.
Klinik: Erste Anzeichen sind plötzlich auftretende hohe Temperaturen und heftige Unterbauchschmerzen. Die Schmerzen werden häufig einseitig angegeben, obwohl der Krankheitsprozeß meist beide Tuben befällt. Das Abdomen ist im Adnexbereich druckschmerzhaft und gespannt. Bei der Uteruspalpation besteht ein „Bewegungsschmerz"; weiche, hochempfindliche Eileiterverdickungen können getastet werden.
Symptome, die durch die Mitbeteiligung der Nachbarorgane verursacht werden, sind Übelkeit, schmerzhafte Defäkation und Miktion, Obstipation oder blutige Diarrhöen.
Entwickelt sich eine Abwehrspannung im gesamten Abdomen, Darmatonie, Erbrechen, trockene Zunge und Pulsverschlechterung, besteht der dringende Verdacht einer Peritonitis. Bei der lokalisierten Adnexitis klingen die akut-entzündlichen Symptome unter optimaler Therapie innerhalb von vier bis acht Tagen ab.
Die Entzündung kann jedoch durch körperliche Belastung und Kohabitation wieder aktiviert werden. Die Adnexitis neigt zu Rezidiven und Spätfolgen, die ihrerseits chronischen Krankheitswert haben.
Als Spätfolgen können eine Retroflexio uteri fixata, Pseudo- oder Retentionszysten, Sterilität, Extrauteringravidität, Ausflußbeschwerden und Dysmenorrhöen auftreten.
Diagnose: Die Diagnose ergibt sich aus der Anamnese, dem Tastbefund, einer meist stark erhöhten Blutsenkung und einer ausgeprägten Leukozytose sowie dem Keimnachweis bei der Laparoskopie oder im Fluor cervicalis. Differentialdiagnostisch müssen vor allem eine Extra-

Adnexitis
Therapie
Die Behandlung zielt auf die Erhaltung von Tubenfunktion und Fertilität. Zur Durchführung einer konsequenten Therapie sollte eine stationäre Behandlung angestrebt werden.
Therapie des akuten Stadiums
- Zervixabstrich für kulturellen Erregernachweis und Resistenzbestimmung, danach
- sofortige Gabe eines Antibiotikums (Penicillin G, Aminopenicilline, Clindamycin, Cefoxitin u. a.) (eventuell Korrektur nach Kulturergebnis)
- Gabe von Antiphlogistika und Analgetika
- Bettruhe
- Eisblase; nach Abklingen der akut entzündlichen Symptome feuchte Wärme.

Die chronischen Stadien der Adnexitis werden mit hyperämisierenden Maßnahmen behandelt. Befundverschlechterung oder Persistenz hohen Fiebers unter sachgerechter Therapie machen eine operative Revision nötig.

uteringravidität und Appendizitis ausgeschlossen werden.

AIDS (Erworbenes Immunmangel-Syndrom).

Definition: Unter dem „acquired immune deficiency syndrome" (= AIDS) wird eine Erkrankung verstanden, die mit einem Defekt zellständiger Immunvorgänge einhergeht und die bei Personen auftritt, die solch ein Immundefizit nicht erwarten lassen.

Ätiologie: Die Ätiologie des Syndroms ist noch nicht endgültig geklärt. Es besteht der Verdacht, daß es sich um eine Erkrankung handelt, die durch ein übertragbares Agens hervorgerufen wird. Menschliche T-Zell-Leukämie-Viren (HTLV) konnten aus den peripheren T-Lymphozyten von einigen Patienten isoliert werden. Auch andere Viren aus der Klasse der Retroviren wurden als Ursache der Erkrankung beschrieben.

Epidemiologie: Bis zum Dezember 1983 wurden dem CDC (Center for Disease Control, Atlanta, USA) etwa 3000 definierte AIDS-Erkrankungen aus den USA gemeldet. Während zunächst nur homosexuelle Männer als gefährdet angesehen wurden, konnten im Laufe der Zeit weitere Risikogruppen definiert werden (i.-v.-Drogenabhängige, Haitianer, Hämophilie-Patienten). Vereinzelt konnte das Syndrom bei Kleinkindern und bei weiblichen Sexualpartnern von männlichen AIDS-Patienten beobachtet werden.

Unter Berücksichtigung möglicher Übertragungsmechanismen wurden Schutzmaßnahmen bei der Versorgung von AIDS-Patienten empfohlen. Danach sollten die gleichen Vorsichts- und Isolierungsmaßnahmen erfolgen wie bei einer frischen Hepatitis-B-Virus-Infektion. Insbesondere sollten Handschuhe und Mundschutz getragen werden, wenn mit Blut, anderen Körperflüssigkeiten und Exkreten der Patienten sowie mit potentiell kontaminierten Materialien umgegangen wird.

Pathophysiologie: Gemeinsames Merkmal aller AIDS-Patienten ist ihr pathologischer Immunstatus. Es konnte eine Einschränkung der zellulär vermittelten Immunantwort mit einer Umkehr des Verhältnisses der Helfer – zu Suppressor-T-Zellen nachgewiesen werden. Eine Beeinträchtigung der B-Zellfunktion (Antikörperproduktion) lag nicht vor. Wahrscheinlich als Folge der immunologischen Situation kommt es im Rahmen eines AIDS zur Entwicklung eines Kaposi-Sarkoms, einer Pneumocystis-carinii-Pneumonie oder anderer opportunistischer Infektionen.

Klinik: Frühsymptome der Erkrankung sind Fieber, Gewichtsverlust, Schwäche und eine generalisierte Lymphadenopathie. Bei etwa jedem zweiten Patienten entwickelt sich eine Pneumocystis-carinii-Pneumonie (Letalität bis zu 80%!), bei 30% der Fälle besteht ein Kaposi-Sarkom mit untypischem Verlauf, und bei etwa 7% werden beide Krankheitsbilder gefunden. Bei den übrigen Patienten bestehen andere opportunistische Infektionen (Herpes simplex, Candida albicans, Mykobakterien u. a.), wie sie bisher vorwiegend bei immunsupprimierten Patienten gesehen wurden.

Das klassische Kaposi-Sarkom ist eine in Nordamerika und Europa seltene, neoplastische Erkrankung, die sich in Form livider, subkutaner Knoten an der unteren Extremität äußert. Davon abzugrenzen ist eine untypische Verlaufsform mit rascher Progredienz und Neigung zur Dissemination, wie sie bei AIDS-Patienten auftritt.

AIDS
Therapie
Co-trimoxazol (z. B. Bactrim Roche) ist das Mittel der Wahl zur Behandlung der Pneumozystis-carinii-Pneumonie (sehr hohe Dosierung!). Erste Therapieerfolge mit Interferon bei Patienten mit Kaposi-Sarkom waren ermutigend, doch müssen diese Ergebnisse zunächst noch an einer größeren Anzahl von Patienten bestätigt werden. Die Erkrankung ist zur Zeit noch nicht meldepflichtig in Deutschland, doch sollten alle gesicherten Fälle aus epidemiologischen Gründen dem Bundesgesundheitsamt in Berlin gemeldet werden.

Aktinomykose

Definition: Aktinomykose ist eine endogene Mischinfektion, die als chronische, granulomatöse Entzündung verläuft und mit tumorähnlichem Wachstum und multipler Fistelbildung einhergeht.

Aktinomykose

Ätiologie: Actinomyces israelii ist der häufigste Erreger der menschlichen Aktinomykose, seltener werden bei Infektionen Arachnia propionica oder Actinomyces naeslundi gefunden. Die Aktinomyceten wurden lange Zeit wegen ihrer Myzelbildung den Pilzen zugeordnet; sie besitzen jedoch keinen Zellkern und keine Mitochondrien. Die mukopeptidhaltige Zellwand und die Ansprechbarkeit auf Antibiotika sind weitere Kriterien dafür, daß es sich um Bakterien handelt.

Actinomyces israelii zeigt sich in Form grampositiver Stäbchen und Fäden, die kolbenartige Verdickungen aufweisen können. Die Kultivierung ist nur unter anaeroben Bedingungen möglich.

Pathogenese: Die endogene Infektion entwickelt sich meist im Bereich der Mundhöhle. Sie wird begünstigt durch entzündliche Prozesse im Zahnkieferbereich, mangelnde Zahnhygiene oder Gewebsverletzungen. Eine Aktinomykose des Gastrointestinaltraktes entwickelt sich meist im Ileozökalbereich im Gefolge einer perforierten Appendizitis. Es kommt zu chronisch-entzündlichen Granulationswucherungen mit der Tendenz zur Abszedierung und Fistelbildung.

Im Eiter finden sich makroskopisch sichtbar gelbliche, körnige Gebilde, die sogenannten Drusen. Nach Gramfärbung ist im Zentrum ein dichtes Geflecht von Stäbchen und Fäden mit echten Verzweigungen erkennbar.

Die Infektion greift meist ohne Respektierung anatomischer Grenzen auf Nachbarorgane über; eine hämatogene Streuung ist selten.

Epidemiologie: Actinomyces israelii ist weltweit verbreitet und häufig in der Mundhöhle und im Gastrointestinaltrakt gesunder Personen nachzuweisen. Zu der Erkrankung kommt es erst, wenn in Begleitung anderer Bakterien auf dem

Boden eines vorgeschädigten Gewebes geeignete Bedingungen für ein anaerobes Wachstum entstehen. Eine Übertragung von Mensch zu Mensch oder von Tier zu Tier erfolgt nicht.
Klinik: Die häufigste Manifestation ist die *zervikofaziale Aktinomykose* (60%). Überwiegend in den Weichteilen des Unterkiefers und Halses bildet sich eine derbe Schwellung des Gewebes mit bläulich-roter Färbung der darüberliegenden Haut. Es kommt zu Einschmelzungen und Fistelbildungen. Der Krankheitsprozeß kann auf die Kieferknochen übergehen.
Die *Lungenaktinomykose* (20%) entsteht meist durch Aspiration infizierten Materials aus der Mundhöhle; die Ausbreitung einer abdominalen Aktinomykose durch Penetration über Diaphragma und Ösophagus ist ebenfalls möglich. Der Lungenbefall kann sich in Form einer Bronchitis, einer chronischen Pneumonie, eines Empyems und einer Pleuritis äußern. Die Allgemeinsymptome sind unspezifisch und oft gering. Die Patienten geben meist Gewichtsverlust, Husten und Schmerzen bei der Atmung an. Selten treten Fieber und Haemoptysen auf. Das Krankheitsbild ist der Tuberkulose sehr ähnlich. Im weiteren Verlauf kann es zu Fistelbildungen im Bereich der Brustwand kommen und zum Befall des knöchernen Thorax. Sehr selten findet sich eine Mitbeteiligung von Herzbeutel und Herz.
Die *abdominale Aktinomykose* (20%) tritt nach schon bestehenden entzündlichen Prozessen des Abdomens auf. In 15% der Fälle kommt es zur Mitbeteiligung der Leber. Aktinomykosen des kleinen Bekkens finden sich häufiger bei Trägerinnen von Intrauterinpessaren. Das Krankheitsbild der chronischen abdominalen Aktinomykose geht mit Gewichtsverlust, Schmerzen besonders in der Ileozökalre-

Aktinomykose
Therapie
Penicillin G in hoher Dosierung ist das Mittel der Wahl. 10–20 Mio IE Penicillin G/die als intravenöse Infusion sollten über sechs Wochen gegeben werden. Im Anschluß wird die Behandlung noch über 6–12 Monate

mit oralen oder intramuskulären Gaben von 2–5 Mio IE Penicillin/die fortgesetzt. Je nach Schweregrad, Resistenzverhalten und Begleitflora sind auch Tetrazykline, Erythromycin oder Clindamycin zur Therapie geeignet. Chirurgische Maßnahmen (Punktion, Drainage etc.) sind von Bedeutung, doch sollten sie erst nach Penicillinvorbehandlung vorgenommen werden.

gion, Fieber, Leukozytose und Anaemie einher.

Eine *Aktinomykose des ZNS* durch hämatogene Streuung oder Einbruch in den Liquorraum ist sehr selten.

Charakteristikum aller Formen der Aktinomykose ist der chronische Verlauf. Meist vergehen Monate zwischen den ersten Anzeichen der Infektion und ihrer Diagnose.

Diagnose: Die Diagnose erfolgt durch mikroskopischen und kulturellen Erregernachweis aus Eiter und Granulationsgewebe sowie histologisch aus Biopsaten.

Amnioninfektionssyndrom

Syn.: Intrauterine Infektion; Amniogene Infektion; Intrapartum-Infektion; Fruchtwasserinfektion; Fieber unter der Geburt; Chorioamnionitis.

Definition: Unter dem Begriff Amnioninfektionssyndrom werden alle unspezifischen Infektionen der Plazenta, der Eihäute, des Fruchtwassers und der Frucht – die prä- und subpartal entstehen – zusammengefaßt.

Die Infektion kann sowohl bei der Mutter als auch beim Kind postpartal weiterbestehen oder überhaupt erst manifest werden.

Ätiologie/Pathogenese: Das Krankheitsbild kann durch eine Vielzahl von Erregern verursacht werden (Enterokokken, E. coli, Staphylokokken, B-Streptokokken, Proteus spp., Pilze, Viren); Infektionen mit anaeroben Streptokokken und gramnegativen Stäbchen aus der Bacteroidesgruppe überwiegen.

Mit der Einführung der Antibiotikatherapie konnten Wochenbettsmorbidität und Müttersterblichkeit stark gesenkt werden, nicht jedoch die kindliche Mortalität.

Die perinatale Infektionsletalität beträgt noch immer ca. 10%. Die Infektion entsteht entweder auf hämatogenem Weg

über die Plazenta bzw. Uteruswand oder aszendierend über den Zervikalkanal.
Der Uterusinhalt wird unter der Geburt nach einer Wehentätigkeit von mehreren Stunden, auch bei intakter Fruchtblase, von den Scheidenkeimen besiedelt.
Prädisponierend für eine Infektion wirken der vorzeitige Blasensprung durch Verlust der mechanischen Keimbarriere, eine protrahierte Geburt sowie häufige rektale oder vaginale Untersuchungen.
Klinik: Bei der Mutter sind die klinischen Zeichen einer intrauterinen Infektion:
- übelriechender, oft eitriger Ausfluß
- Fieber axillar ≥ 37,5 °C, rektal ≥ 38 °C
- Tachykardie
- Leukozytose mit Linksverschiebung

Akut bedrohliche Komplikationen sind das Auftreten einer Sepsis oder eines Endotoxinschocks. Häufig wird durch die Infektion die Wehentätigkeit frühzeitig ausgelöst, es kommt zu Fehl- oder Frühgeburten.
Das Übergreifen der Infektion auf die Frucht äußert sich klinisch in einer Vielzahl uncharakteristischer Symptome. Die Frequenz der kindlichen Herztöne ist intrauterin häufig erhöht; bei der Geburt besteht oft eine respiratorische Depression, die Kinder zeigen zyanotische oder apnoische Anfälle und häufig zerebrale Erscheinungen wie Hypertonus, Hypo- oder Hyperthermie und Krämpfe. Pneumonien und Septikämien sind häufig, andere Organmanifestationen wie Otitis, Sinusitis, Meningitis und Gastroenteritis sind seltener zu beobachten. Gelegentlich besteht bei den Neugeborenen ein symptomloses Intervall, und die Krankheitszeichen entwickeln sich erst nach 2–3 Tagen.
Makroskopisch wird bei intrauteriner Infektion eine ödematöse, grau-weiße bis grünlich verfärbte Nabelschnur gesehen. Die Eihäute sind verdickt, schmierig be-

Amnioninfektionssyndrom
Therapie und Prophylaxe:
Möglichkeiten zur Vorbeugung der Amnion-Infektion ergeben sich aus den angeführten disponierenden Faktoren. Sie bestehen z. B. in der sorgfältigen Asepsis, in aktivem Vorgehen bei vorzeitigem Blasensprung und in der Vermeidung einer protrahierten Geburt (kritische Grenze etwa 8 Std.).
Antibiotika wie Penicillin G. Ampicillin, Cephalosporine und Nitroimidazole (Metronidazol, Ornidazol [Tiberal]) sind placentagängig und gut verträglich. Sie werden häufig zur intensiven antibiotischen Infektionsbekämpfung eingesetzt. Sie gelangen in den fetalen Kreislauf und treten in das Fruchtwasser über. Die Plazentapassage ist je-

legt und ebenfalls verfärbt. Frucht- und Anhangsgebilde verbreiten einen fötiden Geruch.

Diagnose: Die Diagnose des Amnioninfektionssyndroms wird klinisch gestellt. Beim Auftreten von Fieber vor oder unter der Geburt müssen differentialdiagnostisch extragenitales und genitales Fieber abgegrenzt werden.

Ursachen für das Auftreten von extragenitalem Fieber sind überwiegend Harnwegsinfektionen, aber auch abdominelle Erkrankungen (Appendizitis, Cholezystitis etc.).

doch verzögert, der Wirkstoffspiegel erreicht nach Stunden ein Viertel bis die Hälfte des mütterlichen Serumspiegels. Durch die antibiotische Behandlung ist die Infektion der Mutter weitaus besser zu beeinflussen als die des Kindes, so daß das Auftreten von peripartalem Fieber eine Indikation zur Einleitung der Geburt oder Geburtsbeschleunigung darstellt.

Anaerobierinfektionen

Definition/Ätiologie: Gemeinsames Merkmal anaerob wachsender Bakterien ist, daß sie ein Wachstumsmilieu mit niedrigem Redoxpotential bzw. sehr niedrigem Sauerstoffpartialdruck benötigen.

Gesundes, gut durchblutetes Gewebe hat ein relativ hohes Redoxpotential und erlaubt daher kein Anaerobierwachstum. Minderdurchblutung, Gewebsnekrosen und auch das Wachstum aerober Bakterien vermindern das Redoxpotential, so daß ein für Anaerobier günstiges Milieu entsteht. So entwickeln sich Infektionen häufig als Folge von bestimmten Grunderkrankungen, chirurgischen Eingriffen, Verletzungen, Durchblutungsstörungen, Immunerkrankungen, immunsuppressiver Therapie, intramuskulären Adrenalininjektionen oder Malignomen.

Bei lokalen anaeroben Infektionen der Schleimhäute von Mund, Intestinaltrakt und Vagina entstehen häufig pseudomembranöse Membranen.

Zumeist bleibt es bei lokalen Infektionen, jedoch können Erreger auch durch den Blutstrom oder direkte Ausbreitung in andere Körperbereiche vordringen.

Epidemiologie: Anaerobier sind die vorherrschenden Keime der Normalflora von Haut und Schleimhaut. Sie übertreffen

Anaerobier-infektionen
Therapie
Chirurgische Maßnahmen sind meist erforderlich, um Infektionen mit Anaerobier-Beteiligung erfolgreich zu behan-

die Aerobier um den Faktor 10 (Haut, Mund etc.) bis 1000 (Kolon).
Sie leben in – bis heute nicht endgültig erklärbaren – Symbiosen mit anderen fakultativ anaeroben und aeroben Keimen.
Wenn die Infektionsbarrieren von Haut oder Schleimhaut geschwächt sind, kann es in jedem Körperbereich zu einer Infektion mit anaeroben Erregern kommen. Die meisten Anaerobierinfektionen sind Mischinfektionen. Am häufigsten können grampositive Kokken (Peptostreptokokken, Peptokokken und Streptokokken), gramnegative Bacteroides spp. (B. fragilis, B. melaninogenicus), Fusobakterien, Clostridien und Actinomyceten aus Untersuchungsmaterial isoliert werden.
Die folgenden Erkrankungen stellen charakteristische klinische Erscheinungsformen von Anaerobierinfektionen dar – sie werden detailliert an entsprechender Stelle dargestellt:
- Angina-Plaut-Vincenti
- Botulismus
- Gasbrand
- Tetanus

Anaerobe Bakterien haben darüber hinaus eine große Bedeutung bei folgenden unspezifischen Infektionen: Sinusitis, Hirn-, Lungen- und Leberabszessen sowie Gallenwegsinfektionen. Auch bei abdominellen Infektionen (Peritonitis) und gynäkologischen Infektionen spielen sie eine wichtige Rolle.
Diagnose: Die Isolierung von Anaerobiern erfordert korrekte Probenentnahme und -transport, da selbst kurzer Kontakt mit Sauerstoff die Erreger abtöten kann.
Abszeßhöhlen sollten direkt mit einer Spritze punktiert werden und die entnommene Probe entweder sofort auf anaeroben Kulturmedien angezüchtet oder in entsprechenden anaeroben Transportmedien versandt werden.
Der Transport muß schnell erfolgen, da-

deln. Hierzu gehört es, Drainagen von Abszeßhöhlen zu legen, Perforationen zu verschließen, nekrotische Gewebe abzutragen, Fremdkörper zu entfernen oder eine adäquate Blutversorgung herzustellen.
Häufig muß eine antibiotische Therapie beginnen, bevor die Ergebnisse aus der Kultur – und damit eine Erregeridentifikation – vorliegen.
Art und Lokalisation der Infektion zusammen mit der Gramfärbung geben Hinweise auf die möglichen Erreger.
Die meisten Anaerobier sind sensibel gegen Penicillin G und Cephalosporine. Jedoch sind sowohl ca. 90% der B.-fragilis-Stämme, einige Fusobakterien und Clostridien als auch B. melaninogenicus Penicillin-resistent.
Infektionen, die von der Flora des oberen Respirationstraktes ausgehen, sprechen meistens auf Penicillin G an. Mischinfektionen im Abdominal- und Beckenbereich erfordern eine Kombinationstherapie, die die Resistenzsituation von B. fragilis berücksichtigt. Schwere abdominelle Infektionen sollten mit Clindamycin plus Gentamicin oder einem anderen Aminoglykosid-Antibiotikum oder mit Metronidazol/Ornidazol (Tiberal) plus Mezlocillin/Apalcillin behandelt werden.
Auch andere ß-Laktamantibiotika, wie z. B. Latamoxef, kom-

men in Frage. Zusätzliche therapeutische Maßnahmen sind die Ruhigstellung infizierter Extremitäten, hyperbare Sauerstoff-Therapie (Clostridien!), Kontrolle und Aufrechterhaltung des Elektrolyt- und Flüssigkeitsgleichgewichtes, Therapie eines eventuellen septischen Schocks.

mit nicht fakultativ aerobe Keime die pathogenen Anaerobier überwachsen oder eine eventuelle Sauerstoffexposition eine Isolierung unmöglich macht. Es sollten von allen suspekten Proben Gramfärbungen angefertigt werden, um auch Keime, die in der Kultur nicht anwachsen, zu identifizieren. In Zweifelsfällen muß erneut eine Kultur angelegt werden. Immunserologische Diagnoseverfahren sind seit kurzem ebenfalls verfügbar.

Angina-Plaut-Vincenti

Definition: Nekrotisierende Infektion der Tonsillen und des Pharynx durch anaerobe Bakterien, oft in Verbindung mit einer ulzerierenden Gingivitis.

Ätiologie: Mischinfektion von anaeroben fusiformen Bakterien und Spirochäten (Borrelia vincenti).

Pathophysiologie: Die spezifische Pathogenese der Angina-Plaut-Vincenti (Symbiose zwischen Fusobakterien und Spirochäten) ist noch nicht genau geklärt. Die Fusobakterien verhalten sich nicht sehr invasiv und verursachen meistens erst Infektionen bei bestimmten Grunderkrankungen, chirurgischen Eingriffen und immunsuppressiver Behandlung.

Durch die Bildung von Kollagenasen und Proteinasen entstehen Nekrosen und Abszeßhöhlen. Die Infektion bleibt meist lokal begrenzt, kann aber auch durch Invasion in die Blutbahn generalisieren (Leber-, Lungen-, Hirn- und Gelenkabszesse).

Epidemiologie: Fusobakterien gehören zur Normalflora der Mundhöhle, des Gastrointestinaltraktes und des Genitaltraktes. Sie können meist leicht aus Speichel und Zahnbelag isoliert werden.

Klinik: Es bestehen Fieber, Lymphadenopathie, starke Halsschmerzen und Schluckbeschwerden, die bis hin zur Erstickungsangst führen. Der Rachen ist stark gerötet und geschwollen. Die Patienten haben einen schlechten Ge-

schmack im Mund, und ihr Atem riecht fötide. Anfänglich ist zumeist nur eine Rachenseite betroffen, die Erkrankung kann sich jedoch auf die andere Seite und auch auf den Kehlkopf ausdehnen. Durch Aspiration infektiösen Materials können sich Lungenabszesse entwickeln. Die Infektion kann sich sowohl lokal zu peritonsillären und retropharyngealen Abszessen ausweiten als auch – die Faszien durchbrechend – zu prä- und poststernalen Abszessen führen. In seltenen Fällen kann sich eine purulente Perikarditis entwickeln.
Die gefährlichste Komplikation ist eine eitrige Thrombophlebitis der Jugularvenen mit Bakteriämie und Verstreuung septischer Emboli. Die Metastasierung kann Hirn-, Lungen-, Leberabszesse und Meningitiden verursachen.
Diagnose: Klinische Symptome, wie ein extrem entzündeter Rachen, faulig riechender Atem, Erstickungsgefühl und Fieber sind unspezifische Diagnosehinweise. Der Rachen ist im Bereich der Mandeln geschwollen, ulzeriert und mit einem gräulichen, leicht ablösbaren Belag bedeckt. Es besteht eine Leukozytose mit Linksverschiebung. Durch Gramfärbung und anaerobe Kulturen können die Erreger nachgewiesen werden.

Angina-Plaut-Vincenti
Therapie
Sofern sich keine Abszeßhöhlen gebildet haben, die chirurgisch versorgt werden müßten, genügt in der Regel eine antibiotische Therapie mit Penicillin G oder Doxycyclin. Auch typische „Anaerobier-Mittel" wie Nitroimidazole (Metronidazol, Ornidazol [Tiberal]) oder Clindamycin können verordnet werden.

Anthrax (Milzbrand)
Definition: Anthrax (Milzbrand, maligne Pustel) ist primär eine infektiöse Erkrankung von Wild- und Haustieren, die auf Menschen durch Kontakt mit infizierten Tieren oder deren Produkten übertragen werden kann. Selten können auch Insekten Überträger sein. Häufigste Lokalisation beim Menschen ist die Haut. Hier entsteht eine nekrotische Ulzeration, die „maligne Pustel". Neben der Haut können auch Darm und Lunge befallen werden.
Ätiologie: 1877 zeigte Robert Koch, daß

der Bacillus anthracis die Ursache für den Anthrax ist. Bacillus anthracis ist ein großes, anaerobes, sporenbildendes Stäbchenbakterium; seine Polypeptidkapsel enthält d-Glutaminsäure und ist neben einem Exotoxin der wichtigste Virulenzfaktor.

Der Erreger trägt keine Geißel. Die mittelständigen Sporen sind außerordentlich resistent und noch nach Jahren infektionsfähig.

Epidemiologie: Anthrax ist eine weltweite Zoonose. In erster Linie erkranken Rinder, Schafe, Ziegen, Schweine und Pferde. Die Übertragung auf den Menschen erfolgt beim Umgang mit infektiösen – insbesondere verendeten – Tieren und bei der Verarbeitung von Produkten (Wolle, Fell, Fleisch etc.) erkrankter Tiere. Die Eintrittspforte für den Erreger sind beim Hautmilzbrand kleinere Verletzungen und Schürfwunden der Haut, beim Lungenmilzbrand die Inhalation von Bazillen oder Sporen und beim Darmmilzbrand die orale Aufnahme von infiziertem Fleisch. Tierärzte, Fleischer, Landwirte und Personen, die Felle und Wolle verarbeiten, sind aufgrund ihrer Exposition besonders infektionsgefährdet.

Pathophysiologie: Der Erreger vermehrt sich an der Eintrittsstelle (Haut, Lunge, Darm) und kann auf dem Lymphweg disseminieren.

Bacillus anthracis produziert eine „protektive“ Substanz, die ihn zusammen mit seiner Polypeptidkapsel vor der Phagozytose schützt.

Die „maligne Pustel“ der Hautmanifestation entsteht an der Eintrittspforte und ist charakterisiert durch neutrophile Infiltration, Rötung und ödematöse Schwellung der Umgebung und eine ulzerierende Nekrose. Die Pustel ähnelt einem Karbunkel, ist aber fast schmerzlos. Sofern keine pyogene Superinfektion besteht, eitert die Pustel nicht.

Die Autopsie Verstorbener zeigt eine im Gegensatz zum Tier vergrößerte, äußerst blutreiche, hellrote Milz. Die übrigen Organe weisen die Zeichen einer schweren Allgemeininfektion mit Hyperämie und ödematöser Schwellung auf.
Klinik: Die „maligne Pustel“ beginnt als schmerzlose, gerötete Papel, die ulzeriert und ein dunkles Sekret absondert. Oft findet man feine Bläschen in der Umgebung. Die Pustel ist stark ödematös geschwollen. Die entstehende Lymphangitis bzw. -adenitis ist sehr schmerzhaft. Leichtes Fieber, Kopfschmerzen und Abgeschlagenheit sind weitere Allgemeinsymptome.
Wenn der Anthrax disseminiert, entsteht hohes Fieber.
Die sogenannte „Woolsorter-Krankheit“ – die Manifestation des Anthrax in der Lunge – ist charakterisiert durch Zyanose, Dyspnoe, Mediastinitis und Hämoptysen. Der Intestinal-Anthrax ähnelt dem Bild des „akuten Abdomen“, verbunden mit choleraähnlichen serösblutigen Diarrhöen. Sowohl Lungen- als auch Darm-Anthrax enden meist tödlich.
Diagnose: Das Exsudat der Hautläsionen enthält viele Bazillen, die sich durch Gramfärbung und Kultur darstellen lassen. Bei Patienten mit Bakteriämie lassen sich die Erreger im Blut nachweisen. Bei meningealer Beteiligung entsteht ein blutiger Liquor, in dem sich Bacillus anthracis kulturell und mikroskopisch demonstrieren läßt. Der indirekte Hämagglutinationstest (IHA) sichert die Diagnose, die jedoch auch mit ausreichender Sicherheit durch das klinische Bild, die Anamnese und den kulturellen Erregernachweis erfolgen kann.

Antibiotika-Prophylaxe

Definition: Unter einer Antibiotika-Prophylaxe oder Chemoprophylaxe versteht man die Gabe eines Chemotherapeuti-

Anthrax (Milzbrand)
Therapie/Prophylaxe
Penicillin G (500.000 IE./6 h. etwa 5–7 Tage); bei Penicillinallergie Tetrazykline oder Erythromycin.
Die Mortalität des unbehandelten Hautmilzbrandes beträgt 20–30%, bei wirksamer Antibiotikatherapie weniger als 1%.
Prophylaktische Maßnahmen bestehen in der Vernichtung infektiöser Tierkadaver und der Desinfektion von Fellen und Wolle bei industrieller Verarbeitung. Selbstverständlich sollte auch der vorsichtige Umgang mit möglicherweise infizierten Tieren und Tierprodukten sein. Für Mensch und Tier stehen auch relativ wirksame Schutzimpfungen zur Verfügung.

Meldepflicht besteht bei Verdacht, Erkrankung und Tod.

kums zumeist vor einem Kontakt mit Infektionserregern mit dem Ziel, eine Infektion zu verhüten. Es läßt sich eine spezielle Infektionsprophylaxe, die sich gegen eine bestimmte Erregerart richtet, von einer allgemeinen Prophylaxe unterscheiden, deren Ziel es ist, einen möglichst breiten Infektionsschutz gegen mehrere mögliche Erreger zu verleihen.

Risiken: Begleiterscheinungen prophylaktischer Maßnahmen sind Arzneimittelbedingte Unverträglichkeitsreaktionen, Förderung von bakteriellen Resistenzentwicklungen, Behinderung der bakteriologischen und klinischen Diagnostik sowie vermehrte Arzneimittelkosten. Es gilt also, bei der Indikationsstellung zur Prophylaxe strenge Kriterien anzulegen und die möglichen Vorteile im Vergleich zu den Nachteilen abzuwägen. Grundsätzlich gilt, daß eine Chemoprophylaxe nur gezielt und zeitlich begrenzt durchgeführt werden darf.

Konservative Medizin: Zur Verhütung folgender Infektionskrankheiten sind spezielle prophylaktische Maßnahmen nach Erreger-Exposition angezeigt und weitgehend unumstritten: Malaria (bei Aufenthalt in Endemiegebieten), Pertussis (z. B. nach Exposition bei Säuglingen), Lues, Meningitis (Meningokokken), Tuberkulose (z. B. bei Kleinkindern) und Scharlach.

Prophylaktische Maßnahmen zur Verhinderung von Streptokokken-Infektionen sind u. U. angezeigt bei angeborenem Herzfehler und nach prothetischen Herzoperationen. Nach rheumatischem Fieber und abgelaufener Endokarditis wird eine Rezidiv-Prophylaxe durchgeführt.

Chirurgie: Die Indikationen zur allgemeinen Infektionsprophylaxe werden z. T. kontrovers diskutiert. Chemotherapeutika werden eingesetzt, um einen üblicherweise sterilen, umschriebenen Bereich des menschlichen Organismus vor einer bakteriellen Kolonisation zu bewahren. Die Indikationen für eine Prophylaxe können nur dann akzeptiert werden, wenn diese in statistisch einwandfreien Doppelblindstudien mit gleichzeitiger Placebogruppe, Erfassung von Krankenhausverweildauer, Letalität und gesamtem Antibiotikaverbrauch belegt werden. In den letzten Jahren ist vermehrt versucht worden, besonders infektionsgefährdete Risikopatienten (hohes Lebensalter, Voroperationen, schwere Grunderkrankungen, Immundefizite etc.) vor Einleitung einer Prophylaxe zu definieren und zu identifizieren.

Die Antibiotika-Prophylaxe kann auf keinen Fall die Grundregeln der aseptischen, wenig traumatisierenden und anatomisch optimalen Chirurgie ersetzen. Ziel der Prophylaxe sollte es sein, das Operationsgebiet zum Zeitpunkt der chirurgischen Intervention vor einer Keimkolonisation zu bewahren bzw. die Keimzahl möglichst gering zu halten. Hieraus folgt zwangsläufig, daß zum Operationszeitpunkt eine wirksame Konzentration des Antibiotikums im eröffneten Gewebe des Operationsbereichs vorhanden sein muß. Eine sinnvolle Antibiotika-Prophylaxe muß deshalb *vor* der Operation (eine halbe bis drei Stunden) beginnen und nach maximal 24 Stunden (auch *eine* Applikation reicht aus!) beendet sein. Diese sogenannte perioperative Kurzzeitprophylaxe ist in zahlreichen experimentellen und klinischen Studien als wirksam belegt worden. Die längerzeitige Antibiotikagabe ist nicht wirksamer als eine maximal drei Dosen umfassende Prophylaxe und beinhaltet mehr Nebenwirkungen. Der ausschließlich *postoperative* Antibiotikaeinsatz entspricht nicht den Grundlagen einer rationalen Prophylaxe und muß als ungezielte Therapie angesehen werden!

Die selektive Kolon- bzw. Rektumchirurgie wurde in mehreren Studien als sinnvolle Indikation für eine Antibiotika-Prophylaxe belegt (z. B. mit anaerob wirksamen Cephalosporin-Derivaten bzw. Aminoglykosid-Nitroimidazol-Kombinationen). Bei Herzklappenoperationen wird heute allgemein eine gegen Staphylokokken gerichtete perioperative Prophylaxe empfohlen. Auch bei Einsatz von Gefäßprothesen unterhalb des Zwerchfells und bei Hüftgelenksoperationen kann eine Prophylaxe mit einem Staphylokokken-wirksamen Penicillin oder Cephalosporin sinnvoll sein, da infektiöse Komplikationen bei derartigen Eingriffen außerordentlich schwerwiegend und teilweise lebensbedrohlich sind. Als Leitsatz für die Prophylaxe in der Chirurgie gilt: Früh – gezielt – begrenzt!

Arthritis, septische

Definition: Akute bakterielle Gelenkentzündung, die zu bleibenden Gelenkschädigungen führen kann und deshalb als medizinischer Notfall gilt.

Ätiologie / Epidemiologie: Häufigste Erreger beim Erwachsenen: Neisseria gonorrhoeae, Staphylococcus aureus, Diplococcus pneumoniae und Streptococcus pyogenes. Hämophilus influenzae spielt als ätiologischer Erreger bei kleinen Kindern eine wichtige Rolle. Gramnegative Keime, wie Escherichia coli und Pseudomonas sind seltener die Ursache von bakteriellen Arthritiden. Patienten mit Salmonellen-Arthritis leiden häufig gleichzeitig an Osteomyelitis. Bei Patienten mit Diabetes mellitus, Lymphomen, bei Corticosteroid-Behandlung und bei immunsuppressiver Therapie treten Gelenkentzündungen vermehrt auf; außerdem sind durch rheumatische Arthritis oder Trauma vorgeschädigte Gelenke anfälliger für Infektionen.

Pathophysiologie: Die Bakterien gelangen von einem infektiösen Primärherd auf hämatogenem Wege in das Gelenk.

Oft ist der Primärherd nicht lokalisierbar; bei Gonokokken-Arthritis ist immer auch das Genitale mitbetroffen. Die septische Arthritis kann aber auch von einer Infektion der angrenzenden Knochen bzw. des umgebenden Gewebes ausgehen oder Folge von unsterilen Punktionen sein. Die sich im Gelenk ansammelnden Granulozyten setzen vermehrt lysosomale proteolytische Enzyme frei, diese zerstören den Gelenkknorpel, den subchondralen Knochen und die Gelenkkapsel. Das befallene Gelenk zeigt typische Entzündungszeichen.

Klinik: Der Krankheitsbeginn ist akut und von Fieber und Schüttelfrost begleitet. Das betroffene Gelenk ist warm, erythematös, geschwollen und schmerzhaft. Es finden sich Schonhaltung des Gelenks und Muskelspasmen.

Hüftgelenk, Knie- und Schultergelenk sind häufiger befallen als die kleinen Gelenke. Die Gonokokken-Arthritis betrifft meist mehrere Gelenke und verläuft unter dem Bild einer Sepsis. Seltener ist eine Monarthritis ohne septische Symptomatik. Die Gelenkentzündung entwikkelt sich im typischen Fall einige Wochen nach einer Gonorrhoe.

Bei Infektionen der Wirbelsäule sind der Wirbelkörper und die angrenzenden Zwischenwirbelräume befallen, und von hier aus kann sich die Infektion fortsetzen, es bestehen Spasmen der Paravertebral- und Psoasmuskulatur. Bei der Infektion der Hüfte strahlen die Schmerzen ins Knie aus.

Diagnose: Bei jedem Patienten, bei dem Verdacht auf eine septische Arthritis besteht, sollte eine Gelenkspunktion durchgeführt und eine Kultur des Punktats angesetzt werden. Die Diagnose der akuten Hüftgelenksentzündung wird oft zu spät gestellt, da die Gelenkschwellung unauffällig ist und die Aspiration von Gelenkflüssigkeit schwierig ist.

Arthritis, septische
Therapie
Die akute bakterielle Arthritis bedarf sofortiger chirurgischer Versorgung (Ruhigstellung, Entlastung u. a.) sowie antibiotischer Behandlung.
Die meisten in Frage kommenden Erreger liegen im Spektrum des Penicillin G, welches das Mittel der Wahl darstellt. Es wird intravenös in hoher Dosierung (20–30 Mio IE/die) für zwei bis drei Wochen gegeben. Bei Penicillinase-bilden-

den Staphylokokken kommen Isoxazolylpenicilline und auch Cephalosporine in Frage. Bei gramnegativen Erregern ist eine Kombinationsbehandlung mit einem ß-Laktam- und einem Aminoglykosid-Antibiotikum am sinnvollsten. Während der Behandlung kann es zweckmäßig sein, Proben aus der Synovialflüssigkeit zu bestimmen, um sicherzustellen, daß therapeutische Konzentrationen vorliegen. Tägliche Gelenkpunktionen sind druckentlastend und zur Verminderung der Eiteransammlung indiziert. Offene Drainagen sind – außer bei septischer Arthritis der Hüfte und chronisch eitrigen Gelenken – wegen der zusätzlichen Infektionsgefahr nicht sinnvoll. Eine Gelenkspaltung bringt dem Patienten Erleichterung und reduziert die Versteifungsrate, wenn die Spaltung nicht zu lange bestehenbleibt. Nach dem Abklingen der Entzündungszeichen ist physikalische Therapie zweckmäßig, um die Gelenkfunktionen wiederherzustellen.

Im frühen Stadium ist die Synovialflüssigkeit mäßig vermehrt, und es finden sich nur wenige neutrophile Zellen. Bakterien lassen sich nicht immer nachweisen, da nur die Gelenkkapsel nicht aber das Gelenk befallen ist. Später findet man Leukozytenzahlen von 50.000 bis 100.000/mm³ mit einem Anteil von >90% neutrophilen Granulozyten. Die Gelenkflüssigkeit wird eitrig. Ein diagnostischer Hinweis auf eine bakterielle Infektion liegt vor, wenn die Glukosekonzentration im Punktat geringer ist als die Blutzuckerwerte zur gleichen Entnahmezeit.
Mit der Gramfärbung lassen sich rasch Keime nachweisen. Zusätzlich zur Kultur der Gelenkflüssigkeit sollten auch Blutkulturen angezüchtet werden, da diese oft auch dann positiv ausfallen, wenn im Punktat kein Keim isoliert wurde. Röntgenologisch zeigt sich im Anfangsstadium der Infektion nur eine Aufweitung des Gelenks, später findet sich eine juxtaartikuläre Osteoporose, Gelenkspaltabnahme durch Knorpelzerstörung und Knochenerosionen an den Gelenkflächen. Der Röntgenbefund der Wirbelsäule kann für Monate unauffällig bleiben. Erst dann entsteht eine Verkleinerung der Zwischenwirbelräume oder eine Proliferation der Ränder der Wirbelkörper.
Es kann schwierig sein, eine bakterielle Infektion vorgeschädigter Gelenke zu diagnostizieren. Akute Gicht und andere nichtinfektiöse Arthritiden müssen differentialdiagnostisch ausgeschlossen werden.

Augeninfektionen

Einteilung, Definition: Zu den wichtigsten Infektionen des Auges gehören die Konjunktivitis, die Keratitis und die tiefen Augeninfektionen.
Ätiologie / Epidemiologie: Am häufigsten ist die Bindehautentzündung *(Konjunktivitis):* Zahlreiche Bakterien, Viren, Chlamydien und auch Pilze kommen als

Infektionserreger in Betracht. Viele von ihnen sind Teil der normalen Konjunktivalflora; ein hoher IgA- und Lysozymgehalt der Tränenflüssigkeit bedingt den physiologischen Infektionsschutz des Auges.
Eine Entzündung der Bindehaut kann auch das Epithel der Hornhaut miterfassen und in eine *Keratitis* übergehen. Voraussetzung ist in den meisten Fällen eine kleine Verletzung oder chronische Hornhauterkrankung. Eine Infektion der Kornea ist stets eine akute Gefahr für das Auge und erfordert eine rasche und adäquate Behandlung, damit Perforation und Bulbusverlust vermieden werden. Nahezu 90% der bakteriell bedingten Kornealulzera werden durch Staphylokokken und Pneumokokken hervorgerufen; der häufigste gramnegative Keim ist Pseudomonas aeruginosa. Unter den Viren spielt Herpes simplex eine dominierende Rolle (vgl.: Herpes-simplex-Infektionen). Zahlreiche Pilze wie Aspergillus und Candida können Ursache einer Keratomykose sein.
Im Zusammenhang mit Augenoperationen oder penetrierenden Verletzungen kann es zu *tiefen Augeninfektionen* kommen: Ein hämatogener Infektionsweg ist ebenfalls möglich. Staphylococcus aureus ist der häufigste Erreger bakterieller Infektionen im Anschluß an eine Augenoperation. Auch Pilze und Viren kommen in Frage.
Klinik: Auffälligste Zeichen einer *Konjunktivitis* sind Rötung der Bindehaut und vermehrte Sekretion. Der Patient klagt im allgemeinen über Jucken, Brennen, Fremdkörpergefühl – nicht jedoch über Schmerzen. Bei einer *Keratitis* werden dagegen schon bei kleinen Läsionen Schmerzen angegeben, da die Hornhaut im Gegensatz zur Bindehaut dicht mit sensiblen Nervenfasern versorgt ist. Bei einer Keratitis besteht meist keine ge-

Augeninfektionen
Therapie
Bakterielle Bindehautentzündungen können lokal mit Antibiotika-haltigen Zubereitungen behandelt werden. Die Gonokokken-Konjunktivitis wird systemisch

mit Penicillin G behandelt. Der Eiter wird mit physiologischer Kochsalzlösung abgespült, anschließend werden Chloramphenicol- oder Tetrazyklin-haltige Lösungen eingeträufelt.
Die meisten Patienten mit einer bakteriellen Keratitis müssen stationär behandelt werden. Antibiotika werden lokal als Salbe oder Tropfen, subkonjunktival und systemisch verabreicht (Aminoglykoside, Chloramphenicol u.a.). Der Einsatz von Kortikosteroiden ist umstritten.
Bei tiefen Augeninfektionen ist eine hochdosierte Antibiotikatherapie erforderlich, die ein möglichst breites Erregerspektrum erfaßt, z.B. mit neueren ß-Laktamantibiotika evtl. in Kombination mit Aminoglykosiden. Die Behandlung von tiefen Pilzinfektionen des Auges ist problematisch, Amphotericin B und Flucytosin (Ancotil) sind die am häufigsten benutzten Antimykotika.

steigerte Sekretion; ein mehr oder weniger ausgeprägter Visusverlust ist dagegen ein häufiges Symptom.
Eine spezielle Form einer Augeninfektion ist die durch Gonokokken verursachte *Blenorrhoea neonatorum:* Die Erreger durchdringen das intakte Hornhaut-Epithel und führen zu Kornealulzera. Etwa zwei Tage nach der Geburt kommt es beim Neugeborenen zur Schwellung und Rötung der Augenlider. Beim Öffnen der Lider entleert sich rahmiger Eiter. Aufgrund der Credéschen Prophylaxe (Einträufeln von 1%iger Silbernitrat-Lösung nach der Geburt) ist diese eitrige Infektion heute selten.
Die Symptomatik einer *tiefen Augeninfektion* kann stark variieren. Entscheidend sind der ätiologische Erreger, der Infektionsmodus und die Abwehrlage des Patienten.
Für Pilzinfektionen ist z.B. eine – im Vergleich zu bakteriell bedingten Entzündungen – verzögerte Phase bis zum Auftreten der Symptome typisch. Nach einem operativen Eingriff können bis zu mehreren Wochen vergehen, bis es zu Schmerzen und anderen Zeichen einer unspezifischen Uveitis kommt. Eine bakterielle Infektion manifestiert sich dagegen innerhalb von 24–48 Stunden nach einem chirurgischen Eingriff oder einem anderen Trauma.

Bartholinitis
Definition: Die Bartholinitis ist eine meistens einseitig auftretende Infektion der Bartholinischen Drüse und ihres Ausführungsganges, die zu einer schmerzhaften, entzündlichen Schwellung der kleinen Labie führt.
Ätiologie: Als Erreger kommen überwiegend Gonokokken, Anaerobier, E. coli und Staphylokokken in Betracht.
Pathogenese: Die Keime dringen von der Vulva aus in den Ausführungsgang der Bartholinischen Drüse ein. Es entsteht eine entzündliche Schwellung, wodurch das Sekret der Drüse gestaut und das umgebende weiche Gewebe aufgetrieben wird. Kommt es zur Eiteransammlung im Ausführungsgang, entsteht ein Empyem oder Pseudoabszeß. Führt die Infiltration des umgebenden Gewebes zur Einschmelzung, entwickelt sich ein echter Abszeß, der sich bis in die paracrectalen Räume ausdehnen kann. Die Drüse selbst vereitert meistens nicht und ist als harter empfindlicher Körper in der großen Labie zu fühlen.
Epidemiologie: Die Bartholinitis kommt nur im geschlechtsreifen Alter vor. 12–18% der Gonorrhoe-Patientinnen weisen eine Bartholinitis auf, die häufig bis auf eine leichte Anschwellung der Drüse symptomlos verläuft. Bei jeder Bartholinitis sollte ein Gonorrhoe ausgeschlossen werden.
Klinik: Im hinteren Drittel der kleinen Labie besteht eine schmerzhafte, gerötete Schwellung. Schmerzen treten vor allem beim Gehen, Sitzen und bei der Defäkation auf. Es besteht leichtes Fieber. Die Bartholinitis neigt zu Rezidiven. Im Endzustand entwickelt sich häufig eine Retentionszyste, die dann keine Entzündungszeichen mehr aufweist und selten Beschwerden verursacht.
Diagnose: Die Diagnose ergibt sich aus dem klinischen Bild. Der Erregernach-

Bartholinitis
Therapie:
Zur initialen antibiotischen Therapie eignet sich z. B. Amoxicillin (4 × tgl. 500 mg), wodurch die meisten in Frage kommenden Erreger erfaßt werden. Bei einem Versagen der Chemotherapie wird chirurgisch behan-

delt (Inzision, Drainage). Bei der akuten Bartholinitis mit Abszeßbildung wird die Marsupialisation (Schaffung eines neuen Abflusses) durchgeführt. Dabei bleibt die Funktion der Drüse voll erhalten.

weis ist für eine gezielte Antibiotikatherapie wichtig. Zum Ausschluß einer Gonorrhoe sind Abstriche aus Urethra, Zervix und dem Sekret der Bartholin-Drüsen erforderlich. Differentialdiagnostisch kann ein Senkungsabszeß bei Schambeintuberkulose eine Bartholinitis vortäuschen.

Botulismus

Definition: Es handelt sich nicht um eine Infektionskrankheit, sondern um eine akute Vergiftung durch Neurotoxine von Clostridium botulinum, die oft tödlich endet.

Pathophysiologie: Nach peroraler Aufnahme oder Inhalation des vorgebildeten (!) Toxins kommt es zu einer Hemmung der Acetylcholinproduktion an den cholinergen Synapsen und den motorischen Endplatten.

Epidemiologie: Clostridium botulinum ist ein ubiquitär, besonders im Erdreich auftretender, sporenbildender, grampositiver Anaerobier. Der Keim selbst ist hitzelabil und wird durch Kochen denaturiert. Die Sporen sind jedoch sehr hitzeresistent und gehen bei ungenügender Sterilisierung (Kochen im Haushalt) nicht zugrunde. Eine Vermehrung erfolgt vor allem in Konserven (anaerobe Verhältnisse): die Sporen keimen aus und bilden das Toxin, das dann bei unsachgemäßer Zubereitung zur Intoxikation führt. Das Toxin wird nach 30 min bei einer Temperatur von 80 °C und nach 10 min bei 100 °C zerstört. Die Intoxikation erfolgt zumeist durch den Verzehr von Konserven und vakuumverpackten Lebensmitteln, die mit dem Toxin kontaminiert sind.

Klinik: Die „Inkubationszeit" beträgt meist 12–36 h. Infolge der neuromuskulären Blockade stehen neurologische Ausfälle im Vordergrund der klinischen Symptomatik. Je eher die Symptome auftreten, desto ernster ist der Krankheitsverlauf.

Die Hirnnerven sind meist zuerst betroffen: Doppelsehen, Photophobie, Sprachschwierigkeiten, Schluckbeschwerden und Heiserkeit sind frühe Symptome, auch Übelkeit und Erbrechen sind häufig. Später kommt es zu symmetrischen Schwäche- und Lähmungserscheinungen der Extremitäten, im weiteren Verlauf eventuell zum Ileus und in schweren Fällen zur Atemmuskellähmung. Die Patienten sind meist wach und orientiert.
Diagnose: Die Verdachtsdiagnose wird aufgrund der Anamnese und der klinischen Symptomatik gestellt. Der Toxinnachweis (Tierversuche, Immunfluoreszenz) im Mageninhalt, Stuhl, Serum und in den Resten genossener Nahrungsmittel sichert die Diagnose. Der Liquorbefund ist stets normal.

Botulismus
Therapie:
Symptomatisch; eventuell Beatmung. Antitoxin ist nach Krankheitsausbruch nur bedingt wirksam, da nur freies Toxin gebunden werden kann.

Meldepflicht besteht bei Verdacht, Erkrankung und Tod.

Bronchitis, akute.
Definition: Häufige Infektionserkrankung, die fast ausschließlich durch diverse Viren ausgelöst wird. Meist begleitet von einer Tracheitis („Tracheobronchitis"). Bakterielle Sekundärinfektionen sind möglich.
Ätiologie: Influenza-, Parainfluenza-, RS- und Adenoviren sind die Haupterreger.
Pathophysiologie: Die Viren haften zunächst am Epithel des Nasen-Rachen-Raumes und vermehren sich dort. Es entsteht eine entzündliche Schleimhautschwellung und -rötung, die sich nach distal ausbreitet.
Epidemiologie: Die typischen viralen Erreger der akuten Bronchitis sind endemisch über die ganze Erde verbreitet. Die Durchseuchung setzt sehr früh im Leben ein, denn die entsprechenden Antikörper sind bei vielen Kindern bereits im ersten Lebensjahr nachweisbar (z.B. Parainfluenzaviren bei 50% der Kinder im 1. Jahr, mit 5 Jahren haben 95% der Kinder eine Infektion mit RS-Viren durchgemacht). Die Übertragung geschieht meist durch Tröpfcheninfektion. Die Immunität

ist nicht sehr ausgeprägt, Zweitinfektionen sind relativ häufig.

Klinik: Nach einer Inkubationszeit bis zu maximal einer Woche treten zunächst die Zeichen einer akuten respiratorischen Virusinfektion auf (Rhinitis, Pharyngitis, Tracheitis). Meist bestehen auch allgemeine Infektionssymptome (Gliederschmerzen, Fieber). Ein trockener Reizhusten mit retrosternalen Schmerzen ist das hervorstechende Symptom der akuten Bronchitis. Eitriges Sputum bei lang anhaltendem Husten sowie sekundär ansteigendes Fieber und Leukozytose können Hinweise für eine bakterielle Sekundärinfektion sein.

Diagnose: Die Diagnose einer akuten respiratorischen Virusinfektion bereitet aufgrund der klinischen Symptomatik keine Schwierigkeiten. Bei der Auskultation sind über den Lungen gelegentlich Giemen und Brummen zu hören. Die Anzüchtung verschiedener Viren aus Rachenspülwasser ist möglich, jedoch nach praktisch-klinischen Gesichtspunkten nur selten erforderlich. Zur exakten differentialdiagnostischen Abklärung stehen auch diverse serologische Methoden zum Antikörpernachweis zur Verfügung.

Bronchitis, akute
Therapie
Es kommt nur eine symptomatische Behandlung in Frage. Je nach den vorherrschenden Krankheitszeichen werden Arzneimittel aus unterschiedlichen Gruppen eingesetzt. Bei Fieber und Gliederschmerzen können Substanzen aus der Gruppe der Analgetika/Antipyretika, wie z. B. Acetylsalicylsäure (6 × 0,5 g/die) gegeben werden. Nur bei trockenem, unproduktivem Husten sind Antitussiva (Codein) indiziert. Bei klinischen Zeichen einer bakteriellen Beteiligung (Sputumvermehrung, eitrige Beschaffenheit) wird im allgemeinen eine ungezielte Chemotherapie eingeleitet (vgl.: Bronchitis, chronische).

Bronchitis, chronische *(purulente)*

Definition: WHO: Eine chronische Bronchitis ist dann anzunehmen, wenn bei einem Patienten in zwei aufeinanderfolgenden Jahren zumindest während drei Monaten Husten und Auswurf bestanden.

Ätiologie: Multifaktoriell entstehendes Leiden, mit einer Kombination von anlagemäßigen und exogenen Faktoren. Von besonderer Bedeutung sind:

1. Zigarettenrauchen (jeder zweite Raucher über 40 Jahre)
2. Luftverschmutzung (Klima, berufliche Exposition gegenüber Staub und Reizgasen)

3. Infektionen (erhöhte Infektionsbereitschaft z. B. bei IgA-Mangel)

Weitere prädisponierende Faktoren sind eine allergische Diathese, vermehrte Proteaseaktivität im Bronchialsekret durch α_1-Antitrypsin-Mangel oder verminderte Aktivität von Lysozymen und Laktoferrin. Die mangelnde Enzymaktivität hat eine verminderte Auflösung saurer Mukopolysaccharide und Mukoproteine zur Folge, welche für die Zähigkeit des Schleimes verantwortlich sind.

Pathophysiologie: Anfänglich findet sich eine Lähmung des Flimmerepithels, das später völlig zerstört ist und z. T. durch Plattenepithelmetaplasien ersetzt wird. Besonders in den größeren Bronchien kommt es zu einer vermehrten und abnormen Schleimsekretion bei Hypertrophie der Schleimdrüsen. Lympho-plasmozytäre Infiltrationen sind Ausdruck der chronisch entzündlichen Vorgänge. Später kommt es zu einer Atrophie der Bronchialschleimhaut. Die Bronchuswand wird dünner und erschlafft. Bei forcierter Exspiration kommt es zum Bronchuskollaps mit resultierender Obstruktion und ventilatorischer Verteilungsstörung.

Im Rahmen des obstruktiven Emphysems, welches sich schließlich ausbildet, kommt es zur Alveolarüberdehnung, einer Destruktion der Alveolen und zum Kapillarschwund. Schließlich kann sich eine pulmonale Hypertonie ausbilden. Die chronisch-obstruktive Bronchitis ist die häufigste Ursache des chronischen Cor pulmonale.

Epidemiologie: Die chronische Bronchitis ist weltweit verbreitet. In England – wo die Krankheit am häufigsten auftritt – haben Studien ergeben, daß sozial schwache Gesellschaftsschichten die höchste Inzidenz haben. Die Geschlechtsverteilung beträgt 3:1 (♂ : ♀). Die Sterblichkeit ist in städtischen und Industriegebieten höher als in ländlichen Gegenden.

Bronchitis, chronische

Klinik: Bei der Entwicklung einer chronischen Bronchitis lassen sich drei Stadien unterscheiden:

1. Husten und Auswurf (reversibel),
2. Obstruktion mit Belastungsdyspnoe und Leistungsabfall,
3. respiratorische Insuffizienz, Zyanose, Cor pulmonale. Siehe Tabelle 1.

Die Beschwerden sind in der kalten Jahreszeit verstärkt. Jeder Infekt der Atemwege bringt den Patienten in akute Gefahr, weil es dadurch zu einem völligen Versagen der eingeschränkten Lungenfunktion kommen kann.

Einfache chronische Bronchitis
↓ ← Rezidivierende Infekte, exogene Faktoren
Chron. mukopurulente/obstruktive Bronchitis
↓ ← Rezidivierende Infekte, exogene Faktoren
Obstruktives Lungenemphysem
↓ Pulmonale Hypertonie, Cor pulmonale
↓ Respiratorische Insuffizienz

Tabelle 1

Das Sputum ist zäh und wird vermehrt morgendlich abgehustet (bei großen Sputummengen muß an Bronchiektasen gedacht werden). Eine gelb-grünliche Verfärbung deutet auf eine bakterielle Infektion hin. Riecht das Sputum fötide, müssen bronchopneumonische, nekrotisierende Herde oder Lungenabszesse ausgeschlossen werden.

Die weitaus häufigsten bakteriellen Erreger einer akuten Exazerbation sind Hämophilus influenzae und Pneumokokken. Sehr viel seltener werden folgende Keime im Sputum nachgewiesen: Enterobakterien (Klebsiellen, Proteus u. a.), Staphylokokken, Streptokokken, Neisseria catarrhalis und Candida.

Die antibakterielle Therapie eines akuten Schubes der chronischen Bronchitis

kann ungezielt erfolgen, wenn das gewählte Präparat die beiden dominierenden Keimspezies erfaßt.
Zum exakten Erregernachweis und zum Erstellen eines Antibiogramms gewinnt man tiefen Morgenauswurf nach gründlicher Mundspülung mit Wasser. Günstiger ist eine endobronchiale Sekretgewinnung (transtracheale Aspiration, Bronchoskopie). Wegen der hohen Empfindlichkeit der typischen Erreger ist eine schnelle Aufarbeitung oder Versand im Kühlgefäß unbedingt notwendig.
Je nach Sekretmenge, spastischer Komponente und entzündlicher Infiltration hört man bei der Auskultation trockene und/oder feuchte Rasselgeräusche. Der röntgenologische Befund ist bei der unkomplizierten Bronchitis unauffällig; kleinere Fleckschatten sind Ausdruck entzündlicher zumeist peribronchialer Infiltrationen.
Bei der Bronchographie ergeben funktionelle und anatomische Wandveränderungen im ausgeprägten Zustand ein perlschnurartiges Bild einzelner Bronchien, typisch sind auch periphere Kontrastmitteldepots („pool" oder „spider").
Bei der diagnostisch wichtigen Lungenfunktionsprüfung lassen sich obstruktive Ventilations- und Verteilungsstörungen unterscheiden.
Komplikationen: Abgesehen von der langfristigen Entwicklung eines obstruktiven Emphysems und eines Cor pulmonale, können eitrige Bronchitiden, Bronchopneumonien und Lungenabszesse den Krankheitsverlauf komplizieren. Es können sekundäre Bronchiektasen entstehen.
Differentialdiagnose: Die chronische Bronchitis ist eine Ausschlußdiagnose. Es muß sichergestellt werden, daß sich hinter der einförmigen Symptomatik von Husten und Auswurf nicht andere Erkrankungen verbergen. Die chronische Bron-

Bronchitis, chronische
Therapie
Die Behandlungsstrategie hat mehrere Ansatzpunkte:
1. Entfernung exogener Noxen (z. B. Zigaretten).
2. Behandlung bakterieller Infekte. Akute Exazerbationen müssen rasch und im allgemeinen ungezielt mit Aminopenicillinen, Co-trimoxazol (z. B. Bactrim Roche) oder Tetrazyklinen behandelt werden. Weniger günstig ist die Prophylaxe bakterieller Infektionen in den Wintermonaten durch eine Dauergabe der Antibiotika. Infektionsherde, wie z. B. chronische Sinusitis, müssen saniert werden. Da ein Virusinfekt häufig am Anfang eines akuten Schubes steht, empfiehlt sich eine Grippe-Schutzimpfung für chronische Bronchitiker.
3. Nach Bedarf Bronchospasmolytika (z. B. β_2-Sympa-

thomimetika), Sekretolytika und Expektorantien; Aerosolbehandlung, Klopfmassage zur Förderung der Expektoration, Atemgymnastik.

chitis ist eine der häufigsten Fehldiagnosen für das Bronchialkarzinom. Auch zum Ausschluß einer Tuberkulose ist eine röntgenologische Untersuchung bei jedem Patienten, der über chronischen Husten klagt, unbedingt notwendig.

Brucellosen (Morbus Bang; Maltafieber)

Definition: Die Brucellosen sind weltweit verbreitete Zoonosen; der Mensch ist nur gelegentlich Endglied der Infektionskette.

Die akute Erkrankung ist durch ein undulierendes Fieber ohne pathologischen Organbefund charakterisiert, während die chronische Form – die über Jahre und Monate persistieren kann – sich an verschiedenen Organen manifestiert.

Ätiologie: Brucellen sind kleine, sporenlose, gramnegative Stäbchen. Sie erweisen sich an der Außenwelt als resistent und können über mehrere Monate infektiös bleiben.

Die Brucellen sind für fast alle Haus- und Wildtiere pathogen. Die menschliche Brucellose wird durch folgende Species verursacht:

Brucella melitensis: Hauptwirt Ziege; Erreger des Maltafiebers

Brucella abortus: Hauptwirt Rind; Erreger des Morbus Bang

Brucella suis: Hauptwirt Schwein

Die Differenzierung erfolgt aufgrund unterschiedlicher biochemischer und serologischer Reaktionen. Alle drei Arten besitzen gleiche Körperantigene. Weitere Subtypen werden beschrieben, sie sind für die Brucellose des Menschen jedoch bedeutungslos.

Epidemiologie: Die Brucellosen werden überwiegend von Rindern, Schweinen, Ziegen und Schafen auf den Menschen übertragen. Eine Übertragung von Mensch zu Mensch erfolgt durch engen Kontakt mit verseuchten Tieren oder durch Aufnahme Brucellen-haltiger Nahrungsmittel wie Milch oder Milchprodukte. Die Brucellose ist in der Hauptsache eine Berufskrankheit von Landwirten, Fleischern, Molkereiarbeitern und Tierärzten. Brucella melitensis ist weltweit der häufigste Erreger der menschlichen Brucellose.

Pathogenese: Die Brucellen gelangen entweder über den Magen-Darm-Trakt oder über Haut (kleine Verletzungen) und Konjunktiven in den menschlichen Organismus. Nach lokaler lymphogener Ausbreitung kommt es zur Bakteriämie und zur Ansiedlung der Erreger bevorzugt in den Geweben des retikuloendothelialen Systems (Knochenmark, Lymphknoten, Leber, Milz, Nieren). Als unspezifische, aber doch charakteristische Reaktion kommt es dort zur Bildung von Granulomen, die aus Epithelzellen, Langhansschen Riesenzellen, Lymphozyten und Plasmazellen bestehen. Sie ähneln den Granulomen der Sarkoidose und der Tbc. Eine Verkäsung der Granulome tritt nur selten bei einer Infektion durch Brucella suis auf.

Die Brucellen lagern sich außerdem in der Lunge, dem ZNS, den Knochen und anderen Geweben ab.

Obwohl die Brucellose bei Tieren häufig zu Aborten führt, ist die Abortrate beim Menschen nicht höher als bei anderen, durch Bakterien verursachten Infektionen.

Klinik: Je nach Krankheitsverlauf lassen sich die folgenden Arten einer Brucellose unterscheiden:

1. *Asymptomatische Brucellose:* Die Brucelleninfektion kann symptomlos verlaufen. Bei Kontaktpersonen, die regelmäßig untersucht wurden, konnten mehrfache Titeranstiege ohne Krankheitszeichen festgestellt werden.

2. *Akute Brucellose:* Die Inkubationszeit dauert meist 5–21 Tage; es können aber auch mehrere Monate bis zum Auftreten

der ersten Symptome vergehen. Die Krankheit kann in leichten Fällen mit uncharakteristischen Prodromalerscheinungen wie Kopfschmerzen, Schwächegefühl, Schweißausbrüchen, Obstipation und leichtem Fieber einhergehen. Beim klassischen Krankheitsbild kommt es zu abendlichen Temperatursteigerungen bis 40° C, verbunden mit Schüttelfrösten. Infektionen durch Brucella melitensis (Maltafieber) und Brucella suis verlaufen in der Regel schwerer als Infektionen durch Brucella abortus (Morbus Bang).
Häufig entwickelt sich eine Hepato-Splenomegalie; es bestehen Gelenk- und Muskelschmerzen, die durch Myositiden, Arthritiden und Neuritiden hervorgerufen werden.
Das initiale Fieber kann mehrere Tage bis Wochen andauern. Bei Nichtbehandlung tritt nach einer 10–15tägigen Pause eine erneute Fieberwelle auf. Das sogenannte undulierende Fieber kann 3–6 Monate, in seltenen Fällen ein ganzes Jahr, persistieren. Im Blutbild findet sich eine leichte Leukopenie mit relativer Lymphozytose.
3. *Rückfall-Brucellose:* Rückfälle können in den ersten drei Monaten nach Behandlung auftreten. Sie gehen mit hohem Fieber, heftigen Schweißausbrüchen und starkem Krankheitsgefühl einher.
4. *Chronische Brucellosen mit Organmanifestation:* Die Brucellose manifestiert sich z. B. in der Lunge, im Urogenitaltrakt oder in Knochen und Gelenken. Fieberschübe treten nur in 30% dieser Fälle auf; der serologische Titer kann niedrig sein.
Bei 15–20% der Patienten, bei denen die akute Infektion mit trockenem Husten einhergeht, treten pathologische Röntgenbefunde der *Lunge* auf. Peribronchiale und perihiliäre Infiltrate, Veränderungen der hiliären Lymphknoten, Pleuraergüsse und -empyeme werden beschrieben.

Manifestiert sich eine Brucellose im *Skelettsystem,* sind die Kniegelenke sehr oft betroffen. Spondylitiden werden vor allem durch Schädigung der Zwischenwirbelscheiben und den Deckplatten der Wirbelkörper verursacht. In seltenen Fällen finden sich Osteomyelitiden des Humerus, Femur oder der Rippen.
Brucellosen des *Urogenitaltraktes* ähneln z. T. der Tbc. Besonders bei verspätet eingesetzter Therapie können Orchitis, perinephritische Abszesse und chronische unspezifische Nephritiden auftreten. Bei Frauen finden sich chronische Endometritiden, tuboovarielle Abszesse und Menstruationsstörungen.
Brucellosen des *ZNS* und des *kardiovaskulären Systems* sind selten.
Diagnose: Der Verdacht einer Brucellose besteht bei jedem Patienten mit beruflicher Exposition, der länger als eine Woche Fieber hat und generalisierte Gelenk- und Gliederschmerzen angibt. Ebenfalls verdächtig sind Lymphknotenschwellungen, eine palpable weiche Milz und eine Leukopenie.
Der Erregernachweis ist in Blutkulturen und im Knochenmark (Sternalpunktat) möglich. Als serologische Nachweismethoden eignen sich Agglutinationstest und Komplementbindungsreaktion sowie Antibrucella-Coombstest.

Brucellosen
Therapie
Mittel der Wahl sind Tetrazykline (2 g/die) für 21 Tage; eventuell in Kombination mit Streptomycin (1 g/die).
Unter einer adäquaten Therapie kommt es nicht selten zu einer Jarisch-Herxheimer-Reaktion. Sie kann vermieden werden, wenn zu Beginn der Behandlung nur ein Viertel des Antibiotikums gegeben wird.
Prophylaxe
Verhütung und Ausrottung der Brucellose ist Aufgabe der Veterinärmediziner. Eine Schutzimpfung der Tiere war bisher erfolglos. Die Ausrottung erfordert die Abschlachtung der verseuchten Tiere.

Meldepflicht besteht bei Erkrankung und Tod.

C

Candidiasis
Syn.: Soor; Candidamykose; Moniliasis.
Definition: Die Candidiasis – eine überwiegend endogene Infektion – wird durch normalerweise saprophytär auf Schleimhaut und Haut von Mensch, Säugetieren und Vögeln siedelnden Spezies der Candidapilze verursacht.
Ätiologie u. Epidemiologie: Häufigster Erreger der Candidiasis ist Candida albicans, seltener die Spezies C. tropicalis, C. parapsilosis, C. guilliermondii, C. krusei u. a.
Die zu den Sproßpilzen (hefeähnlich) gehörenden Candida-Spezies sind ubiquitär verbreitet und gewöhnlich Oberflächen-Kommensale beim Menschen; sie werden häufig bei gesunden Personen im Mund, in der Vagina und im Stuhl nachgewiesen.
Die potentielle Pathogenität der Saprophyten führt bei Insuffizienz vorwiegend der zellulären Immunität des Wirtsorganismus und bei Störungen der physiologischen Bakterienflora durch Antibiotikagaben zu lokalen und systemischen Mykosen. Neben der endogenen Infektion sind direkte Übertragungen von Mensch zu Mensch möglich; so kann eine Vulvovaginitis bei Schwangeren zur Infektion des Neugeborenen führen. Die Soor-Balanitis ist häufig venerischen Ursprungs.
Pathogenese: Die natürlichen Abwehrmechanismen, insbesondere die intakte Funktion der T-Zellen, verhindern eine Candidainvasion durch die Haut; Prozesse, die zu chronischen Hautulzerationen führen, begünstigen jedoch das Eindringen.
Bei Einbruch des Erregers in die Blutbahn führt eine verminderte phagozytäre Aktivität der Leukozyten und Makrophagen zu isolierten viszeralen Infektionen oder zu einer generalisierten Candidiasis (Soorsepsis). Der Organbefall ist, nach

initialer entzündlicher Reaktion, durch die Bildung von Mikroabszessen gekennzeichnet. Im Gewebe lassen sich beide Formen von Candida – Hefeform und Pseudomycelform – nachweisen.
Bei immunsupprimierten Patienten ist die entzündliche Gewebereaktion schwach oder überhaupt nicht vorhanden; es dominieren ischaemische oder hämorrhagische Nekrosen. Begünstigende Faktoren für eine Candidainvasion sind u.a.:
– Diabetes mellitus
– primäre und sekundäre Immuninsuffizienz
– iatrogene Ursachen: Gabe von Antibiotika, Steroiden, Immunsuppressiva, Zytostatika, Blasen- und Venenverweilkatheter, langdauernde intensivmedizinische Überwachung, Herzchirurgie, Transplantationen
– Verbrennungen
– Schwangerschaft

Klinik: Die Krankheit entwickelt sich meist oberflächlich und bleibt umschrieben.
Nicht-systemische Candidiasis: Bei *Infektionen der Haut* führt C. albicans zu einer intertriginösen Dermatitis. An feuchten Hautstellen (Achselhöhle, Inguinalfalten, weibliche Brust, Zwischen-Zehenraum, „Windeldermatitis") bildet sich ein mit Bläschen und Pusteln besetztes Erythem.
Umschriebene Soorerkrankungen der Haare führen zu partieller Alopezie; der Befall von Fuß- und Fingernägeln führt zu Dystrophien mit Verdickungen und Einkerbungen der Nägel.
Erkrankungen der Mundhöhle treten besonders häufig bei Neugeborenen und bei alten Menschen mit konsumierenden Krankheiten auf.
Die Mundschleimhaut ist stark gerötet und fleckförmig mit weißen Auflagerungen (Soorrasen) bedeckt.
Lokale Läsionen können zur Ausbreitung

über den gesamten Gastrointestinaltrakt neigen.
Die *Soorösophagitis* führt zu Dysphagie und substernalen Schmerzen;
die *Candidaenteritis* äußert sich in Durchfällen mit wäßrig-schleimigen bis blutigen Stühlen.
Die *Candidiasis des Genitaltraktes* entwickelt sich gehäuft während der Schwangerschaft und unter Langzeitmedikation von Kontrazeptiva. Infolge der Beeinträchtigung der physiologischen Flora wird die Resistenz gegenüber Fremdkeimen vermindert. Symptome der Vulvovaginitis sind Juckreiz, Brennen und weißlicher Ausfluß. Die Infektion kann durch Geschlechtsverkehr übertragen werden.
Viszerale und systemische Candidiasis: Lokale Läsionen und medizinische Eingriffe können isolierte viszerale Candida-Infektionen zur Folge haben. Die hämatogene Ausbreitung der Infektion führt bei entsprechender Disposition zur generalisierten Candidiasis (Soorsepsis). Schwerste Komplikationen sind bronchopneumonale Formen und Candidameningitiden mit der Bildung von Mikroabszessen und Gewebsnekrosen.
Die Candida-Endokarditis führt zu schweren Valvulopathien mit der Gefahr arterieller Embolien.
Diagnose: Die weite Verbreitung der Candida beim Gesunden begrenzt den Aussagewert direkter mikroskopischer Untersuchungen und Kulturen von Haut-, Mund- und Vaginalabstrichen sowie von Sputum- und Stuhlproben. Der Nachweis einer großen Anzahl von Pilzelementen – vor allem von Fadenformen (Myzelien oder Pseudomyzelien) – in frischem Untersuchungsmaterial und bei wiederholter Untersuchung deutet jedoch auf das Vorliegen einer aktiven Infektion hin. Eine Diagnosesicherung ist jedoch nur bioptisch möglich.

Candidiasis
Therapie
Oberflächliche Haut- und Schleimhautinfektionen werden mit lokalen Antimykotika (Nystatin, Clotrimazol, Miconazol) behandelt.
Die viszerale und systemische Candidiasis erfordert den Einsatz von 5-Flucytosin, Amphotericin B oder Ketoconazol. Da Amphotericin B jedoch eine potentiell toxische Substanz ist, bedarf die Therapie einer strengen Indikationsstellung und muß klinisch

Candida-Spezies lassen sich auf Sabouraud-Nährböden leicht anzüchten und mit biochemischen Methoden differenzieren.
Bei systemischer Candidiasis gelingt die Diagnose histologisch aus Biopsiematerial und durch Kulturen aus Liquor- und Gelenkflüssigkeit, Blut und endoskopisch gewonnenem Bronchialsekret.
Die Aussagekraft serologischer Nachweismethoden wie Hämagglutinationstest und Präzipitationsreaktion ist umstritten; neuere Labormethoden wie die immunenzymatische Methode ELISA – zum Nachweis von Antigenen – lassen jedoch in Zukunft die Möglichkeit einer frühen Diagnosestellung erwarten.

überwacht werden.
Bei der disseminierten Candidiasis bleibt es häufig das Mittel der Wahl. Zur Vermeidung schneller Resistenzentwicklungen und wegen der Möglichkeit der Dosis-Reduzierung von Amphotericin B werden 5-Flucytosin (Ancotil) und Amphotericin B häufig in Kombination verabreicht.
Folgende Dosierung wird empfohlen:
0,3 mg/kg/d Amphotericin B + 150 mg/kg/d 5-Flucytosin in getrennten Infusionen.

Chlamydieninfektionen (Ornithose, Lymphogranuloma inguinale, Trachom)

Die in der Gruppe Chlamydia zusammengefaßten Mikroorganismen sind obligate intrazelluläre gramnegative Parasiten. Sie enthalten sowohl DNA als auch RNA, besitzen eine dünne, Muraminsäure enthaltende Zellwand und verfügen über eine begrenzte metabolische Aktivität. Gegenüber einigen Antibiotika sind sie sensibel. Lange Zeit den Viren zugeordnet, werden die Chlamydien heute als spezialisierte Bakterien betrachtet. In der Gruppe Chlamydia werden zwei Spezies unterschieden – Chlamydia psittaci, Erreger der Ornithose, und Chlamydia trachomatis, Erreger des Lymphogranuloma inguinale, des Trachoms, der Einschlußkonjunktivitis, der nicht-gonorrhoischen Urethritis, Cervicitis, Salpingitis, Proktitis, Epididymitis sowie einer Neugeborenenpneumonie.

1.) Ornithose: Syn. Psittakose, Papageienkrankheit

Definition: Die Ornithose ist eine durch Chlamydia psittaci verursachte, akute Infektionskrankheit, die von Vögeln auf Menschen übertragen wird. Die fieberhafte Erkrankung geht meist mit einer

Pneumonie und Organmanifestationen einher. Psittakose (Übertragung durch Papageien) und Ornithoseerreger (Übertragung durch andere Vogelarten) sind morphologisch und serologisch nicht unterscheidbar, so daß beide Begriffe synonym gebraucht werden.

Epidemiologie: Die Ornithose ist eine global verbreitete Enzootie der Vögel. Chlamydien befinden sich im Blut, Gewebe und in den Ex- und Sekreten sowie in den Federn infizierter Vögel. Teils erliegen die Tiere der Infektion, teils können sie aber auch inapparent infiziert sein und über längere Zeit den Erreger ausscheiden.

Die Übertragung auf den Menschen erfolgt in der Regel durch Inhalation von getrocknetem Ex- und Sekret enthaltenden Staub; selten durch Vogelbiß.

Die Übertragung von Mensch zu Mensch ist möglich, aber selten. Offensichtlich handelt es sich dabei um sehr virulente Chlamydienstämme, mit schweren und zum Teil letalen Verläufen. Entscheidend für die menschliche Infektion ist die Exposition; besonders gefährdet ist das Personal von Geflügelfarmen und Vogelhandlungen sowie Ärzte und Pflegepersonal.

Pathogenese: Die Chlamydien dringen über die Schleimhäute der oberen Luftwege in den menschlichen Organismus ein. Es erfolgt eine bakteriämische Streuung in die Alveolen und in die retikuloendothelialen Zellen von Leber und Milz.

Morphologisch findet sich eine lymphozytäre entzündliche Reaktion mit Ödembildung, Nekrosen und hämorrhagischem Exsudat in der Lunge, seltener auch im Herzen, Gehirn, Nieren, Milz und Leber.

Klinik: Der Krankheitsverlauf der Ornithose kann sehr variabel sein. Nach einer Inkubationszeit von 7–14 Tagen und länger beginnt die Erkrankung häufig mit ho-

hem Fieber, Schüttelfrost, Kopfschmerzen, abdominellen Beschwerden, Myalgien und Lichtscheu sowie trockenem Husten mit mäßig produktivem, gelegentlich hämorrhagischem Auswurf. Das Fieber verläuft meist in Form einer Kontinua bei relativer Bradykardie. Gelegentlich kommt es zum Auftreten eines Exanthems (Horder's spots), das den Typhusroseolen ähnelt. Der Krankheitsbeginn kann jedoch auch schleichend über 3–4 Tage mit zunehmendem Fieber und Krankheitsgefühl verlaufen.
Im Röntgenbild stellt sich häufig eine vorwiegend interstitielle Infiltration der Lunge dar, die an Umfang den physikalischen und klinischen Befund deutlich übertrifft.
Bei schweren Infektionen können Verwirrtheitszustände, Delirien, Stupor, Zyanose und Hypoxie auftreten. Gefürchtet sind bakterielle Superinfektionen, die den Krankheitsverlauf komplizieren, ebenso Thrombosen, Lungenembolien sowie Herz- und Kreislaufversagen. In leichten Fällen kann die Ornithose unter dem klinischen Bild einer Grippe verlaufen.
Diagnose: Sie stützt sich auf das klinische Bild und eine genaue Anamnese-Erhebung mit der Frage nach Vogelkontakten.
Das Vorliegen einer Splenomegalie mit gleichzeitig bestehender akuter Pneumonie ist verdächtig auf eine Ornithose.
Die ätiologische Diagnose wird durch den Nachweis des Erregers oder durch spezifische serologische Untersuchungen gestellt.
In den ersten Krankheitstagen kann der Erreger im Sputum, Rachenspülwasser oder Blut nachgewiesen werden. Die Isolierung erfolgt durch intraperitoneale Beimpfung von weißen Mäusen; gelingt jedoch häufig erst nach mehreren Passagen. Serologischer Nachweis eines 4fachen Titeranstieges von Komplement-

Chlamydieninfektionen
Therapie
Ornithose
Mittel der Wahl sind Tetrazykline. Über 7–10 Tage sollten täglich 2,0 g in vier Einzeldosen oral verabreicht werden. Bei Tetrazyklin-Unverträglichkeit wird Erythromycin (2,0 g/die) empfohlen. Herz und Kreislauf müssen sorgfältig überwacht werden.

Meldepflicht besteht bei Verdacht, Erkrankungs- und Todesfall.

bindenden Antikörpern bzw. Nachweis im Immunfluoreszenztest während des Krankheitsverlaufes sichern die Diagnose.

2.) Lymphogranuloma inguinale (venerum) Definition: Lymphogranuloma inguinale ist eine infektiöse Geschlechtskrankheit, die durch eine kleine genitale Primärläsion mit regionärer Lymphknotenschwellung charakterisiert ist. Die akute Infektion wird von unspezifischen Allgemeinsymptomen wie Fieber und Leukozytose begleitet, bei chronischen Verläufen können Spätkomplikationen wie genitale Elephantiasis, Mastdarmstrikturen und Fisteln auftreten.

Ätiologie: Lymphogranuloma inguinale wird durch Chlamydia trachomatis verursacht. Die ätiologischen Serotypen α_1, $\alpha_2 + \alpha_3$ werden aufgrund unterschiedlicher biologischer Eigenschaften zu anderen Serotypen von Chlamydia trachomatis als Erreger des Trachoms und der Einschlußkonjunktivitis unterschieden.

Epidemiologie: Lymphogranuloma inguinale ist global verbreitet, mit besonderer Häufung in Asien, Afrika und Südamerika. Bei der unter schlechten hygienischen Bedingungen lebenden Bevölkerung tritt die Erkrankung auf. Die Übertragung erfolgt überwiegend mittels Geschlechtsverkehr.

Klinik und Pathogenese: Nach einer Inkubationszeit von drei Tagen bis drei Wochen kommt es zum Auftreten einer kleinen schmerzlosen Primärläsion am äußeren Genitale.

Der initiale Defekt besteht aus einer begrenzten Ulzeration mit plasmazellulärer und histiozytärer Infiltration seiner Umgebung; häufig unbemerkt heilt er innerhalb weniger Tage ab. Im weiteren Verlauf kommt es nach zwei bis sechs Wochen zu regionären Lymphknotenschwellungen, nachfolgender Parasitämie und Ausbreitung des Prozesses auf andere

Lymphknotengruppen. Sehr typisch ist die unilaterale inguinale Lymphadenitis (Bubonen), häufig sind auch die iliakalen und anorektalen Lymphknoten beteiligt. Die äußerst schmerzhaften Schwellungen neigen zu eitrigen Einschmelzungen, Nekrosen und Fistelbildungen; gleichzeitig können Fieber, Schüttelfrost, Meningismus, Übelkeit und Arthralgien auftreten. Bei Frauen können erste Symptome im lymphogenen posterioren Abflußgebiet der Vulva und Vagina in Form einer Proktitis erscheinen.

Komplikationen: Bei anorektalen Infektionen können sich perirektale Abszesse, anale, rektovaginale, rektovesikale und ischiorektale Fisteln sowie Mastdarmstrikturen entwickeln.

Eine seltene Spätmanifestation ist die Elephantiasis, eine chronische Schwellung und Ödembildung am äußeren Genitale, die auf gestörte Lymphabflußverhältnisse zurückzuführen ist.

Diagnose: Die sicherste, jedoch sehr aufwendige Nachweismethode ist die Isolierung des Erregers aus dem Eiter von Bubonen, Urethra und Cervix mit nachfolgender Anzüchtung auf Gewebekulturen. Häufiger angewandt werden der Komplementbindungstest bzw. der empfindlichere Mikroimmunfluoreszenz-Test; sie sind in 80–90% der Erkrankungsfälle kurze Zeit nach Auftreten der Lymphknotenschwellung positiv (> 1:32). Der intrakutane „Frei-Test" wird nur noch selten durchgeführt. Bei unklaren Befunden muß eine Lymphknoten-Biopsie erfolgen.

3.) Trachom und Einschlußkonjuktivitis.

Definition: Das *Trachom* ist eine chronische Kerato-Konjunktivitis; weltweit ist die Erkrankung noch immer eine der häufigsten Ursachen für Erblindungen.

Die *Einschlußkonjunktivitis* ist eine akute Entzündung des Auges, die von einer primären Infektion des Urogenitaltraktes

Therapie Lymphogranuloma inguinale
Bei der akuten Erkrankung sind Sulfonamide und Tetrazykline Mittel der Wahl. 4 × 0,5 g Tetrazyklin täglich bzw. 100–200 mg Doxycyclin oder 2–4 g Sulfonamide täglich über einen Zeitraum von drei bis vier Wochen. Eitrig einschmelzende Lymphknoten sollten zur Vermeidung von Spontanrupturen und Fistelbildungen punktiert bzw. drainiert werden. Bei chronischen Verläufen ist eine Antibiotikabehandlung nur noch selten erfolgreich; bei Strikturen, Fisteln und genitaler Elephantiasis sind chirurgische Maßnahmen erforderlich.

Meldepflicht besteht bei Verdacht, Erkrankung und Tod.

ausgeht. Beide Erkrankungen werden durch Chlamydia trachomatis verursacht.

Epidemiologie: Das *Trachom* ist in tropischen und subtropischen Ländern stark verbreitet. Bei mangelnder Hygiene und niedrigem zivilisatorischem Standard tritt die Erkrankung in endemischer Form auf. Der Erreger wird durch Schmierinfektionen direkt von Mensch zu Mensch (Auge zu Auge) aber auch indirekt durch kontaminierte Gegenstände (Handtücher etc.), verunreinigtes Wasser und Fliegen übertragen.

Die *Einschlußkonjunktivitis* gehört zu den Komplikationen der „nicht-gonorrhoischen Urethritis". Durch Schmierinfektionen werden die Erreger vom Urogenitaltrakt auf das Auge übertragen.

Klinik

Trachom: Die Erkrankung beginnt mit den charakteristischen Symptomen einer Konjunktivitis; die Patienten klagen über Lichtscheu, Tränenfluß und Druckgefühl im Auge.

Die Konjunktiven sind mit kleinen Lymphfollikeln durchsetzt, im weiteren Verlauf kommt es zu oberflächlichen Gefäßerweiterungen (Pannusbildung) und entzündlicher Infiltration der Kornea. Die entzündeten Follikel können miteinander verschmelzen und eitriges Sekret entleeren. Die Kornea wird narbig verändert; häufig ist das Augenlid eingezogen, was zu einer dauernden Reibung der Wimpern auf der Kornea mit zusätzlichen Verletzungen führt.

Die Entzündung bildet einen idealen Nährboden für bakterielle Superinfektionen. Unbehandelt erblinden viele Erkrankte.

Einschlußkonjunktivitis: Die Erkrankung beginnt akut mit einer unilateralen follikulären Konjunktivitis und präaurikulärer Lymphknotenschwellung. In der Regel ist die Kornea nicht mitbeteiligt, und die Erkrankung heilt ohne Narbenbildung ab.

Therapie
Trachom
Die lokale Behandlung erfolgt mit Tetrazyklin- oder Erythromycin-Augensalben, in Verbindung

Rekurrierende Augeninfektionen bei nichtbehandelter urogenitaler Infektion sind häufig. Eine Übertragung auf das Neugeborene kann während der Geburt erfolgen, wenn bei der Mutter eine durch Chlamydia trachomatis verursachte Zervizitis besteht.

Diagnose: Bei voll ausgebildeter Symptomatik wird die Diagnose klinisch gestellt. Der mikroskopische und kulturelle Erregernachweis ist möglich, jedoch sehr aufwendig.

mit oraler Gabe von Erythromycin.

Einschlußkonjunktivitis

Die Behandlung besteht in der systemischen Gabe von Tetrazyklinen oder Erythromycin über einen Zeitraum von drei Wochen. Wichtig ist die Mitbehandlung des Partners.

Meldepflicht besteht bei Erkrankung und Tod.

Cholera.

Definition: Die Cholera ist eine akute enterotoxische Enteropathie, die durch eine lokale Vibrioneninfektion des unteren Gastrointestinaltraktes verursacht wird. Die Cholera ist durch starke Diarrhöen mit erheblichen Wasser- und Elektrolytverlusten charakterisiert.

Die Cholera gehört zu den vier Quarantäneerkrankungen.

Ätiologie: Vom Choleraerreger (Familie: Spirillaceae) existieren zwei Biotypen, die biochemisch differenzierbar sind: das Vibrio cholerae und das Vibrio El Tor. Beide sind gramnegative, kommaförmige Stäbchenbakterien (0,4 μm dick, 2 μm lang), die eine endständige Geißel aufweisen. Serologisch sind beide durch Körperantigen in die Serotypen Ogawa und Inaba zu differenzieren. Die Geißelantigene sind zur serologischen Differenzierung nicht geeignet. Beide Keime sind kulturell unter aeroben Bedingungen leicht anzüchtbar (pH-Optimum 8,5–9).

Epidemiologie: Die Cholera ist seit langem endemisch in Indien und Pakistan, von wo aus oft Epidemien nach Asien und Afrika ihren Ausgang nahmen und noch heute nehmen. Die letzte große Choleraepidemie in der westlichen Welt trat 1867 auf.

Heute werden in den Industrienationen Cholerafälle meistens als Folge des Ferntourismus beobachtet. Die Übertragung erfolgt nicht selten durch Genuß infektiöser Nahrungsmittel (z. B. Meeresfrüchte).

Vor allem in Gegenden mit ungenügender Abwasserhygiene und unterernährter Bevölkerung spielen sich auch heute noch endemisch und epidemisch Cholerainfektionen ab. In den endemischen Gebieten sind insbesondere Kinder häufig betroffen. Wahrscheinlich sind chronische Dauerausscheider (Gallenblase) Ursache für das Persistieren von Choleraendemien.

Pathophysiologie: Die Infektion erfolgt stets oral. Vibrio cholerae erzeugt im Darm ein Enterotoxin, das für alle pathologischen Veränderungen verantwortlich ist. Die Infektion beschränkt sich auf den unteren Gastrointestinaltrakt, d. h. Vibrio cholerae kann sich nicht in andere Gewebe ausbreiten, und auch die Toxinwirkung beschränkt sich auf den Darm. Das Toxin bewirkt über die Erhöhung des intrazellulären cAMP eine Elektrolytverschiebung an der Darmmukosa in Richtung Darmlumen. Wasser folgt nach, um das osmotische Gefälle zu verringern; hieraus resultieren massive Flüssigkeitsdefizite. Histologische Veränderungen am Darmepithel oder an den Kapillargefäßen der Lamina propria sind nicht zu finden.

Klinik: Inkubationszeit: 6–48 h. Die Krankheit beginnt mit dem abrupten Einsetzen wäßriger Diarrhöen. In schweren Fällen kann die initiale Diarrhoe mehr als 1000 ml Flüssigkeit enthalten, und viele Liter isotonischer Flüssigkeit gehen in wenigen Stunden verloren.

Der Flüssigkeitsverlust kann zum hypovolämischen Schock führen. Erbrechen folgt in der Regel der Diarrhoe, kann aber auch selten vorausgehen. Das klinische Bild ist geprägt von Tachykardie, Tachypnoe, Hypotension, Zyanose und einen reduzierten Hautturgor. Der erhebliche Elektrolytverlust kann zu Muskel-

Cholera
Therapie
Wichtigste Maßnahme ist die schnelle Wiederherstellung des Wasser- und Elektrolytgleichgewichtes durch parenterale Zufuhr von Bicarbonat- und isotonischer Kochsalzlösung im Verhältnis 2:1. Die Menge richtet sich nach den gastrointestinalen Verlusten und dem zen-

krämpfen führen. Das Krankheitsbild bleibt 2–7 Tage bestehen und hat bei einer adäquaten Wasser- und Elektrolytzufuhr eine geringe Letalität.
Die Cholera kann auch mit relativ leichter Symptomatik (besonders beim Vibrio „El Tor") einhergehen, so daß in diesen Fällen eine Hospitalisation nicht zwingend notwendig ist.
Diagnose: In endemischen Gebieten sollte allein das klinische Bild zur Diagnose genügen. Die zuverlässigste Identifikationsmethode ist die Kultivierung auf Spezialnährböden (GTT- oder TCBS-Agar), wo Vibrio cholerae innerhalb 24 h zu charakteristischen Kolonien anwächst.
Eine weitere Erregerklassifikation kann serologisch vorgenommen werden. Wenn eine schnelle Diagnose nötig ist, stehen zwei Methoden zur Verfügung: 1. Immunfluoreszenz und 2. die Immobilisation der Vibrionen durch Typ-spezifische Antiseren, was im Dunkelfeld- oder Phasenkontrastmikroskop nachgewiesen werden kann.

tralen Venendruck.
Der inadäquate Ersatz kann zum hypovolämischen Schock und zum Nierenversagen führen.
Falls keine pyrogenfreien Lösungen zur Verfügung stehen (was in Entwicklungsländern bei Choleraepidemien häufig ist), kann auch versucht werden, die Flüssigkeits- und Salzverluste oral bzw. enteral zu kompensieren (20 g Glukose bzw. 40 g Saccharose + 2 g Natriumbicarbonat + 3,5 g NaCl + 1,5 g KCl pro Liter Wasser).
Zusätzliche antibiotische Therapie verkürzt die Krankheitsdauer erheblich: orale Tetrazykline sind Mittel der Wahl.

Meldepflicht besteht bei Verdacht, Erkrankung, Tod und Ausscheidung.

D

Diphtherie

Definition: Diphtherie ist eine akute Infektionskrankheit, die vor allem im Rachen zu lokaler Entzündung und Bildung fibrinhaltiger Pseudomembranen führt. Durch die Toxinwirkung des Corynebacteriums diphtheriae kommt es zu Manifestationen an verschiedenen Organsystemen; häufig betroffen sind Herz und periphere Nerven.

Ätiologie: Erreger ist das Corynebacterium diphtheriae, ein grampositives, sporenloses, unbewegliches Stäbchen, das an den Enden keulenförmig aufgetrieben ist und häufig Polkörperchen aufweist.

Epidemiologie: Bis zur zweiten Hälfte des letzten Jahrhunderts kam die Diphtherie epidemisch und pandemisch vor, seither findet sich ein Rückgang der Morbidität und eine Pathomorphose zu mehr benignen Verläufen; sie ist heute in Deutschland eine seltene Erkrankung geworden. Die Gründe für den Wandel sind unklar. Die Übertragung erfolgt durch Tröpfcheninfektion, aber auch indirekte Infektion über kontaminierte Gegenstände oder Staub ist möglich. Der Erreger ist gegenüber Umwelteinflüssen relativ resistent und bleibt in der Außenwelt vier bis fünf Wochen infektionstüchtig.

Die Krankheit ist bei Kindern zwischen dem 1.–9. Lebensjahr am häufigsten. Die Erkrankung hinterläßt eine antitoxische, jedoch *keine* antibakterielle Immunität. Gesunde Bakterienträger sind von großer epidemiologischer Bedeutung. Diese Träger sind nur anhand von Nasen-Rachen-Kulturen nachweisbar.

Pathogenese: Häufigste Eintrittspforte des Erregers ist der obere Nasen-Rachen-Raum. Ferner können auch Haut, Genitalien, Augen und Mittelohr infiziert werden. Die Vermehrung erfolgt lokal, die Bakterien verursachen eine Gewebsnekrose und die Bildung der charakteristischen Membran. Die Beläge sind von

bläulich-weißer Farbe und bestehen aus nekrotischen Zellen, Phagozyten und Fibrin. Sie haften fest auf der Unterfläche; beim Versuch, sie zu lösen, kommt es zu Blutungen.
Die regionären Lymphknoten sind angeschwollen. Das von den Erregern gebildete Toxin wird absorbiert und gelangt mit dem Blutstrom in den Organismus.
Klinik: Die Inkubationszeit beträgt 1–7 Tage. Je nach Lokalisationsort wird die Nasen-, Rachen-, Kehlkopf- und Hautdiphtherie unterschieden. Die Krankheit beginnt mit einer Störung des Allgemeinbefindens und Fieber um 38° C.
Die Nasendiphtherie kommt überwiegend bei Säuglingen und Kleinkindern vor. Es bestehen subfebrile Temperaturen, Appetitlosigkeit, Müdigkeit und blutig-seröser Schnupfen, der charakteristischerweise nur ein Nasenloch betrifft.
Bei der *Rachendiphtherie* besteht ein starkes Krankheitsgefühl und Schluckbeschwerden. Im Rachen oder auf den Tonsillen finden sich die Pseudomembranen. Die „maligne Diphtherie" ist durch ödematöse Schwellung des Halses und Nakkens gekennzeichnet (Cäsarenhals/Bullennacken).
Eine *Kehlkopfdiphtherie* macht sich zunächst durch eine heisere Stimme und durch kruppähnlichen, trockenen, bellenden Husten bemerkbar. Es besteht Neigung zur Deszendenz der Beläge mit Gefahr der Verlegung der Atemwege (Stridor und Erstickungsanfälle), so daß eine Intubation notwendig werden kann.
Bei allen genannten Lokalisationen gibt es progrediente Formen mit Ausbreitung der Beläge über den gesamten Respirationstrakt.
Hautdiphtherie: Eindringen des Erregers in Hautwunden; es bildet sich lokal ein rundes, wie ausgestanztes Ulcus, das mit der charakteristischen Membran be-

Diphtherie
Therapie
Diphtherieverdächtige und Erkrankte müssen isoliert werden. Diphtherie-Antitoxin-Serum muß möglichst frühzeitig gegeben werden. Eventuelle Inkompatibilitäten müssen vorgetestet werden, gegebenenfalls sind Hyposensibilitätsversuche zu unternehmen. Dosierung je nach Schwere der Erkrankung. Bei schweren Fällen 200–1000 IE/kg Körpergewicht.
Das Antitoxin neutralisiert nur das sich in der Blutbahn und in der Extrazellulärflüssigkeit befindliche Toxin. Die Wirkung des bereits zellgebundenen Toxins kann nicht mehr beeinflußt werden. Aus epidemiologischen Gründen wird zusätzlich antibiotisch behandelt; dabei haben sich Penicillin und Erythromycin bewährt.
Immunprophylaxe
Die aktive Immunisierung mit abgeschwächtem Diphtherie-Toxoid sollte

im Alter von drei Monaten routinemäßig erfolgen. Wiederholungsimpfungen sind im Alter von einem Jahr und dann etwa im Fünfjahresabstand erforderlich. Die individuelle Immunität kann mit Hilfe des *Schick-Testes* kontrolliert werden: Es wird eine kleine Menge Diphtherietoxin intracutan injiziert; bei bestehender Immunität wird das Toxin durch körpereigenes Antitoxin neutralisiert, und die Injektionsstelle zeigt keine Reaktion.
Benötigt ein nichtimmunisiertes Kontaktkind schnellen Schutz, ist die Simultanimpfung angezeigt: gemeinsame Gabe von Antitoxin-Serum und Toxoid.

Meldepflicht besteht bei Erkrankung und Tod.

deckt ist. Komplikationen durch Intoxikation nur in 3–5% der Fälle.
Toxische Komplikationen
Myokarditis: Sie tritt bei zwei Drittel der Patienten auf und manifestiert sich am Ende der 1. Krankheitswoche. Symptome sind Leiserwerden der Herztöne, systolische Geräusche, Rhythmusstörungen, Schenkelblock und Kammerflimmern.
Neuritis: Es kommt zu toxisch verursachten degenerativen Veränderungen. Frühlähmungen treten am 2. bis 3. Krankheitstag auf und betreffen hauptsächlich den weichen Gaumen und Pharynx. 2 bis 6 Wochen nach Einsetzen der Krankheit kommt es zu Hirnnervenausfällen. Lähmungen der peripheren Nerven treten später, etwa 2 bis 3 Monate nach Beginn der Krankheit auf.
Diagnose: In erster Linie ist die Diagnose klinisch zu stellen. Der kulturelle Nachweis des Erregers gelingt auf Spezialnährböden (Löffler; Clauberg). Im Blutbild findet sich eine Leukozytose, die, wenn sie höher als 25 000/mm³ ist, einen prognostisch ernsten Verlauf anzeigt.

Endokarditis (infektiöse)
Definition: Bakterielle Infektion der Herzklappen und/oder des Endokards. Häufig bei Drogenabhängigen und Personen mit kongenitalen oder erworbenen Herzvitien. Unbehandelt endet eine infektiöse Endokarditis zumeist tödlich.
Ätiologie: Eine akute Endokarditis wird von relativ wenigen pathogenen Bakterien verursacht: Streptokokken, Staph. aureus, Pneumokokken, Enterokokken, seltener Enterobakterien, Gonokokken, Histoplasma, Brucellen und Listerien.
Eine akute Endokarditis bei Drogenabhängigen entsteht oft durch Staphylokokken, Enterobakterien und Candida. Diese Keime sind häufig auch Ursache für Endokarditiden nach chirurgischen Eingriffen am Herzen. Intravenöse Katheter, arteriovenöse Shunts und infektiöse Thrombophlebitiden können eine Staphylokokken-Bakteriämie mit nachfolgender akuter Endokarditis induzieren. Eine subakute Endokarditis wird meist bei vorbestehenden rheumatischen oder kongenitalen Vitien durch Streptococcus viridans (Normalflora des oberen Respirationstraktes) oder Streptococcus faecalis (Enterokokken) verursacht. Streptococcus viridans läßt sich im Blut vermehrt nach Zahnextraktionen, Tonsillektomien und Bronchoskopien nachweisen, Enterokokken vermehrt nach urologischen bzw. gynäkologischen Manipulationen.
Epidemiologie: Die infektiöse Endokarditis tritt trotz der Abnahme rheumatischer Vitien immer noch in einer Frequenz von ca. 0,8–1,5 Erkrankungen auf 1000 Krankenhauseinweisungen in den westlichen Industrieländern auf.
Pathophysiologie: Die Erreger erreichen die Herzklappen stets durch eine vorausgehende Bakteriämie. Einzige Ausnahme sind Infektionen, die während eines kardiochirurgischen Eingriffs aus einer direkten Kontamination entstehen.

Endokarditis

In der angegebenen Reihenfolge werden die einzelnen Klappen mit abnehmender Häufigkeit befallen: Mitral-, Aorten-, Tricuspidal- und Pulmonal-Klappen. Vorgeschädigte Klappen (rheumatisches Fieber, Syphilis, arteriosklerotische Veränderungen etc.) sind besonders häufig betroffen. Kongenitale Vitien sowie Klappenprothesen, Mitralklappenprolaps und hypertrophe Subaortenstenosen sind ebenfalls für Endokarditiden disponiert. Auch Thromben und hämodynamische Störungen, die sich intrakardial bilden, begünstigen die Ansiedlung von Bakterien.

Thrombozyten und Fibrin lagern sich an dem befallenen Endokard ab und führen zu großen polypösen Auflagerungen; leichtere Destruktionen oder Ulzerationen an den Klappen können folgen. Sehr virulente Erreger (z. B. Staphylokokken) hingegen können ausgedehnte und sich schnell entwickelnde Zerstörungen an den Herzklappen verursachen.

Die nicht vorhandene Gefäßversorgung der normalen Klappen und die hieraus resultierende eher geringe Phagozytenzahl sind die Ursachen für das Fortschreiten einer unbehandelten Endokarditis.

Ablösung von Thromben aus den Klappenvegetationen können zu Emboli im großen bzw. im kleinen Kreislauf führen.

Klinik: Akute bakterielle Endokarditis: Diese von hochpathogenen und virulenten Keimen (zumeist Staphylokokken) verursachte Form beginnt abrupt. Sie entsteht oft als Folge einer Pneumokokken-Meningitis, septischen Thrombophlebitis, Streptokokken-(Serogruppe A)Weichteilinfektion oder von Staphylokokken-Abszessen. Akute Endokarditiden entstehen – im Gegensatz zur subakuten Form – auch am gesunden Herzen, z. B. bei Drogenabhängigen.

Hohes Fieber – häufig intermittierend –, Schweißausbrüche, Myalgien und Ge-

lenkbeschwerden als Frühsymptome geben leicht Anlaß zur Verwechslung mit anderen Infektionserkrankungen. Septikämische Krankheitszeichen können die kardiale Beteiligung überlagern. Herzgeräusche sind bei der Mehrzahl der Patienten feststellbar. Neu sich entwikkelnde, diastolische Herzgeräusche sind Zeichen einer zunehmenden Destruktion der Klappen, einer Auflagerung an den Klappenrändern oder auch eines Risses der Chordae tendineae. Leise systolische kardiale Geräusche haben hingegen nur geringe Aussagekraft. In seltenen Fällen bleibt der Auskultationsbefund negativ; dann kann eine Rechts-Herz-Endokarditis, ein infizierter muraler Thrombus oder eine pulmonale bzw. periphere arteriovenöse Fistel vermutet werden.
Oft entstehen metastatische Abszesse durch septische Emboli. Embolische Phänomene entwickeln sich häufig. Es kommt zu Mono- und Hemiplegien, zu Lungeninfarkten mit Hämoptysis, Hämaturien durch Niereninfarkte (mit entsprechenden Beschwerden im Lendenbereich), oft auch zu einer diffusen Nephritis; Verschlüsse größerer peripherer Gefäße können zu Gangränen in den Extremitäten führen; eine Embolisierung der Herzkranzgefäße kann einen Myokardinfarkt induzieren. Es bilden sich zahlreiche Petechien – besonders im vorderen Thoraxbereich, im Mund, Pharynx und auf den Konjunktiven. Sie sind weder wegdrückbar noch schmerzhaft oder verhärtet. Bei wenigen Patienten bilden sich auch auf der Retina Hämorrhagien, die ein helles Zentrum besitzen („Roth's Spots").
Subakute bakterielle Endokarditis: Meist kann kein genaues Datum für das Einsetzen der Symptome vom Patienten angegeben werden. Die Infektion beginnt schleichend. In manchen Fällen kann der Beginn der Symptomatik mit Zahnextrak-

tionen, Tonsillektomien, Blasenkatheterisierungen, respiratorischen Infektionen oder Fehlgeburten in Verbindung gebracht werden.
Abgeschlagenheit, Leistungsverlust, Gewichtsverlust, nächtliche Schweißausbrüche, Appetitlosigkeit, Gelenkschmerzen und Fieber sind die üblichen Initialsymptome einer subakuten Endokarditis.
Embolien können Paralysen, Myokard- oder Lungeninfarkte, Hämaturien und Niereninfarkte, Verschlüsse der Extremitäten-Arterien und Abdominalbeschwerden verursachen.
Es entwickeln sich manchmal transiente cerebrale Ischämien, toxische Enzephalopathien, Kopfschmerzen, Hirnabszesse, subarachnoidale Blutungen (Ruptur mykotischer Aneurysmen) oder eitrige Meningitiden.
Der Herzbefund ähnelt dem der akuten Endokarditis. Der Puls ist meist beschleunigt, bei stärkerer Einschränkung der Herzleistung steigt er über die dem Fieber entsprechende Frequenz.
Die mukokutanen Veränderungen gleichen denen der akuten Endokarditis. Zusätzlich zu den Petechien bilden sich die sogenannten „Osler'schen Knoten": subkutane purpurfarbene oder erythematöse Papeln, die sich meist an den Fingerspitzen bilden. Etwas größere, schmerzhafte, erythematöse Knoten können an der Handinnenfläche und der Fußsohle auftreten. Sie sind vermutlich embolischen Ursprungs.
Bei vielen Patienten bildet sich eine Splenomegalie aus. Bei Milzinfarkten durch abgelöste Emboli hört man ein atemabhängiges Milzreiben.
Solange sich keine Rechtsherzinsuffizienz bildet, ist eine Hepatomegalie ungewöhnlich.
Endokarditis an künstlichen Herzklappen: Etwa bei 2% der operierten Patien-

ten kommt es zu einer Endokarditis. Ein Drittel entwickelt innerhalb von zwei Monaten Symptome (Frühendokarditis). Die Infektion ist dann meist auf eine intraoperative Kontamination von Klappen oder Nähten zurückzuführen. Die häufigsten Erreger dieser frühen Endokarditisform sind Staph. aureus, Staph. epidermidis und Enterobakterien. Häufig sind diese Erreger relativ Antibiotika-resistent, so daß eine schlechte Prognose besteht. Spätere Infektionen (> 2 Monate postoperativ, Spätendokarditis) werden meist durch Strept. viridans, Enterokokken, Staph. aureus und Staph. epidermidis ausgelöst (bessere Prognose). Patienten mit künstlichen Herzklappen sollten vor jedem invasiven Eingriff, der eine Bakteriämie auslösen könnte, prophylaktisch Antibiotika erhalten.

Die Endokarditis bei Patienten mit Herzklappenersatz befällt besonders die Anuli fibrosi, führt so zur Lockerung der Prothesen und weitet sich mitunter ins Myokard oder umgebende Gewebe aus (→ Myokardabszesse, Reizleitungsstörungen, Rechts-Links-Shunts oder Fisteln ins Perikard). Ansonsten ähnelt der Verlauf dem einer Endokarditis an den natürlichen Klappen.

Diagnose: Neben der typischen klinischen Symptomatik (Fieber, Herzgeräusch, Emboliephänomene) lassen sich folgende Veränderungen feststellen: erhöhte BSG, erhöhte Serumglobuline, Proteinurie, oft Mikrohämaturie, Gesamtkomplement u. C_3 gesenkt, Leukozytose (Neutrophile) und hypochrome Anämie. Drei bis sechs Blutkulturen sind in der Mehrzahl positiv, außer bei Patienten, die vor der Abnahme Antibiotika erhalten haben oder Erreger aufweisen, die spezielle Kulturmedien benötigen, wie Histoplasma capsulatum, Brucella, Pasteurella, H. influenzae oder anaerobe Streptokokken.

Endokarditis
Therapie
Mindestens drei venöse Blutkulturen abnehmen, bevor irgendeine antibiotische Therapie eingeleitet wird! Danach sollte bis zum Eintreffen der Blutkulturergebnisse (Erreger und Resistenz) eine bakterizide Therapie gegen Streptokokken eingeleitet werden:
3 × 5–10 Mio E Penicillin G täglich für 4 Wochen, zusätzlich für die ersten zwei Wochen 2 × 0,5 g/d Streptomycin i. m./i. v. bzw. 3 × 1 mg/kg Tobramycin oder Netilmicin i.v./i.m.
Bakterielle Endokarditiden durch Enterokokken: Kombination von Ampicillin 3 × 5,0 g oder Penicillin G und Tobramycin/Netilmicin 3–5 mg/kg KG/d für mindestens vier Wochen. (Aminoglykosid-Serumkontrollen spätestens ab 10. Tag!)
Staphylokokken: 3 × 4,0 g Flucloxacillin plus 3 × 1–1,5 mg/kg/KG/die Netilmicin bzw. Tobramycin für vier Wochen.
Andere Erreger einer infektiösen Endokarditis müssen streng nach dem Resistenzergebnis behandelt werden. Pilz-Endokarditiden werden zumeist mit einer Kombination von Amphotericin B

plus Flucytosin (Ancotil) behandelt. Bei mangelndem konservativem Behandlungserfolg nach 3–6 Wochen (zunehmende Herzinsuffizienz, kein Fieberabfall, echokardiographische Verschlechterung) muß frühzeitig die Indikation zur Operation gestellt werden.

Serologische Untersuchungen sind bei Candida, Histoplasma und Brucella hilfreich, wenn die Blutkulturen negativ sind.
Die Echokardiographie (insbesondere 2-D) kann Auflagerungen und Destruktionen der Herzklappen aufzeigen, die 2 mm und größer sind. Diese Methode hat sich als diagnostisch außerordentlich wertvoll herausgestellt.

Endometritis

Definition: Die Endometritis ist eine überwiegend infektiös entstandene Entzündung der Gebärmutterschleimhaut. Sie tritt meist im Rahmen einer allgemeinen genitalen Infektion, häufig in Verbindung mit einer Kolpitis, Zervizitis und Adnexitis auf. Bleibt die Entzündung auf das Endometrium begrenzt, besteht eine nur geringe charakteristische Symptomatik; die isolierte Endometritis ist jedoch selten.

Ätiologie/Pathogenese: Als Erreger dieser Infektion kommen Anaerobier (anaerobe Streptokokken, Bacteroides), Staphylokokken, Streptokokken, Gonokokken, E. coli und Tuberkelbakterien in Betracht. Mikroorganismen, die in das Cavum uteri gelangen, können in der Regel erst bei Läsionen das Mukosaepithel durchdringen; nur besonders virulente Keime können das Epithel direkt schädigen (Toxinwirkung) und dann eine Entzündung verursachen. Infektionen erfolgen meist aszendierend oder von Salpingitiden ausgehend deszendierend, selten hämatogen (Tbc). Als Dispositionsfaktoren für die aszendierende Entstehung einer Endometritis corporis uteri gelten: Zustand nach Menstruation, Geburt, Abort, intrauterine Eingriffe sowie Intrauterinpessare.
Häufig entwickelt sich eine Endometritis bei Uterustumoren. Korpuspolypen, submuköse Myome und Korpuskarzinome bilden, wenn sie oberflächlich nekrotisch sind, gute Bedingungen für die Ansied-

lung von Bakterien. Zu puerperalen Infektionen kommt es durch ungenügende geburtshilfliche Asepsis, mangelnde Rückbildung des Uterus, Lochialstau, Infektion von Dezidua- und Plazentaresten.
Die Endometritis senilis wird meistens durch eine aszendierende Infektion mit Anaerobiern, selten mit E. coli verursacht. Das atrophische Endometrium besitzt nur eine geringe Abwehrkraft gegenüber Infektionen; Entzündungen verlaufen häufig chronisch.
Klinik: Häufigste Symptome sind Blutungsanomalien. Die Menstruation ist verlängert und verstärkt (Menorrhagien), gelegentlich treten Zwischenblutungen (Metrorrhagien) auf. Der Uterus ist in der Regel nicht vergrößert und auch nicht druckschmerzhaft. Treten Schmerzen im Unterbauch mit subfebrilen Temperaturen auf, so hat die Entzündung die Grenzen des Endometriums überschritten. Häufig kommt es durch Keimaszension zur Salpingitis; die Aszension wird durch die Menstruation begünstigt. Das Krankheitsbild der Endometritis corporis uteri wird häufig von den klinischen Erscheinungen einer Adnexitis überdeckt.
Bei der Endometritis puerperalis treten putride, übelriechende Lochien auf. Der Fundusstand ist hoch, man findet den typischen Kantenschmerz am Uterus. Die Zervix ist häufig fingerdurchlässig. Es bestehen subfebrile Temperaturen, die bei Infektionen mit hochvirulenten Keimen septischen Charakter annehmen können.
Bei der Endometritis senilis wird eitriges Sekret abgesondert. Infolge der Infektion und der senilen Gewebeatrophie besteht die Gefahr der Stenosierung des Zervikalkanals, die zum Stau des Eiters in der Korpushöhle führt (Pyometra).
Diagnose: Der Nachweis einer isolierten Endometritis ist allein durch histologische Untersuchungen des Abrasionsmaterials möglich. Es findet sich eine

Endometritis
Therapie
Die akute Endome-

tritis verläuft meistens symptomarm und wird nur selten behandelt. Bei der chronischen unspezifischen Endometritis, die mit Blutungen einhergeht, werden Östrogene, häufig in Verbindung mit Sekalepräparaten und Antibiotika verabfolgt. Bei anhaltenden Blutungen ist eine Abrasio angezeigt.

leukozytäre und lymphozytäre Durchsetzung des Endometriums mit Durchwanderung des Drüsenepithels.
Eine Abrasio sollte jedoch erst dann vorgenommen werden, wenn eine Myometritis, Perimetritis und Adnexitis ausgeschlossen wurden.
Differentialdiagnostisch müssen Gonokokkeninfektionen und die auf hämatogenem Wege verursachte, isolierte Tuberkulose des Endometriums in Betracht gezogen werden.

Enteritis

I Enteritis durch Bakterien
II Enteritis durch Viren
III Enteritis durch Protozoen

I Enteritis durch Bakterien

Definition: Zwei unterschiedliche bakterielle Gastroenteritis-Formen können differenziert werden: die eine Gruppe wird von invasiven Erregern verursacht, die andere durch Enterotoxine nichtinvasiver Keime.
Die invasiven Erreger – Prototyp: Shigellen – verursachen meist Fieber, Abdominalbeschwerden, Kopfschmerzen, Myalgien und andere systemische Manifestationen.
Die nichtinvasiven Erreger – Beispiel: Vibrio cholerae – lösen durch ihr Enterotoxin kein Fieber und auch nur selten systemische infektiöse Symptome aus.
Gemeinsam für beide Formen der Gastroenteritis sind Durchfall und auch häufig Übelkeit und Erbrechen.
Ätiologie:
1. Enterotoxische, nichtinvasive Erreger: E. coli, Vibrio cholerae, Cl. perfringens, Staph. aureus, Bacillus cereus und einige Stämme von Klebsiellen und Enterobacter.
2. Invasive Erreger: Shigellen, Salmonellen, Yersinia enterocolitica, Vibrio parahaemolyticus und einige E.-coli-Stämme (EIEC: Enteroinvasive E. coli).
Epidemiologie:

1. Enterotoxinproduzierende Erreger: E. coli (EPEC + ETEC): Häufiger Erreger einer akuten Diarrhoe beim Erwachsenen, weltweite Verbreitung besonders in Südamerika und Asien, Erreger der Säuglingsenteritis und Reisediarrhoe.
Vibrio cholerae: s. Cholera
Cl. perfringens: Weltweit verbreiteter Erreger einer akuten Lebensmittelvergiftung.
Staph. aureus: Häufig Ursache für Lebensmittelvergiftungen in geschlossenen Personenkreisen (Firmen, Kindergärten etc.). Nicht ordnungsgemäß gekühlte Lebensmittel (T > 4 ° C) erlauben die Vermehrung des Erregers und die Enterotoxinproduktion (besonders häufig in Mayonnaisen, Kartoffelsalaten etc.).
Bacillus cereus: Im Erdreich ubiquitär verbreitet, oft auch in rohen, getrockneten oder verarbeiteten Lebensmitteln zu finden, besonders in Europa in zunehmendem Maße vorkommender Erreger.
Klebsiella/Enterobacter: In Entwicklungsländern häufige Erreger akuter Diarrhöen.
2. Invasive Erreger:
Shigellen: s. Ruhr (Shigellose)
Salmonellen: s. Salmonellosen
Yersinia enterocolitica: selten isolierter Erreger, häufiger in Skandinavien, oft in Institutionen und Familien.
Vibrio parahaemolyticus: in Küstengewässern häufig auftretender Keim, Infektion in der Regel nach Genuß von unzureichend gekochten Meeresfrüchten, Krabben etc.; oft auf Schiffen.
E. coli: erheblich seltener auftretende Variante (EICE) als die nichtinvasive, enterotoxische. Oft in Süd-Ost-Asien und Südamerika.
Pathophysiologie:
1. Enterotoxinproduzierende Erreger: E. coli (EPEC): Enterotoxin konnte bisher nicht nachgewiesen werden, die klinische Symptomatik läßt aber auf das Vor-

handensein eines Enterotoxins schließen.
ETEC: Ein hitzelabiles (LT-) und ein hitzestabiles (ST-) Enterotoxin – beide plasmidvermittelt – werden entweder alleine oder auch zusammen je nach E.-coli-Subtypus von dem Keim produziert. Das hitzelabile (LT-) Toxin ähnelt in seiner Wirkungsweise dem Cholera-Enterotoxin. Es stimuliert die Adenyl-Cyclase im Darmepithel. Das hitzestabile (ST-) Toxin wirkt vermutlich auf die Guanyl-Cyclase. Für das Zustandekommen des Krankheitsbildes ist auch ein spezifischer Rezeptor an den Geißeln von E. coli nötig, der die Adhäsion an den Mukosazellen erlaubt. Die Übertragung beider Typen erfolgt oral (Mensch-Mensch, Tier-Mensch, fäkal-oral).
Vibrio cholerae: s. Cholera
Cl. perfringens: Die Produktion eines spezifischen Enterotoxins des Sporenbildners im Darm ist für alle auftretenden Symptome verantwortlich, Übertragung durch Lebensmittel.
Staph. aureus: Symptomatik wird durch die Aufnahme des bereits vorproduzierten Enterotoxins mit kontaminierten Nahrungsmitteln ausgelöst.
Bacillus cereus: Produziert zwei verschiedene Enterotoxine, das eine ähnelt dem hitzelabilen (LT-) Toxin aus E. coli, das andere dem Staphylokokken-Toxin. Demzufolge kann B. cereus auch zwei klinische Syndrome induzieren: durch das E.-coli-ähnliche Toxin ein diarrhoespezifisches Syndrom, durch das Staphylokokken-Toxin ein vorwiegend emetisches Syndrom.
Klebsiella/Enterobacter: Toxine ähneln den E.-coli-Enterotoxinen.
2. Invasive Erreger:
Shigellen: s. Ruhr (Shigellose)
Salmonellen: s. Salmonellosen
Yersinia enterocolitica: Löst eine akute oder chronische diarrhoeische Erkran-

kung aus; meist gutartige, selten septikämische Form (meist bei Patienten mit schweren Grunderkrankungen).
Vibrio parahaemolyticus: Das produzierte Toxin scheint in der Pathogenese keine Rolle zu spielen, der Keim verursacht eine entzündliche Mukosareaktion. Die durch die Diarrhöen verursachten Flüssigkeitsverluste sind gering.
E. coli (EIEC): Pathogenese ähnelt den Shigellen, Invasion in die Mukosa, wahrscheinlich Plasmid-vermittelte Fähigkeit, in Blut und Gewebsflüssigkeiten vorzudringen.
Klinik:
1. Enterotoxinproduzierende Erreger:
E. coli: Inkubationszeit 24–72 h; variiert von choleraähnlichen Krankheitsbildern (häufig in Indien) bis zu leichten Abdominalbeschwerden, gelegentlich geringes Fieber. Die Symptomatik besteht meist 24–48 h, selten bis zu einer Woche oder länger.
Vibrio cholerae: s. Cholera
Cl. perfringens: Inkubationszeit 6–12 h. Die Klinik der von Cl. perfringens induzierten Diarrhöen unterscheidet sich von denen, die durch E. coli ausgelöst werden, in einem wichtigen Punkt: krampfartige Abdominalbeschwerden prägen die klinische Symptomatik, die meist nach 24 h endet. Übelkeit entsteht gelegentlich, Erbrechen selten.
Staph. aureus: Inkubationszeit 1–6 h. Neben den Diarrhöen ist das Erbrechen wichtigstes Symptom. Das Toxin wirkt vermutlich direkt auf das ZNS. Dauer der Krankheit meist unter 10 Stunden.
Bacillus cereus: Die zwei unterschiedlichen Enterotoxine verursachen: 1. ein diarrhoeisches Syndrom mit einer Inkubationszeit von 6–14 h, einer Dauer von ca. 20 h, verbunden mit abdominalen Krämpfen, und 2. ein emetisches Syndrom mit einer Inkubationszeit von 24 h und einer Dauer von 9 h.

Klebsiella/Enterobacter: Der klinische Verlauf ähnelt dem einer E.-coli-Gastroenteritis.
2. Invasive Erreger: Shigellen: s. Ruhr (Shigellose)
Salmonellen: s. Salmonellosen
Yersinia enterocolitica: Diarrhoeisches Syndrom mit mesenterialer Adenitis (ähnelt oft einer Appendizitis); mitunter kommt es zu einem Erythema nodosum und zu einer Polyarthritis.
Vibrio parahaemolyticus: Inkubationszeit 6–48 h. Mäßig schwere abdominelle Krämpfe und – in etwa der Hälfte der Fälle – Fieber mit Schüttelfrost sind die wichtigsten klinischen Symptome. Bei einem Drittel der Betroffenen kommt es auch zu Übelkeit und Erbrechen.
E. coli (EIEC): Ähnelt einer Shigellose, jedoch sind Übelkeit und Erbrechen seltener, und die Krankheit ist von kürzerer Dauer.
Diagnose:
1. Enterotoxinproduzierende Erreger: E. coli (EPEC + ETEC): Für die EPEC (Säuglingsenteritis) sind serologische Tests im Stuhl von epidemiologischer Bedeutung. Für alle anderen E. coli besteht die Möglichkeit des kulturellen Nachweises.
Vibrio cholerae: s. Cholera
Cl. perfringens: Die kurze Inkubationszeit bietet einen guten diagnostischen Anhaltspunkt
Staph. aureus: Die starke Übelkeit und das Erbrechen grenzen die Staphylokokken-Enteritis von den anderen Enteritiden ab.
Bacillus cereus: Wenn aufgrund der klinischen Symptomatik der Verdacht einer B.-cereus-Lebensmittelvergiftung besteht, kann ein hoher Titer von B. cereus in den genossenen kontaminierten Lebensmitteln nachgewiesen werden. Isolation aus dem Stuhl ist kein diagnostischer Beweis, weil B. cereus auch oft im normalen Stuhl vorzufinden ist.

Klebsiella/Enterobacter: Da beide Erreger auch im Stuhl gesunder Personen zu finden sind, besitzt der kulturelle Nachweis im Stuhl keine diagnostische Bedeutung. Die serologische Typisierung ist von keinem praktischen (höchstens epidemiologischen) Wert.

2. Invasive Erreger: Shigellen: s. Ruhr (Shigellose)

Salmonellen: s. Salmonellosen

Yersinia enterocolitica: Kultureller Nachweis im Stuhl, serologische Antikörperbestimmung, fäkale Leukozytose plus klinische Symptomatik ermöglichen die Diagnose. Die Diagnose ist nicht einfach, da die klinische Symptomatik auch auf eine akute Appendizitis schließen läßt.

Vibrio parahaemolyticus: Bei Ausbruch einer Gastroenteritis innerhalb eines Personenkreises, der frische oder gefrorene Meeresfrüchte zu sich genommen hat, sollte der Verdacht auf Vibrio parahaemolyticus fallen. Kultureller Nachweis im Rektalabstrich auf Selektivmedium TCBS, typische Kolonien innerhalb 24 h. Polymorphkernige Leukozyten im Stuhl.

E. coli (EIEC): Kulturell-serologischer Nachweis, aber ohne praktische Bedeutung.

II Enteritis durch Viren

Definition: Die virale Gastroenteritis zählt zu den häufigsten Erkrankungen. Sie tritt endemisch, aber auch epidemisch meist in den Wintermonaten auf. Gewöhnlich heilt sie spontan. Charakteristisch sind Übelkeit und Erbrechen, Abdominalschmerzen, Cephalgien, Abgeschlagenheit und Diarrhöen.

Ätiologie: Erst in den letzten Jahren konnten mit elektronenmikroskopischen Verfahren Untersuchungen von Stuhlproben erfolgen und epidemiologische Zusammenhänge gesichert werden. Zwei große Virusgruppen wurden als häufigste

Enteritis
– durch Bakterien
Therapie
In aller Regel genügen symptomatische Maßnahmen. Vor allem der Ausgleich evtl. erheblicher Wasser- und Elektrolytverluste ist wichtig. Antibiotika sind nur gegen Shigellen, Salmonellen (nur bei septischen Verläufen) und Vibrio parahaemolyticus von Bedeutung. In schweren Fällen können gegen Yersinia enterolitica Ampicillin oder Erythromycin (evtl. auch Cotrimoxazol) eingesetzt werden – jedoch sind auch Resistenzen bekannt. Gegen die krampfartigen Abdominalbeschwerden im Verlaufe einer Gastroenteritis durch E. coli, Klebsiellen, Enterobacter und Cl. perfringens kann Wismutsubsalizylat oder Loperamid kurzzeitig verabreicht werden.

Meldepflicht besteht bei Verdacht, Erkrankung und Tod.

Erreger der viralen Gastroenteritis identifiziert: 1.) Parvoviren (kubische DNA-Viren, Durchmesser ca. 27 nm) und 2.) Rotaviren (Syn.: Duoviren, Orbiviren oder HRLA [Human reovirus-like agents]). Andere Viren wie z.B. Echo- und Coxsakkieviren sind von Zeit zu Zeit Ursache kleiner endemischer Ausbrüche von Gastroenteritiden.

Epidemiologie: Parvoviren führen hauptsächlich bei älteren Kindern und Erwachsenen zu einer Gastroenteritis, während Rotaviren besonders Kleinkinder und Säuglinge befallen. Der Kontagionsindex beträgt ca. 50%. Die Übertragung läuft von Person zu Person (fäkal-oral). Die Viren sind weltweit verbreitet.

Pathophysiologie: Die oral aufgenommenen Viren vermehren sich im Darm. Es kommt zur Infiltration der Lamina propria durch polymorphkernige Leukozyten und mononukleäre Zellen. Die Zotten sind verkürzt, während die Krypten hyperplastisch sind. Dies kann eine vorübergehende Malabsorption zur Folge haben.

Aus der entzündlichen Reaktion der Darmschleimhaut resultieren Diarrhöen, die aber selten bedrohliche Formen erreichen. Nur bei alten Patienten kann eine virale Gastroenteritis zum Tode führen.

Klinik: Inkubationszeit: ca. 48 h. Übelkeit und Erbrechen, grippeartige Leib- und Kopfschmerzen, leichtes Fieber (38° C, selten höher) und Diarrhöen ohne nachweisbare bakterielle bzw. parasitäre Erreger sind die klinischen Symptome einer viralen Gastroenteritis. Die Diarrhöen können 5–8 Tage bestehen bleiben, oft folgt eine Steatorrhoe und eine kurzzeitige Malabsorption.

– durch Viren

Therapie

Beschränkt sich auf symptomatische Maßnahmen.

Meldepflicht besteht bei Verdacht, Erkrankung und Tod.

Diagnose: Erfolgt meist durch die klinische Symptomatik und den Ausschluß bakterieller oder parasitärer Erreger. Elektronenmikroskopische Methoden, die RIA- oder ELISA-Technik sowie einige andere Verfahren können zur spezifischen Erregeridentifikation eingesetzt werden.

III. Enteritis durch Protozoen

1. Amoebiasis. *Definition:* Amoebiasis ist eine Protozoeninfektion des Dickdarms durch Entamoeba histolytica. Das klinische Erscheinungsbild reicht vom asymptomatischen Stadium über chronische, milde Durchfälle bis zu schweren fulminanten Diarrhöen. Unter den extraintestinalen Manifestationen dominieren Leberabszesse.

Ätiologie: Es gibt sieben Amöbenspezies, von denen aber nur E. histolytica Krankheitssymptome verursacht. E. histolytica existiert in zwei Formen: dem mobilen Trophozoiten und der Zyste. Die Zystenform ist hochresistent gegen äußere Einwirkungen und zumeist für die Übertragung der Erkrankung verantwortlich.

Epidemiologie: E. histolytica ist in der ganzen Welt verbreitet; die Häufigkeit geht parallel zum Standard der öffentlichen sanitären Anlagen und zur persönlichen Hygiene. In manchen Entwicklungsländern sind bis zu 40% der Bevölkerung infiziert, in den westlichen Industrieländern sind einzelne Epidemien und vermehrtes Auftreten bei Homosexuellen zu registrieren. Einige Regionen zeichnen sich durch eine höhere Infektionsprävalenz aus: Mexiko, Südostasien, Westindien und das südwestliche Südafrika sowie westliche Südamerika.

Pathophysiologie: Nach der oralen Aufnahme werden im Dünndarm die Trophozoiten aus den Zysten freigesetzt und zum Dickdarm transportiert. Dort leben sie als Kommensale und können in die Mukosa eindringen, wo sie Ulzerationen verursachen. Gefördert wird die parasitäre Invasion durch hohe Eisen- und Kohlenhydratzufuhr, durch Steroide und durch Schwangerschaft. Am häufigsten von pathogenen Veränderungen sind

Caecum, Colon ascendens, Rectum, Sigmoid, Appendix und terminales Ileum betroffen.

Klinik: Intermittierende Diarrhöen mit faulig riechenden dünnen oder wäßrigen Stühlen, die gelegentlich Schleim und Blut enthalten. Flatulenz und krampfartige Abdominalbeschwerden sind häufig. Perioden relativer Beschwerdefreiheit sind möglich. Bei immunsupprimierten Patienten oder schwangeren Patienten kann es auch zu einem akuten schweren Krankheitsbild mit hohem Fieber, Tenesmen und profusen blutigen Diarrhöen kommen. Hepatomegalie und druckschmerzhafter Colonrahmen sind häufig.

Die hepatische Amöbiasis ist zumeist durch Abszeßentwicklung vorwiegend im posterioren Bereich des rechten Leberlappens gekennzeichnet. Klinische Symptome können fehlen oder uncharakteristisch mit Fieber, Schweißausbrüchen, Gewichtsabnahme und Hepatomegalie einhergehen; gelegentlich besteht ein isolierter Druckschmerz im latero-dorsalen rechten Intercostalbereich.

Diagnose: Anamnestisch (Aufenthalt in prädisponierenden Ländern) und vom klinischen Bild her ergeben sich die ersten Hinweise. Rektoskopisch und colonoskopisch finden sich stecknadelkopfgroße, rötliche Ulzerationen in nahezu normaler Schleimhaut. Röntgenologisch findet man im Kontrasteinlauf im Bereich der Flexuren, des Caecums und des Sigmas entzündliche Veränderungen, die mit unauffälligen oder zumindest wenig veränderten Darmabschnitten wechseln. Ein Leberabszeß kann szintigraphisch oder sonographisch wie computertomographisch nachgewiesen werden; die Punktion der Leberabszesse unter sonographischer Kontrolle ergibt zumeist dünnes und gelbes oder grünes Sekret, indem sich jedoch histologisch keine

Granulozyten und auch keine Amöben nachweisen lassen.
Gesichert wird die Diagnose erst durch das Ergebnis der mikrobiologischen Diagnostik in blutig-schleimigen Flocken von frischen Darmentleerungen oder bei chronischer Amöbiasis im diarrhoischen Stuhl oder im Rektoskopiematerial. Die mikroskopische Diagnose wird aus dem Nativmaterial gestellt, wobei sich verschiedene Färbeverfahren, vor allem die Hämatoxylinfärbung bewährt haben.
Bei Gewebsinfektionen ist auch mit positiven serologischen Befunden (KBR, indirekte Hämagglutinationsreaktion, Gel-Diffusions-Präzipitationstest, Immunfluoreszenz, Antikörpertest und Latexagglutinationsreaktion) zu rechnen.
Differentialdiagnose: Die Bakterienruhr verläuft zumeist heftiger, außerdem sind bakterielle Enterokolitiden anderer Art (z. B. Salmonellosen), weiterhin Colitis ulcerosa, bilharziöse Colitis und ein Coloncarzinom abzugrenzen. Bei Leberabszessen sind bakterielle Abszesse anderer Genese und andersartige parasitäre Infektionen wie Echinokokken und Leberegel sowie primäre oder sekundäre maligne Prozesse auszuschließen.
2. Giardiasis. *Definition:* Hauptsymptome der akuten Protozoen-Enteritis durch Giardia lamblia (syn.: Lamblia intestinale) sind Diarrhoe und Malabsorption, die ohne Therapie persistieren. Erst in den letzten Jahren wurde die Bedeutung der Giardiasis besonders im Hinblick auf ihre Epidemiologie erkannt.
Ätiologie: Der Erreger wurde früher nur als pathogen für Kinder eingeschätzt, später jedoch auch als Grund für epidemische Diarrhöen in Entwicklungsländern erkannt. Heute ist das Protozoon auch als Erreger für Diarrhöen in den Industrieländern durch kontaminiertes Trinkwasser erkannt. Besonders Patienten mit IgA-Mangel neigen zu schweren

– durch Protozoen
1. Amoebiasis
Therapie
Unter den zahlreichen amöbiziden Substanzen sind solche mit Wirkung bevorzugt gegen die Darmlumeninfektion oder solche gegen die Gewebsinfektion zu unterscheiden. Resistenzerscheinungen der Parasiten sind bisher nicht von Bedeutung. Metronidazol in einer Dosierung von 750 mg dreimal täglich über einen Zeitraum von 5 bis 10 Tagen wird empfohlen. Bei schweren Formen muß zusätzlich Dehydroemetin oder Emetin verabreicht werden. Chirurgische Maßnahmen sind mit Zurückhaltung zu erwägen; insbesondere bei Leberabszeß ist zunächst eine konservative Therapie angezeigt.

Krankheitsverläufen. Gastrektomierte Patienten oder solche mit verminderter Magenazidität sind ebenso wie Personen mit chronischer Pankreatitis erhöht infektionsgefährdet.

Pathophysiologie: Der peroral aufgenommene Erreger vermehrt sich im Dünndarm durch Längsteilung. Er kann sich durch ein Saugorgan an der Darmmukosa anheften.

Veränderungen der Darmmotilität, Zerstörung der Mikrovilli oder eine Invasion in die Mukosa sind als pathogenetische Ursachen diskutiert worden. Eine endgültige Klärung steht noch aus.

Klinik: Inkubationszeit: ca. 2 Wochen. Oft ist die Infektion asymptomatisch. Wenn Symptome auftreten, imponieren sie als epigastrische Schmerzen, Übelkeit, abdominelle Krämpfe, Blähungen und wäßrige Diarrhöen. Diese Symptome und anhaltender Gewichtsverlust können über Wochen persistieren. Die chronische Giardiasis führt zur Malabsorption von Fetten, Kohlenhydraten und Vitamin B_{12}.

2. Giardiasis
Therapie
Quinacrin, Metronidazol (3 × täglich 400 mg für 7 Tage) oder Tinidazol; zusätzlich – wenn nötig – symptomatische Maßnahmen. Schwangere sollten mit obigen Präparaten nur in schweren Fällen behandelt werden. Auch asymptomatische Infektionsträger sollten behandelt werden, um die Ausbreitung der Infektion zu verhindern.

Diagnose: Die Diagnose wird durch Demonstration der Erreger im Stuhl, Duodenalsekret oder in Dünndarmbiopsien gestellt. Stuhlproben müssen mitunter über mehrere Tage gesammelt werden, da einige Patienten – speziell bei chronischer Giardiasis – den Erreger bzw. seine Vermehrungsform nur intermittierend ausscheiden.

Enzephalitis

Ätiologie: Bakterielle Gehirnentzündungen sind selten. Meistens handelt es sich um Virusinfektionen (Coxsackie-, Echo-, Herpes- und Polioviren), doch kommen auch andere Erreger in Frage (Protozoen, Rickettsien, Brucellen u. a.). Enzephalitis-Viren sind oft Erreger von epidemischen Zoonosen, die zum Teil durch Arthropoden auf den Menschen übertragen werden („Arbo-Viren"). Nicht selten

tritt die Erkrankung als sogenannte parainfektiöse oder postinfektiöse Enzephalitis auf, z.B. nach Mumps, Masern, Varizellen, Herpes und Influenza. Bei dieser Form läßt sich im Gehirn kein Erreger isolieren.
Epidemiologie: Arboviren gibt es in allen Erdteilen. Da sie jeweils durch bestimmte Insektenarten übertragen werden, ist ihr Vorkommen auf bestimmte geographische Zonen beschränkt.
Pathophysiologie: Fokale Gewebsschädigungen mit Nekrosen oder Neurolyse. Es finden sich große perivaskuläre und aktivierte Histiozyten im Hirngewebe.
Klinik: Obwohl es zahlreiche Erreger und Variationen der Enzephalitis gibt, ist doch das klinische Bild der verschiedenen Formen sehr ähnlich. Es soll am Beispiel der am weitesten verbreiteten und häufigsten *Arbovirenenzephalitis* beschrieben werden. Zu den Symptomen gehören: plötzliches Fieber, Übelkeit und Erbrechen und schwerste Kopfschmerzen, die sowohl okzipital wie auch diffus auftreten können. Innerhalb von 24 Stunden ist zusätzlich Desorientiertheit möglich. Weitere Krankheitszeichen sind Photophobie und Muskelschmerzen. Bei der neurologischen Untersuchung ergeben sich pathologische Befunde. Die zerebrale Beeinträchtigung variiert vom Koma über stärkste Desorientiertheit, Denkstörungen, bis zu leichten Funktionseinbußen. Einige Patienten sind lethargisch und scheinen zu schlafen. *Tremor* tritt häufig auf, besonders bei Patienten über 40 Jahren. Der Tremor variiert in seiner Lokalisation und kann kontinuierlich oder als Intentionstremor auftreten. Augenmuskelparesen, Nystagmus, Facialisschwäche und Sprachstörungen deuten auf eine Hirnnervenbeteiligung hin, die besonders in den ersten Krankheitstagen beobachtet werden kann. Objektive sensorische Beeinträchtigung tritt selten

auf, wobei Hemi- oder Monoparesen häufig sind. Reflexanomalien sind die Regel. Fieber und neurologische Symptome sind 4–14 Tage lang (bis zu 40 Tagen, je nach Virus) vorhanden, und klinische Besserung tritt innerhalb einiger Tage auf, wenn nicht irreversible anatomische Schädigungen vorliegen.
Laborchemisch findet man eine leichte bis starke Leukozytose und Neutrophilie. In den ersten Krankheitstagen überwiegen polymorphkernige Neutrophile. Im Liquor finden sich einige 100 Zellen, Protein ist leicht erhöht. Der Liquorzucker ist normal. Im Krankheitsverlauf vermehren sich die mononukleären Zellen, und die Proteinkonzentration steigt an. Manchmal tritt Hyponatriämie durch verminderte ADH-Sekretion auf. Die Kreatin-Phosphokinase ist erhöht.
Diagnose: Eine spezifische Diagnose erfordert die Isolierung des Virus oder den Nachweis von Antikörpern, mit einem Anstieg des Titers zwischen der akuten Phase der Erkrankung und der Rekonvaleszenz. Antikörper werden mit dem Hämagglutinations-Hemmtest, der Komplementbindungsreaktion oder durch Virusneutralisationstechnik nachgewiesen.

Enzephalitis
Therapie
Intensive Überwachung der schwerkranken, teilweise komatösen Patienten. Bei Herpesvirusinfektionen Acyclovir.
Komplikationen
Je nach Art der Viren beträgt die Letalität zwischen 5% und 90%. Oft treten später Retardierung, Krämpfe, emotionale Labilität, Blindheit, Taubheit, Sprachstörungen und Hemiplegie auf.

Meldepflicht bei Erkrankung und Tod.

Fleckfieber und Brill-Zinsser-Krankheit
Syn.: klassisches, epidemisches Fleckfieber.
Definition: Das epidemische Fleckfieber ist eine akute, zyklische Infektionskrankheit, die mit einem Hautexanthem, Fieber sowie vasculären und neurologischen Manifestationen einhergeht.
Ätiologie/Epidemiologie: Erreger des klassischen Fleckfiebers ist Rickettsia prowazekii. Fleckfieber gehört zu den großen Seuchen in Kriegs- und Notzeiten. Es findet sich heute noch in Gebieten, in denen sich bei mangelhaften hygienischen Verhältnissen Kleiderläuse halten können. Die Übertragung auf den Menschen erfolgt durch erregerhaltigen Kot infizierter Kleiderläuse perkutan, seltener aerogen, nicht jedoch durch direkte Übertragung von Mensch zu Mensch. Die Laus infiziert sich beim Blutsaugen am infizierten Menschen und setzt beim Saugakt erregerhaltigen Kot ab; durch Kratzeffekte durchdringen die Rickettsien die Haut.
Der Mensch ist das einzige Erregerreservoir. Die Erkrankung hinterläßt eine solide Immunität gegen *exogene* Reinfektionen, jedoch kann Rickettsia prowazekii über Jahrzehnte im RES des menschlichen Organismus persistieren, so daß es nach Jahren zu einer rekurrierenden Infektion kommen kann *(Brill-Zinsser-Krankheit).* Der Krankheitsverlauf ist in der Regel kürzer und leichter als die Primärinfektion. Die Weil-Felix-Reaktion ist negativ.
Klinik: Nach einer Inkubationszeit von 7–14 Tagen beginnt die Erkrankung plötzlich mit Kopf- und Gliederschmerzen und schwerem Krankheitsgefühl. Es kommt innerhalb von 2–3 Tagen zum Fieberanstieg bis 40° C mit einer 14 Tage anhaltenden Kontinua, die lytisch endet. Am 4.–7. Fiebertag tritt ein makulöses Exanthem an der seitlichen Thoraxwand auf

und breitet sich dann auf Stamm und Extremitäten aus. Gesicht, Hals, Handflächen und Fußsohlen bleiben frei. Das Gesicht wirkt aufgedunsen und gerötet; es besteht eine Konjunktivitis mit Lichtscheu. Die einzelnen rosaroten Effloreszenzen haben unterschiedliche Größe, sind anfänglich eindrückbar, später sind sie petechial und können konfluieren. Mit Beginn des Exanthems treten neurologische und vaskuläre Symptome auf. Die neurologische Symptomatik kann sich in genereller Spastik, Übererregbarkeit, Somnolenz und Koma äußern. Ausfallserscheinungen der Gesichtsnerven können auftreten. Zentral bedingte Kreislaufstörungen führen zu Tachykardie, Hypotonie und Zyanose. Meist besteht eine Splenomegalie. Die Rekonvaleszenz ist verzögert, und an Komplikationen treten häufig bakterielle Sekundärinfektionen und Thrombosen auf. Die Letalität war vor der Antibiotikaära hoch. Häufige Todesursache sind Herz- und Kreislaufversagen sowie Urämie.

Diagnose: Nachweis spezifischer Antikörper in der Komplementbindungsreaktion. Nachweis unspezifischer Antikörper gegen Proteus OX-19, die Weil-Felix-Reaktion ist ca. ab 8.–10. Krankheitstag positiv. Erregernachweis im Tierversuch.

Fleckfieber und Brill-Zinsser-Krankheit
Therapie
Tetrazykline und Chloramphenicol sind wirksame Antibiotika in der Behandlung des Fleckfiebers. Gewöhnlich kommt es nach zwei Tagen zur Entfieberung, darüber hinaus sollte die Behandlung noch sieben Tage fortgeführt werden. Wichtig ist die intensive Überwachung von Herz, Kreislauf und Nieren, sowie die Vermeidung von Sekundärinfektionen. Frühzeitiger Therapiebeginn ist für den Behandlungserfolg entscheidend. Wirksamste Prophylaxe besteht in der Läusebekämpfung; eine Schutzimpfung für exponierte Personen ist möglich.

Meldepflicht bei Verdacht, Erkrankung und Tod.

Furunkulose

Definition: Auftreten zahlreicher Furunkel an verschiedenen Körperstellen.

Furunkel-Definition: Umschriebene akuteitrige Entzündung eines Haarbalges und seiner Talgdrüse, die an jeder Stelle der behaarten Körperhaut auftreten kann.

Ätiologie: Meist Staphylococcus aureus, Schmierinfektion.

Epidemiologie: Weltweit verbreitet, besonders disponiert sind Diabetiker und Patienten mit chronischen Infektionen oder Ekzemen.

Klinik: Schmerzhafte, bohnen- bis walnußgroße entzündlich gerötete Knoten mit gelbem Zentrum, zentraler Eiterpropf mit starkem Ödem der Umgebung. Häufigstes Auftreten in den Körperregionen Nacken, Axilla, Gesäß, Oberschenkel, Brust, Rücken und Schamlippen. Nach jugendlicher Akne tritt häufig eine sekundäre Furunkulose auf. Bei Axillainfektionen können die Schweißdrüsen mitbetroffen sein. Als Komplikation der Staphylokokkeninfektion der dicken, fibrösen, unelastischen Haut, können Karbunkel auftreten. Die relative Dicke und Impermeabilität der aufliegenden Haut führt zu lateraler und großflächiger Ausbreitung der Infektion.

Diagnose: Koagulasepositive Staphylokokken lassen sich mikroskopisch und kulturell nachweisen. Die mikrobiologische Diagnostik dient vor allem der Erstellung eines Antibiogramms (Penicillinase-bildende Erreger), weniger zur Bestätigung der Diagnose.

Furunkulose
Therapie
Incision, falls das Furunkel sich nicht spontan öffnet; dies führt zum sofortigen Nachlassen der Schmerzen. Vermeidung von Schmierinfektionen. Systemische Antibiotikatherapie, z. B. mit einem Penicillinase-festen Penicillin (Flucloxacillin) oder oralen Cephalosporin (Cephalexin) zur Verhinderung von Komplikationen.

G

Gasbrand

Definition: Anaerobierinfektion, die ausgedehnte Gewebszerstörungen verursacht, aber auch zu schweren Systemmanifestationen führen kann.

Ätiologie: Clostridium perfringens, Cl. novyi und Cl. septicum (häufig zusammen mit anderen Anaerobiern).

Pathophysiologie: Durch die ubiquitäre Verbreitung der Erreger kommt es immer zur Kontamination von offenen Wunden. Die Wundkontamination mit Clostridien führt jedoch nicht zwangsläufig zum Gasbrand, sondern häufig nur zu einer lokalen Entzündung. Gasbrand entwickelt sich nur unter anaeroben Verhältnissen, z. B. in Geweben, in denen durch verminderte arterielle Durchblutung, aufgrund von Verletzungen, Gefäßkontraktionen und arteriosklerotischen Grunderkrankungen die Sauerstoffversorgung stark reduziert ist. Die Erreger bilden Endotoxine. Diese Toxine – Proteinasen, Kollagenasen und Lecithinasen – verursachen nekrotische Einschmelzungen im infizierten Gewebe, die durch Gase ausgefüllt werden. Diese stammen aus dem Stoffwechsel der Clostridien. (Knisterphänomen bei der Palpation des betroffenen Gewebebereichs, ebenfalls röntgenologisch nachweisbar.)

Die Toxine können jedoch auch zu einer Allgemeinintoxikation führen, die meist in kurzer Zeit zum Tode führt.

Epidemiologie: Cl. perfringens, Cl. novyi und Cl. septicum sind sowohl im Erdreich und Straßenstaub als auch im Darm von Mensch und Tier vertreten, so daß sich theoretisch in jeder Wunde, die mit Erde, Staub oder Fäkalien verunreinigt ist, ein Gasbrand entwickeln könnte. Auch bei chirurgischen Eingriffen, speziell bei abwehrgeschwächten Patienten, kann es zum Gasbrand kommen. Ebenso sind Fälle von Gasbrand nach intramuskulären Injektionen beschrieben worden.

Klinik: Die Inkubationszeit für Gasbrand beträgt 1–4 Tage. Erste Symptome sind plötzliche starke Schmerzen im Bereich der Verletzung. Es entwickelt sich ein starkes lokales Ödem, und die distalen Abschnitte verletzter Glieder werden kalt und ödematös. Es bildet sich ein wäßrig braunes, süßlich riechendes Wundsekret. Das Krepitationsphänomen tritt erst im späteren Krankheitsverlauf auf. Die betroffenen Muskeln werden dunkelrot bis schwarz. Eine eventuelle Systemmanifestation entwickelt sich meist recht schnell. Die Patienten sind schwach, bleich und antriebslos, jedoch voll orientiert und wach. Die Körpertemperatur übersteigt kaum 38° C. Im fortgeschrittenen Stadium ist der Patient appetitlos, er muß erbrechen und hat wäßrigen oder blutigen Durchfall. Die Herzfrequenz liegt meist deutlich über 120/min. Akutes Nierenversagen ist eine gelegentliche Spätkomplikation.

Diagnose: Die Diagnose wird primär klinisch gestellt. Der Ausstrich von Wundexsudat zeigt meist große, grampositive Stäbchen, jedoch sind Clostridien häufig in Wunden zu finden, ohne daß sich ein Gasbrand entwickelt. Es besteht zumeist eine Leukozytose und bei etwa jedem zweiten Patienten eine Thrombozytopenie.

Die röntgenologische Darstellung von Gaseinschlüssen im Muskel und Gewebe ist diagnoseweisend. Jedoch bilden auch andere Bakterien Gas, speziell Enterobacter und E. coli. Ebenso kann Luft durch den eventuell vorausgegangenen Unfall ins Gewebe gelangt sein.

Gasbrand
Therapie
Wichtigste Maßnahme ist die chirurgische Intervention mit großzügiger Abtragung der betroffenen Gewebsteile und eine offene Drainage ohne Wundverschluß oder falls nötig eine offene Amputation. Zusätzlich sollte eine Therapie mit Sauerstoffüberdruck erfolgen. Bei einer postabortalen oder puerperalen Clostridien-Infektion ist eine Curettage notwendig. Die meisten Clostridien sind empfindlich gegen Penicillin G, das als Mittel der Wahl gilt (20 Mega E/d). Als Ausweichtherapeutika stehen Cephalosporine, Metronidazol/Ornidazol (Tiberal) und Chloramphenicol zur Verfügung. Antitoxine sind nicht wirksam. Darüber hinaus muß eine symptomatische Therapie (Plasmaexpander, Bluttransfusion, Elektrolytausgleich) dem Kreislaufschock, der Anämie und Elektrolytentgleisungen vorbeugen.

Meldepflicht bei Erkrankung und Tod.

Gallenwegsinfektionen (Cholecystitis, Cholangitis)

Definition: Akute oder chronische Entzündung der Gallenblase und/oder der Gallengänge auf der Basis einer bakteriellen Infektion (50–85%) oder durch mechanische oder chemische Alteration.

Die akute Cholecystitis ist in 90–95% mit einer Cholelithiasis (häufig Verschluß des Ductus cysticus) verbunden.
Ätiologie und Pathogenese: 90–95% der Patienten mit einer Cholecystitis weisen eine Cholecystolithiasis auf. Es wird vermutet, daß es als Folge des Cysticusverschlusses zur Überdehnung der Gallenblase mit sekundärer Störung der Blutversorgung und des Lymphabflusses kommt; nachfolgend tritt eine Gewebsnekrose und eine Vermehrung von Bakterien ein, die üblicherweise in einer gestauten Gallenblase vorhanden sind. – Eine Bakteriocholie allein ist nicht ausreichend für eine Gallenwegsinfektion, sondern ein Abflußhindernis stellt einen wichtigen pathogenetischen Faktor dar. Eine Cholangitis entsteht häufig auch hämatogen.
Die Untersuchungsergebnisse hinsichtlich des Keimspektrums sind nicht einheitlich. Mitteilungen auf der Basis steriler, intraoperativer Gallenblasenpunktionen deuten darauf hin, daß häufig (50–75%) Mischinfektionen vorliegen. Am häufigsten ist E. coli, gefolgt von Enterokokken, Klebsiellen und Bacteroides fragilis. Anaerobe Keime werden bis zu 50% als Beteiligte an polymikrobiellen Infektionen registriert.
Klinik: Bei der akuten Cholecystitis kommt es zu einer Folge von bestimmten Symptomen. Bei der beginnenden Cysticusobstruktion bestehen zumeist nur geringe epigastrische Beschwerden, gefolgt von reflektorischer Übelkeit und Erbrechen. Bei anhaltender und fortschreitender Entzündung nehmen die Abdominalbeschwerden zu und konzentrieren sich auf den oberen rechten Quadranten mit Ausstrahlung in das rechte Schulterblatt. Die Gallenblase ist bei 30–40% der Patienten palpabel; zumeist bestehen wenig erhöhte Körpertemperaturen und ein geringer Ikterus. Die mei-

sten Cholecystitispatienten haben eine komplette Remission innerhalb von 1 bis 4 Tagen; 25–30% entwickeln allerdings Komplikationen; in diesen Fällen ist eine akute chirurgische Intervention unumgänglich.
Die bakterielle Cholangitis beginnt zumeist akut mit hohem Fieber, Schüttelfrost und diffusen Schmerzen im Leberbereich; ein Ikterus ist häufig und kann sehr ausgeprägt sein. 85% der Patienten bieten die Charcotsche Trias: Fieber, Schüttelfrost, Gelbsucht. Cholecystitis und Cholangitis sind selten Ursache für eine Sepsis; nur in 7% aller Sepsisformen ist ein cholangiogener Ursprung nachweisbar.
Diagnose: Im Blutbild mäßig bis stark vermehrte Leukozyten mit Linksverschiebung; Bilirubin, alkalische Phosphatase, SGPT sind bei Cholecystitis häufig nur wenig erhöht, bei Cholangitis allerdings deutlich gesteigert. Röntgenologisch können mittels i.v. oder oraler Cholangiographie Stenosen oder Steine nachgewiesen werden (nur bis zu einem Bilirubinspiegel von 3,5–4 mg% möglich!); heute kann sonographisch bei fast allen Patienten der Nachweis von Steinen oder einer Gangerweiterung vorgenommen werden.
Differentialdiagnose: Pankreatitis, Appendicitis, perforierende Duodenal- oder Magenulzera, Myokardinfarkt, basale Pneumonie, intestinale Obstruktionen und akute rechtsseitige Nierenerkrankungen.

Gelbfieber

Definition: Das Gelbfieber ist eine durch Arboviren verursachte, zyklische Infektionskrankheit. Der Krankheitsverlauf ist akut, kurz und von unterschiedlichem Schweregrad. So finden sich klinisch inapparente Infektionen, leichte Verläufe mit uncharakteristischem Fieber sowie schwere Formen mit der klassischen

Gallenwegsinfektionen
Therapie
Eine sofortige chirurgische Intervention ist bei emphysematöser Cholecystitis, Perforation und bei den meisten Cholangitispatienten notwendig. Eine gezielte antibiotische Therapie ist selten möglich, da nur bei einer kleinen Patientenzahl positive Blut- oder Gallenkulturen vorliegen. Empfehlungen zur Chemotherapie beruhen auf folgenden Kriterien: Wirksamkeit der Substanz gegen das mögliche Keimspektrum, Erzielung hoher Blut- und Gewebespiegel, wirksame Gallenspiegel, keine antagonistische Wirkung der Galle auf die antibakterielle Aktivität. Empfohlen werden bei leichteren bis mittelschweren ambulanten Infektionen Ampicillin oder Amoxicillin. In der Klinik bei schweren Galleninfektionen werden Mezlocillin, Apalcillin, Cefamandol, Cefoperazon, Ceftriaxon (Rocephin) alleine oder in Kombination mit Aminoglykosiden oder Metronidazol bzw. Ornidazol (Tiberal) eingesetzt.

Symptomentrias: Albuminurie, hämorrhagische Diathese und Ikterus.
Ätiologie: Der Erreger des Gelbfiebers ist ein hitzelabiles, von einem Lipoproteinmantel umhülltes RNS-Virus und gehört zu den Arboviren.
Es ist neuro- und viszerotrop und besitzt sowohl hämagglutinierende als auch komplementbindende Antigene. Die Anzüchtung gelingt intrazerebral in der Säuglingsmaus und auf geeigneten Gewebekulturen.
Epidemiologie: Das Gelbfiebervirus kommt in den tropischen und subtropischen Gebieten Afrikas, Süd- und Mittelamerikas vor. Epidemiologisch muß zwischen dem „Dschungelgelbfieber“ und dem „Stadtgelbfieber“ unterschieden werden.
Vektoren des Gelbfiebers sind Stechmükken, beim klassischen urbanen Gelbfieber hauptsächlich die Gattung Aedes aegypti. Das Virus wird von Erkrankten in der virämischen Phase, nach einer „äußeren Inkubationszeit“ von 14 Tagen, in der die Erreger in den Speicheldrüsen der Arthropoden reifen, auf andere Menschen übertragen. Die Stechmücke bleibt lebenslang infektiös. Das Dschungelgelbfieber ist endemisch unter Primaten; der Mensch wird nur ausnahmsweise befallen. Es kommt vor allem in den Regenwäldern Süd- und Mittelamerikas vor und wird durch Stechmücken überwiegend der Gattung Hämogogus und Sabethes übertragen. Obwohl Stechmücken der Gattung Aedes aegypti in den tropischen Gebieten Asiens weit verbreitet sind, kommt Gelbfieber dort nicht vor. Die Erkrankung hinterläßt lebenslange Immunität.
Pathogenese / Pathologie: Der Erreger gelangt nach dem Stich der Arthropoden auf dem Lymphweg in die regionären Lymphknoten, wo eine primäre Virusvermehrung stattfindet. Nach einem symptomlosen Intervall kommt es zur Virä-

mie; Organmanifestationen betreffen Leber, Niere, Gehirn, Herz und Gastrointestinaltrakt. Das Leberparenchym weist charakteristische pathologische Veränderungen auf, in den Intermediärzonen der Leberläppchen finden sich Koagulationsnekrosen und sogenannte Councilman-bodies (hyaline Einzelzellnekrosen). Entzündliche Infiltrate fehlen; der Bilirubinspiegel (direktes und indirektes Bilirubin) ist erhöht und die Prothrombinzeit verlängert. In der Niere kommt es zu Nekrosen des Tubulusepithels, auch hier fehlen entzündliche Infiltrate. Im Gastrointestinaltrakt treten multiple Blutungen auf, die zum typischen „schwarzen Erbrechen" führen. Ist das Herz betroffen, kommt es zu petechialen Blutungen des Perikards und zur Myokardfaserdegeneration. Klinische Zeichen sind Bradykardie und vaskuläre Insuffizienz. Im Gehirn treten Blutungen in den subthalamischen und periventrikulären Regionen sowie im Gebiet der Mammillarkörper auf.
Klinik: Die Inkubationszeit dauert drei bis sechs Tage. Bei leichten Erkrankungen tritt plötzlich ansteigendes Fieber bis 39° C auf. Es wird begleitet von Kopfschmerzen, gelegentlich Nasenbluten, Bradykardien und einer leichten Albuminurie. Die Symptome verschwinden in der Regel nach ein bis drei Tagen. Die schwere und maligne Verlaufsform wird durch drei klinische Perioden gekennzeichnet: Infektion, Remission und Intoxikation. Prodromi fehlen gewöhnlich; die Krankheit setzt plötzlich mit hohem Fieber bis 40° C und Schüttelfrost ein, verbunden mit Kopf-, Rücken- und Gliederschmerzen, sowie Nausea und Erbrechen. Das Gesicht ist stark gerötet, es besteht eine Konjunktivitis. Die Zungenmitte ist weiß belegt und hat breite, rote Ränder. Am dritten Tag der Infektionsperiode fällt das Fieber; für mehrere Stunden oder Tage tritt eine Remissions-

Gelbfieber
Therapie
Die Behandlung ist unspezifisch. Sorgfältige Überwachung der Herz- und Kreislauffunktionen und die Korrektur von Flüssigkeits- und Elektrolythaushalt stehen im Vordergrund.
Prophylaxe
Für die *aktive Immunisierung* wird nach den Empfehlungen der WHO der 17D-Impfstoff verwendet. Die Impfschutzdauer wird mit zehn Jahren angegeben.
Maßnahmen zur Seuchenbekämpfung
Strenge Isolierung von Erkrankten ist angezeigt; Gelbfieber gehört zu den vier Quarantänekrankheiten.

Meldepflicht besteht bei Verdacht, Erkrankung und Tod.

phase ein, in der die Patienten fieberfrei und ohne Krankheitsgefühl sind. In der Intoxikationsphase treten die klassischen Gelbfieber-Symptome auf: Wiederanstieg des Fiebers; Ikterus; Zeichen einer hämorrhagischen Diathese wie Blutungen aus Zahnfleisch, Nase, Magen-Darm-Kanal, Harnwegen und Uterus; Nierenschädigung mit Oligurie und Albuminurie. Von seiten des ZNS kommt es zu Erregungs- und Angstzuständen, Delirien und Krämpfen.
Bei den malignen Verläufen tritt am sechsten bis achten Tag nach Erscheinen der klinischen Symptome der Tod entweder infolge eines Leberkomas, einer Urämie oder eines Herz- und Kreislaufversagens ein. Bei großen Epidemien lag die Letalität bei 90%; heute wird sie mit 5–10% angegeben.
Diagnose: 1. Virusnachweis während der virämischen Phase (innerhalb der ersten drei Krankheitstage)
2. Nachweis neutralisierender Antikörper: Titeranstieg (vierfach) im Neutralisationstest; Komplementbindungsreaktion
3. Leberbiopsie

Gonorrhoe

Syn.: Tripper.
Definition: Gonorrhoe ist die nach Herpes genitalis häufigste Geschlechtskrankheit. Überwiegend handelt es sich um eine Lokalinfektion der Schleimhäute von Urogenitaltrakt, Analregion, Rachen und Pharynx, seltener der Konjunktiven; bei chronischen gonorrhoischen Erkrankungen kann jedoch die hämatogene und lymphogene Ausbreitung des Erregers zu Organmanifestationen führen.
Ätiologie: Erreger der Gonorrhoe ist Neisseria gonorrhoeae (Gonococcus), ein gramnegatives, immer paarig auftretendes Bakterium. Die Gonokokken sind gegenüber Umwelteinflüssen wenig resistent. Einziger Wirt ist der Mensch.
Epidemiologie: Die Gonorrhoe ist welt-

weit verbreitet und eine der ältesten bekannten Krankheiten. Keimreservoir ist der erkrankte Mensch.
Lange Zeit galt Penicillin als ein zuverlässig wirksames Mittel in der Behandlung von Gonokokkeninfektionen, seit 1976 ist jedoch eine zunehmende Verbreitung von ß-Laktamase produzierenden Gonokokken bekannt. Die penicillinresistenten Stämme, eine häufig nicht ausreichend kurative Therapie sowie die Verbreitung der Infektion durch symptomlose Träger, geben eine Erklärung für die stetig ansteigenden Morbiditätsziffern in aller Welt.
Pathogenese: Beim Erwachsenen erfolgt die Übertragung fast ausschließlich durch Geschlechtsverkehr. Extragenital kann die Gonorrhoe beim Neugeborenen als Blenorrhoea neonatorum intra partum auftreten oder als Konjunktivitis gonorrhoica infolge von Schmierinfektionen beim Erwachsenen. Ferner finden sich pharyngeale und anorektale Gonokokkeninfektionen.
Klinik:
Gonorrhoe beim Mann: Nach einer Inkubationszeit von zwei bis sechs Tagen kommt es zu erst wäßrigem, dann schleimig-eitrigem Ausfluß aus der Urethra, häufig begleitet von dysurischen Beschwerden (Urethritis anterior). Unbehandelt kann die Ausdehnung der Infektion zu Prostatitis, Epididymitis und periurethralen Abszessen führen.
Gonorrhoe der Frau: Primär werden Urethra und Cervix uteri befallen; bei 40% der Frauen auch Vagina und Rektum.
Die Portio ist gerötet und geschwollen, es besteht grünlich-gelblicher Ausfluß. Wegen des häufig symptomarmen Verlaufs geht die Infektion oft frühzeitig in ein chronisches Stadium über. Bei 10–20% der Frauen kommt es zu aszendierenden Genitalinfektionen. Meist während einer Menstruation gelangen die

Gonorrhoe
Therapie
Bei unkomplizierter Gonorrhoe:
1. Einmalige Gabe von 4 Mio IE Penicillin G i.m., verteilt auf zwei Injektionsstellen, zusätzlich 1,0 g Probenecid p.o.
oder
2. 4 × 0,5 g Tetrazyklin p.o./d für fünf Tage (insgesamt 10,0 g)
oder
3. 3,5 g Amoxicillin p.o. einmalig plus 1,0 g Probenecid p.o.

bei Penicillase-produzierenden Gonokokken: 2,0 g Spectinomycin i.m. oder 1 g Cefotaxim i.v. oder 250 mg Ceftriaxon (Rocephin) i.m.

Blenorrhoe-Prophylaxe bei Neugeborenen
Einträufeln von 2%iger Silbernitrat-Lösung in den Konjunktivalsack.

Die Gonorrhoe unterliegt einer nicht namentlichen Meldepflicht. In besonderen Fällen, so z. B. bei Behandlungsverweigerung des Erkrankten, besteht für den Arzt die Pflicht der Krankenhauseinweisung, namentlichen Meldung und Veranlassung einer Infektionsquellenforschung.

Erreger über das Endometrium in die Adnexe und können zu Endometritis, Salpingitis, Bartholinitis und Peritonitis führen.

Bei beiden Geschlechtern besteht die Gefahr der Sterilität.

Die *Pharynx-Gonorrhoe* verläuft meistens mit geringen Anzeichen, eine exsudative Tonsillitis kann sich entwickeln.

Bei der anorektalen Gonorrhoe treten Pruritus, Brennen, Tenesmen, seltener blutiger, schleimig-eitriger Ausfluß auf.

Komplikationen sind bei kurativer Behandlung der Gonorrhoe sehr selten. In 1–3% der Fälle kommt es zur Gonokokkämie; sie ist mit hohem Fieber, Polyarthralgien sowie makulo-papulösem Ausschlag und hämorrhagischen Nekrosen verbunden.

Andere Manifestationen der disseminierten Gonokokkeninfektion sind Myoperikarditis, Endokarditis, Perihepatitis, Glomerulonephritis und Meningitis.

Diagnose: Mikroskopischer Gonokokken-Nachweis im eitrigen Sekret (Urethral-, Zervikal-, Konjunktival-, Rachenabstrich) sowie aus Synovialflüssigkeit und Hautläsionen. Typisch und beweisend ist das zahlreiche, intrazelluläre Auftreten von Diplokokken in Leukozyten. Zusätzlich sollte ein kultureller Nachweis auf Spezialnährböden (Schokoladenagar) erfolgen. Bei komplizierten und chronischen Verläufen kann die Komplementbindungsreaktion die Diagnose unterstützen.

Hämophilus-influenzae-Infektionen
Mikrobiologie: Das Bakterium wurde 1892 von Pfeiffer zuerst isoliert und irrtümlich für den Erreger der Influenza gehalten. Es handelt sich um ein gramnegatives, sehr kleines unbewegliches Stäbchen, das nur auf bluthaltigen Spezialnährböden mit den Wachstumsfaktoren „V“ und „X“ wächst.
Einige Stämme lassen sich bipolar anfärben; es gibt zahlreiche Variationen von kurzen Stäbchen bis zu langen filamentähnlichen Bazillen. Auf Levinthal-Agar wachsen typische Kolonien, die bei schräg einfallendem Licht schillernd erscheinen; dieses Phänomen tritt bei 4–6 Stunden alten Kulturen auf und ist nach 24 Stunden verschwunden.
Pathologie: Infektionen des Larynx, der Trachea und des Bronchialbaums sind durch Ödeme der Schleimhaut und durch dickflüssiges Exsudat charakterisiert. Invasion der Keime in die Lunge führt zur Bronchopneumonie. Besonders bei Kindern kann eine diffuse schwere Bronchiolitis auftreten. Bei Hämophilus-Meningitis eine vermehrte entzündlich-zelluläre Reaktion im Frontalhirnbereich.
Epidemiologie: Hämophilus-influenzae-Infektionen treten nur beim Menschen auf. Der Erreger ist normalerweise für Tiere nicht pathogen, obwohl Affen experimentell infiziert werden können.
Die Inzidenz von Hämophilus-Infektionen ist im Winter und Frühling am höchsten. Im Nasen- und Rachenabstrich läßt sich zu dieser Jahreszeit Hämophilus influenzae bei vielen Menschen nachweisen, die nicht erkrankt sind. Penicillintherapie erhöht die Inzidenz der positiven Kulturen. Säuglinge unter zwei Monaten haben einen hohen Gehalt von passiv übertragenen Antikörpern. Der Antikörperspiegel ist zwischen dem 2. Lebensmonat und dem 3. Lebensjahr niedrig und steigt mit zunehmendem Alter an.

Hämophilus-influenzae-Infektionen
Therapie
Bei Infektionen durch Hämophilus

influenzae gelten Ampicillin und vergleichbare Aminopenicilline als Mittel der Wahl. Obwohl die Resistenzsituation noch günstig zu bewerten ist, muß doch in zunehmendem Maße mit einer episomal bedingten Resistenzausbreitung (ß-Laktamasebildung) gerechnet werden. Tetrazykline und Cotrimoxazol sind weitere, zur Zeit noch wirksame Alternativen.
Bei Hämophilus-influenzae-Meningitis im Kindesalter wird die Ampicillin-Therapie initial durch Chloramphenicol ergänzt. Auch moderne Cephalosporine, wie Cefotaxim oder Ceftriaxon (Rocephin), sind sehr wirksam.
Komplikationen
Epiglottitis, Laryngotracheitis, Bronchitis und Pneumonie können sehr fulminant verlaufen und zum Tode führen. Bei unbehandelter Hämophilus-influenzae-Meningitis sterben fast 100% der Patienten.

Klinik: Hämophilus influenzae ist neben den Pneumokokken der häufigste Erreger von akuten Exazerbationen einer chronischen Bronchitis. Bei Kindern werden relativ häufig verschiedene Atemwegserkrankungen durch Hämophilus influenzae hervorgerufen (Pharyngitis, Epiglottitis, Laryngotracheitis, Pneumonie, Bronchitis und Otitis media); auf hämatogenem Wege entsteht im Kindesalter auch häufig eine akute Meningitis durch das gramnegative Bakterium. Die Symptome bei Infektionen mit Hämophilus influenzae in den genannten Organen sind ähnlich wie die bei Infektionen mit anderen Keimen. Differentialdiagnostisch ist der epidemiologische Hintergrund, das Alter des Patienten und der Behandlungserfolg von Bedeutung.
Laborchemisch läßt sich eine Vermehrung der polymorphkernigen Leukozyten auf 15000–30000/mm^3 nachweisen. Bei Kleinkindern mit schweren Hämophilus-influenzae-Infektionen kann eine Leukopenie mit 2000–3000/mm^3 Leukozyten auftreten. Eine Bakteriämie ist selten – nur bei Hämophilus-influenzae-Meningitis ist sie in 50% der Fälle zu beobachten.
Diagnose: Durch Erregernachweis in Spezialkulturen; indirekt aufgrund der klinischen Symptomatik und der epidemiologischen Situation.

Handinfektionen

Definition / Ätiologie: Eitrige Hand- und Fingerinfektionen (Panaritien) sind fast immer Folge von kleinen, oft unbemerkt gebliebenen Verletzungen. Wegen der anatomischen Besonderheiten der Hand haben sie ihre eigene Problematik. Die Entzündung kann sich rasch in die Tiefe ausbreiten und zu einer Gefahr für Knochen, Gelenke und Sehnen werden.
Die typischen Erreger eines Panaritiums sind Staphylokokken und A-Streptokokken; sehr viel seltener sind auch andere Erreger, wie z. B. Enterobakterien, Pseu-

domonas aeruginosa oder anaerobe Bakterien beteiligt. Chronische Panaritien werden häufig durch Candida albicans verursacht. Es gibt klassische Bezeichnungen für die verschiedenen Formen des Panaritiums – je nach Lokalisation und Ausbreitung –, die seit Jahrhunderten klar definiert sind und die bis heute benutzt werden.

Klinik: Am häufigsten ist das *Panaritium subcutaneum.* Nach kurzer Zeit steht der Eiter bereits unter hohem Druck und verursacht die starken klopfenden Schmerzen. Der Prozeß kann mit einer Eiterblase an der Hautoberfläche über einen engen Kanal in Verbindung stehen („Kragenknopfpanaritium"). Die akute *Paronychie* ist eine eitrige Entzündung des Nagelwalles (Umlauf). Wenn der Eiter nicht zur Nageloberfläche hin durchbricht, muß der Nagelfalz an der Stelle der stärksten Druckempfindlichkeit in Blutleere exzidiert werden. Es kann erforderlich sein, einen Teil des Nagels mitzuentfernen; Rezidive sind nicht selten. Bei unzureichender oder verspäteter Behandlung schreitet die Entzündung fort und kann auf den Knochen übergreifen („Phalangenosteomyelitis"). Bei weiterer proximaler Ausdehnung kann es zur Hohlhandphlegmone kommen, und da die Sehnenscheiden proximal kommunizieren, führt die Infektion zu einer charakteristischen V-Phlegmone.

Ein eitriges *Panaritium tendinosum* führt leicht zu einer Sehnennekrose, und es kommt zu funktionellen Defekten mit erheblicher Einschränkung der Gebrauchsfähigkeit der Hand.

Eine Lymphangitis und Lymphadenitis können als Komplikation bei diesen ausgedehnten Infektionen auftreten.

Handinfektionen
Therapie:
Im Anfangsstadium können gelegentlich mit konservativen Mitteln (Schienenverband, Desinfektionsbäder) Heilungen erzielt werden; meist ist jedoch eine Inzision und vollständige Entfernung des eitrig-nekrotischen Gewebes erforderlich. Dabei ist auf gute Anästhesie und Blutsperre zu achten. Postoperativ erfolgt eine Ruhigstellung der Finger in Funktionsstellung. Bei tiefen Panaritiumformen und bei Komplikationen ist eine zusätzliche Gabe von Antibiotika angezeigt. Staphylokokken-Penicilline wie Flucloxacillin oder ältere Cephalosporine sind für eine gezielte Initialbehandlung geeignet. Auch Clindamycin kommt in Frage.

Hepatitis, akute.

Die akute virale Hepatitis ist eine systemisch infektiöse Erkrankung, die vornehmlich die Leber befällt. Sie tritt in

immunologisch unterschiedlichen, aber klinisch ähnlichen Erscheinungsformen auf als Hepatitis A (= Hepatitis infectiosa), Hepatitis B (= Serumhepatitis) und Non-A-non-B-Hepatitis.
Ätiologie: Hepatitis A durch Hepatitis-A-Virus (HAV), ein RNS-Virus; Hepatitis B durch Hepatitis-B-Virus (HBV), ein DNS-Virus. Weiterhin kann die akute Hepatitis verursacht sein durch andere Viren wie Herpes, Zytomegalie, Epstein-Barr- und Coxsackie-Viren; der Erreger der Non-A-non-B-Hepatitis ist bisher nicht bekannt.
Epidemiologie: Hepatitis A hat eine Inkubationszeit von 10–45 Tagen und einen fäkal-oralen (Nahrungsmittel, verschmutztes Wasser u. a.), aber auch (selten) parenteralen Infektionsweg. Sie tritt in sporadischen Fällen und Epidemien auf; im Kindesalter besteht eine hohe Durchseuchung. Der Erkrankungsgipfel liegt im Spätherbst. *Hepatitis B* hat eine Inkubationszeit von 30–180–(360) Tagen. Infektionsquellen sind menschliches Blut und Blutbestandteile sowie alle Sekrete und Exkremente – in der Regel parenteral, aber auch enteral sowie durch Geschlechtsverkehr übertragbar. Diese Infektion ist nicht gebunden an Lebensalter oder Jahreszeiten. Beide Formen der Hepatitis sind weltweit verbreitet. Besonders gefährdet sind Krankenhauspersonal sowie Dialysepatienten.
Pathophysiologie: Die charakteristischen morphologischen Veränderungen von Hepatitis A und B sind identisch. Sie bestehen aus Proliferation der Kupffer-Stern-Zellen, Einzelzellnekrosen und Councilman-Körperchen, ballonierten Leberzellen und leichter, entzündlicher Mitreaktion der Glisson-Felder; später Anhäufung von Ceroidpigment und Eisen in Phagozyten.
Klinik: Das Prodromalstadium dauert bei Hepatitis A mehrere Tage, bei Hepatitis B

einige Wochen. In der Phase der virämischen Generalisation werden die Symptome mit der Bildung von Ag-Ak-Immunkomplexen und dadurch bedingter Kapillaritis erklärt:
- gastrointestinale Beschwerden wie Übelkeit, Inappetenz, Brechreiz, Diarrhoe oder Obstipation u. a.
- Allgemeinerscheinungen wie Abgeschlagenheit
- katarrhalische Beschwerden
- Muskel- und Gelenkschmerzen
- Juckreiz durch Anstieg der Gallensäuren im Serum und evtl. kurzfristiges Exanthem.

Das Stadium der Organmanifestation kann anikterisch oder ikterisch verlaufen und ist begleitet von Dunkelfärbung des Urins, Entfärbung des Stuhls, Gelbfärbung zuerst der Skleren, dann Hautikterus. Mit dem Beginn der ikterischen Phase geht es dem Patienten in der Regel besser, viele Prodromalsymptome verschwinden. Die Leber ist meist, die Milz nur in 20–30% der Fälle vergrößert. Die Organmanifestation äußert sich in der Leber sowie fakultativ am lymphoretikulären Gewebe (Drüsenschwellung, bes. nuchal).

In fast 95% tritt Heilung ein. Die Hepatitis A zeigt keinen Übergang in eine chronische Form, jedoch gehen bis zu 10% der Hepatitis B und bis zu 30% der Non-A-non-B-Hepatitiden in eine chronische Form über.

Diagnose: Anhand der klinischen Symptome und eventuell bei epidemischem Auftreten sowie bei besonders gefährdeten Patienten läßt sich eine Verdachtsdiagnose leicht stellen.

Laboruntersuchungen: Anstieg der Transaminasen (GPT zwischen 250–1000 U/l; meist höher als GOT), geringer Anstieg der alkalischen Phophatase und der γ-GT (bis zum 10fachen des Normalen), Anstieg des Serumeisens.

und evtl. Lymphozytose; die BSG ist leicht beschleunigt.

Die endgültige Diagnose erfolgt serologisch durch Antikörper- oder Virusnachweis. 1973 wurde von FEINSTONE immunelektronenmikroskopisch das Hepatitis-A-Virus nachgewiesen. Im Stuhl ist das Virus ca. 2 Wochen nach Krankheitsbeginn nicht mehr nachweisbar. Die korrespondierenden Antikörper werden als „anti-HAV" bezeichnet. Es ist aufgrund der natürlichen Durchseuchung mit Hepatitis A bei ca. 80% aller Menschen über 40 Jahren positiv. Nur ein mehrfacher Titeranstieg und/oder Nachweis von anti-HAV vom Typ IgM sprechen für eine frische Infektion. Die Immunität besteht lebenslang.

Das Oberflächenantigen (Hüllpartikel) des B-Virus wurde 1964 von BLUMBERG bei australischen Ureinwohnern im Serum entdeckt (Australia-Antigen). Zusammen mit dem Kernantigen („Core"-Antigen) bilden beide das sogenannte Dane-Partikel, welches wahrscheinlich dem B-Virus entspricht.

Bei der akuten Hepatitis B ist der Test auf HB-Antigen im Prodromalstadium und anschließend für etwa 4–6 Wochen positiv. Ist das Antigen länger als 12 Wochen nachweisbar, kann dies den Übergang in eine chronische Form anzeigen. Mit dem Auftreten von HB_s-Ag ist auch anti-HB_c nachweisbar und bedeutet – selbst bei negativem HB_s-Ag – potentielle Infektiosität.

IgM-anti-HB_c zeigt dabei die akute Erkrankung an, IgG-anti-HB_c mit hohem Titer die chronische Erkrankung.

Hepatitis, akute
Therapie
Eine gesicherte Therapie der akuten Hepatitis gibt es nicht; selbst Bettruhe ist durchaus umstritten. Es besteht die Möglichkeit der passiven und aktiven Schutzimpfung. Aktive Immunisierung mit inaktiviertem Impfstoff aus dem Oberflächenantigen (HBs-Ag). 3–4malige Impfung über einen Zeitraum von 12 Monaten notwendig, bei gefährdeten Personen übernimmt der Arbeitgeber die Kosten! Passive Immunisierung durch Immunglobulin bei Hepatitis A, Hyperimmunglobulin bei Hepatitis B.

Meldepflicht besteht bei Erkrankung und Tod.

Herpes-simplex-Infektionen

Definition: Primärinfektionen mit dem Herpes-simplex-Virus zeigen eine Vielfalt klinischer Erscheinungen; sie können zu einem lokalisierten Haut- und Schleimhautbefall, seltener zu einer generalisierten Allgemeininfektion führen. In den meisten Fällen verläuft die Erstinfektion subklinisch. Durch Reaktivierung des latenten Virus kommt es jedoch häufig zu Rezidiven.

Ätiologie: Das Herpes-simplex-Virus (syn.: Herpesvirus hominis) gehört in die Gruppe der DNA-haltigen Herpesviren. Nach ihren immunologischen und biologischen Eigenschaften lassen sich zwei Typen unterscheiden: Herpesvirus hominis Typ 1 tritt überwiegend im Kopf- und Gesichtsbereich auf, Herpesvirus hominis Typ 2 in der Genitalregion.

Pathogenese: Die erste Auseinandersetzung mit dem Virus bleibt in der Mehrzahl der Fälle symptomlos und ist nur am Anstieg der Antikörper im Serum zu erkennen. Kommt es zur Erkrankung, bleibt die Infektion fast immer lokalisiert. Nach Eintritt des Virus in epitheliale Zellen folgt die lokale Virusreplikation mit teilweiser Lyse der infizierten Zellen, umschriebener Entzündung und regionärer Lymphknotenschwellung. Die Zellen proliferieren; vielkernige Riesenzellen können sich bilden; sie zeigen jedoch bald ballonierende degenerative Veränderungen. Intranukleär finden sich charakteristische Einschlußkörperchen (Cowdry-Typ A). Zur Virämie und viszeralen Ausbreitung kommt es nur selten. Patienten, deren Immunabwehr durch Zytostatika und Immunsuppressiva geschädigt ist, sind besonders gefährdet, generalisierte Verlaufsformen zu entwikkeln. Das Virus breitet sich entlang der Nervenbahnen aus und dringt in die Spinalganglien der sensiblen Nerven ein, wo es lebenslang in latenter Form persistieren kann. Unter dem Einfluß provozierender Faktoren und bei gestörter zellulärer Immunität kann die Reaktivierung des latenten Virus zu endogenen Rezidiven führen. Zu den auslösenden Faktoren zählen Immunsuppression, fieberhafte Infekte, gastrointestinale Störungen, psychische Belastungen und hormonelle Einflüsse (z.B. Menstruation).

Epidemiologie: Die Herpes-simplex-Infektionen gehören zu den häufigsten Virusinfektionen des Menschen mit fast allgemeiner Durchseuchung und weltweiter Verbreitung. Im Erwachsenenalter besitzen 80–90% der Bevölkerung Antikörper gegen das Virus. Der Mensch ist wahrscheinlich das alleinige natürliche Erregerreservoir. Die Übertragung des Herpes-simplex-Virus Typ 1 (HSV-1) findet durch Kontakt mit oralen Sekreten statt. Die Primärinfektion erfolgt gewöhnlich in früher Kindheit.

Das Herpes-simplex-Virus Typ 2 (HSV-2) wird am häufigsten durch Geschlechtsverkehr übertragen, eine Primärinfektion in der Regel erst nach der Pubertät beobachtet. Virusübertragung ist auch durch symptomlose Virusträger möglich.

Klinik: Primärinfektionen.

Die häufigste Primärmanifestation der HSV-1-Infektion ist die *Gingivostomatitis.* Sie betrifft vorwiegend Kinder unter 5 Jahren. Nach einer Inkubationszeit von 2–12 Tagen kommt es unter Fieber zur Rötung der Mundschleimhaut und zur Bildung von Bläschen. Manchmal sind die Bläschen auch im Bereich des Lippenrots und perioral nachweisbar; in schweren Fällen können sie auch im Pharynx, Ösophagus und Kehlkopf auftreten. Die Bläschen platzen und führen zu schmerzhaften, flachen Geschwüren. Starker Speichelfluß und fauliger Mundgeruch sind kennzeichnend. Die regionären Lymphknoten schwellen an und sind stark druckschmerzhaft.

Durch die Schmerzhaftigkeit der Erkrankung kann es zur eingeschränkten Nahrungs- und Flüssigkeitszufuhr und als Folge zu bedrohlichen Dehydratationszuständen kommen.

Normalerweise heilen die Ulzera nach 10–14 Tagen ab.

ANCOTIL® ROCHE

Flucytosin

Antimykotikum
zur oralen und parenteralen
Therapie systemischer Mykosen

BACTRIM® ROCHE

Cotrimoxazol

Nur selten gilt
ein Medikament als
Standard, an dem andere
gemessen werden

Eine *herpetische Infektion des Auges* (Keratokonjunktivitis herpetica), gewöhnlich durch HSV-1 verursacht, kann primär oder rekurrierend sein. Sie geht mit einseitiger, follikulärer Konjunktivitis und ausgeprägten Ödemen der Bindehaut und der Augenlider einher. Bläschen können auf den Augenlidern vorhanden sein. Eine Hornhautbeteiligung führt häufig zu punktförmigen, epithelialen Trübungen. Die herpetische Keratitis zeigt wechselnde Schweregrade von oberflächlicher Geschwürsbildung bis zur Entzündung tieferer Schichten der Hornhaut. Die Heilungsphase kann entsprechend verzögert sein, Rezidive sind möglich.

Die *primäre Genitalinfektion* wird in den meisten Fällen (70–95%) durch das Herpes-simplex-Virus Typ 2 verursacht und tritt am häufigsten beim Heranwachsenden und jungen Erwachsenen auf. Herpes genitalis ist die häufigste venerische Erkrankung. Nach einer Inkubationszeit von 2–7 Tagen kommt es zu Fieber, Lymphknotenschwellung und gelegentlich dysurischen Beschwerden. Beim Mann finden sich Läsionen am häufigsten an der Vorhaut und im Sulcus coronarius, aber auch am Penisschaft und in der Harnröhre. Bei der Frau können sich herpetische Veränderungen an Vulva, Vagina und Zervix manifestieren. Es wird ein Zusammenhang zwischen dem Zervix-Karzinom und Herpes-simplex-Virus-Typ-2-Infektionen diskutiert. Patientinnen mit einem Zervix-Karzinom weisen in 80% der Fälle hohe Antikörpertiter auf. Auch der Herpes genitalis kann rekurrierend auftreten.

Das Risiko einer *generalisierten Herpesinfektion des Neugeborenen* ist bei genitaler Primärinfektion der Mutter während der Schwangerschaft höher als bei Schwangeren mit rekurrierenden Genitalinfektionen. Bei Kindern mit congenitaler

Herpesinfektion treten gewöhnlich 2–12 Tage nach der Geburt die ersten Symptome auf. Sie äußern sich in Hepatosplenomegalie, Ikterus, diffusen Blutungen, Konjunktivitis, Krampfanfällen, Zyanose und intermittierendem Fieber als Ausdruck miliarer Nekrosen in Leber, Milz, Nebennieren, ZNS, Lunge und Knochenmark; Hauterscheinungen treten nicht in allen Fällen auf. Die Letalität liegt bei 67%. Ekzempatienten sind für eine Herpesprimärinfektion besonders empfänglich. Die Infektion breitet sich in der ekzematösen Haut rasch aus; in mehreren Schüben bilden sich unter Fieber und schweren Allgemeinsymptomen immer neue Effloreszenzen. Die Hautveränderungen können Narben wechselnden Ausmaßes hinterlassen. Ein *Eczema herpeticatum* (Pustulosis varicelliformis Kaposi) wird am häufigsten bei Kleinkindern beobachtet.

Die *primäre Herpesenzephalitis* kann in jedem Lebensalter auftreten und wird meist durch den Herpes-simplex-Virus Typ 1 verursacht. 90% der Erkrankten weisen einen lokalen Temporallappenbefall auf. Die Letalität ist hoch.

Rekurrierende Herpesinfektionen unterscheiden sich vom Primärbefall meist durch einen milderen Verlauf. Sie treten am häufigsten im Mund- und Nasenbereich auf (Herpes labialis, Herpes nasalis), seltener betroffen sind Kornea und die Genitalregion.

Diagnose: Lokalisierte Infektionen bereiten diagnostisch meist keine Schwierigkeiten.

Die Diagnose wird durch Virusnachweis aus Bläscheninhalt, Abstrichen von Geschwüren, im Liquor, Speichel, Rachenspülwasser und Stuhl verifiziert. In der Serodiagnostik ist ein vierfacher Titeranstieg in der Komplementbindungsreaktion bzw. im Neutralisationstest beweisend für eine Primärinfektion.

Herpes-simplex-Infektionen
Therapie
Die Therapie ist überwiegend symptomatisch. Bakterielle Sekundärinfektionen werden antibiotisch behandelt. Bei lebensbedrohlichen Infektionen ist die Gabe von Vidarabin-Phosphat (Adenin-Arabinosid) oder Acyclovir angezeigt. Eine wirksame medikamentöse Prophylaxe ist bisher nicht möglich.

Herpes zoster (Gürtelrose)

Definition: Herpes zoster entsteht durch Reaktivierung des latenten Varizella-Zoster-Virus in einem teilimmunen Organismus, meist Jahre nach einer früher durchgemachten Varizelleninfektion. Die Krankheit geht mit Paraesthesien und Schmerzen einher sowie einem Bläschenausschlag, der sich meist auf den Segmentbereich eines sensiblen Nerven beschränkt.

Ätiologie: Das Zostervirus ist morphologisch wie serologisch mit dem Varizellenvirus identisch und gehört zur Gruppe der Herpesviren.

Pathogenese: Herpesviren haben eine ausgesprochene Neigung zur Latenz. Als Voraussetzung für die Reaktivierung des latenten Varizella-Zoster-Virus wird eine gestörte zelluläre Immunität diskutiert.
Das in den Zellen des Spinalganglions persistierende Virus wandert entlang der Fasern eines sensiblen Nervens zur Haut, wo es in epitheliale Zellen eintritt und sich manifestiert.

Epidemiologie: Herpes zoster ist eine sporadische und von den Jahreszeiten unabhängig auftretende Infektionskrankheit. Sie wird meist bei älteren Erwachsenen beobachtet (50% > 45 J.) und tritt sehr selten bei Kindern vor dem 10. Lebensjahr auf. Zostererkrankte Kinder weisen häufig anamnestisch eine Varizellen-Infektion der Mutter während der Schwangerschaft auf. Patienten mit Immundefekten, unter zytostatischer und immunsuppressiver Therapie und mit malignen Erkrankungen sind besonders gefährdet.

Klinik: Der klinische Verlauf ist sehr variabel. Der Herpes zoster ist meist einseitig und immer auf eines oder mehrere Hautdermatome beschränkt. Am häufigsten betroffen sind thorakale (55% der Fälle), zervikale (20%) und lumbosakrale (15%) Nervenregionen sowie das Trigeminusgebiet. Schmerzen und Sensibilitätsstörungen können dem Exanthem vorausgehen, es begleiten oder lange Zeit überdauern. Gelegentlich treten Lähmungen auf. Regionäre Lymphknotenschwellungen sind meist vor den Hautveränderungen nachweisbar.

4–5 Tage nach Auftreten der ersten Beschwerden kommt es, häufig unter Temperaturanstieg, zur lokalen Rötung der Haut und Bildung kleiner, gruppenförmig angeordneter Knötchen. Die Papulae wandeln sich schnell in zunächst wasserhelle, später eitrige Bläschen um. Über mehrere Tage können immer neue Läsionen entstehen. Innerhalb von zwei Wochen trocknen die Bläschen ein und verschorfen. Sehr selten kann der Herpes zoster ohne Ausschlag auftreten und dann differentialdiagnostische Schwierigkeiten bereiten.

Gefürchtet sind Infektionen der Hirnnerven. Beim Zoster ophthalmicus kann es zu Bläschen und Ulzerationen an den Konjunktiven mit Lidödem kommen, beim Übergreifen auf tiefere Schichten des Auges zu Skleritis, Keratitis und Iridozyklitis. Eine häufige Komplikation bei Ausbreitung des Virus auf motorische Nervenzellen ist die Ophthalmoplegie. Zoster oticus kann neben dem äußeren Ohr auch das Innenohr befallen und zu einer homolateralen Fazialisparese führen. Schwere postherpetische Neuralgien können über Jahre bestehen. Häufigkeit und Schweregrad der Zostererkrankung nehmen mit dem Alter zu. Generalisierte Verlaufsformen mit disseminierten Zosterbläschen und Organbeteiligung treten in 5% der Erkrankungen auf und finden sich häufiger bei gleichzeitiger Störung der Infektabwehr, so z.B. bei 70% der Patienten mit Morbus Hodgkin.

Diagnose: Nach Ausbruch des einseitigen, segmental begrenzten Exanthems bereitet die Diagnose in der Regel keine

Herpes zoster
Therapie
Bei unkomplizierten Fällen von Herpes zoster beschränkt sich die Behandlung auf eine symptomatische Lokaltherapie des Ausschlages und auf die Gabe von Analgetika. Bei Patienten mit erhöhtem Risiko für eine generalisierte Verlaufsform hat die systemische Behandlung mit Vidarabin-Phosphat (Adenin-Arabinosid) gute Erfolge gezeigt. Aussichten auf Erfolg sind jedoch nur bei frühzeitiger Therapie zu sehen, nach Ausbruch der Erkrankung kann der Verlauf nur geringfügig beeinflußt werden. Kortikosteroide können in der Anfangsphase der

Schwierigkeiten. Sie kann durch Virusnachweis in Zellkulturen sowie serologisch durch die Komplementbindungsreaktion und den indirekten Immunfluoreszenztest objektiviert werden.

Zosterinfektion die Dissemination des Virus fördern und sollten bei Patienten mit Immundefekten nicht gegeben werden.

Impetigo

Definition: Oberflächliche bakterielle Hautinfektion (syn.: Grindblasen, Grindflechte).

Ätiologie: Meist Streptokokken der Gruppe A, häufig zusammen mit Staph. aureus. Weniger als 10% der Fälle werden ausschließlich durch Staphylokokken verursacht.

Epidemiologie: Vornehmliches Auftreten bei Kindern; mangelnde Hygiene begünstigt die Ausbreitung der leicht übertragbaren Krankheit.

Klinik: Anfangs kleine Bläschen – manchmal mit entzündlichem Hof –, die sich zu Pusteln entwickeln. Das Exsudat trocknet in Form einer dicken Kruste mit goldgelber oder brauner Farbe. Durch Verschmelzung mehrerer Pusteln können große Verkrustungen entstehen. Es sind nur oberflächliche Hautschichten betroffen; die Krankheit hinterläßt keine Narben. Bevorzugtes Auftreten am Kopf und an den Händen. Meist kann eine regionale Lymphknotenreaktion beobachtet werden. Typische Streptokokken-bedingte Folgeerkrankungen wie Glomerulonephritis und rheumatisches Fieber sind möglich.

Die *bullöse Form der Impetigo* tritt hauptsächlich bei Neugeborenen und kleinen Kindern auf und wird durch S. aureus der Phagengruppe II verursacht, der ein „exfoliatives Toxin" produziert. Die zunächst kleinen, dann größer werdenden Blasen enthalten eine klare gelbe Flüssigkeit; später bilden sich braune Krusten.

Diagnose: Grampositive Kokken im mikroskopischen Präparat. Durch mikroskopischen und kulturellen Nachweis lassen sich leicht die ernster zu beurteilenden Streptokokkeninfektionen von reinen Staphylokokkeninfektionen unterscheiden. Eine zuverlässige klinische Unterscheidung ist dagegen nicht möglich. Differentialdiagnostisch kommen Pilz-

Impetigo
Therapie
Wegen der häufigen Streptokokken-Beteiligung ist Penicillin das Mittel der Wahl bei der Behandlung der Impetigo. Es ist jedoch nicht geklärt, inwieweit sich dadurch eine Glomerulonephritis als Folgeerkrankung vermeiden läßt, denn häufig wird bei der „leichten Erkrankung" – normalerweise ohne Fieber! – erst spät ein Arzt aufgesucht. Penicillin G kann als Depotpräparat intramuskulär gegeben werden, oder es wird für 10 Tage Oralpenicillin verordnet (z. B. 4 × tgl. 1 Mio IE Penicillin V). Bei Penicillin-allergischen Patienten kann Erythromycin verabreicht werden.
Die lokale Behandlung kann auf den Gebrauch von Wasser und Seife beschränkt werden, um die Krusten aufzuweichen. Bei der staphylogenen bullösen Form der Impetigo ist ein penicillinasefestes Penicillin indi-

und Virusinfektionen der Haut in Betracht (Tinea, Herpes simplex), doch bereitet ihre Abgrenzung im allgemeinen keine Schwierigkeiten.

ziert. (z. B. Flucloxacillin 3–4 × tgl. 10–15 mg/kg). Als Alternative kommt wiederum Erythromycin in Betracht.

Influenza

Definition: Auch Virusgrippe genannt; es handelt sich um eine akute respiratorische Infektion mit spezifischer viraler Ätiologie, die charakterisiert ist durch plötzliches Auftreten von Myalgien, Fieber und Schwäche. Die Bezeichnung Influenza sollte solchen Fällen vorbehalten sein, die epidemiologisch abgegrenzt und diagnostisch als Influenza-Virus-Infektionen gesichert werden können.

Ätiologie: Es gibt drei Antigen-Typen des Influenza-Virus: A, B und C. Infektion mit einem Typ bedeutet nicht Immunität gegen die anderen beiden. Influenza-Viren gehören zu den Myxoviren.

Pathophysiologie: Influenza ist vornehmlich eine Infektion des Respirationsepithels und wird von Mensch zu Mensch durch Inhalation von infektiösen Tröpfchen übertragen. 24–48 Std. nach intranasaler Inokulation vermehrt sich das Virus auf maximale Titer und befällt den gesamten Tracheobronchialbaum.

Anfänglich ist die Mukosa aufgelockert, hyperämisch und verliert ihre normale Aktivität; später folgen Invasion von Leukozyten, Nekrosen des Zylinderepithels und abnormale Regeneration von metaplastischem, squamösem Epithel.

Epidemiologie: Influenza B tritt sporadisch oder lokal begrenzt auf; besonders in Schulen und militärischen Einrichtungen. Influenza C wird selten beobachtet, obwohl der Antikörpernachweis eine große Durchseuchung ergibt. Influenza A ist die Ursache für große Epidemien, die in 2–4–9jährigen Intervallen in den Wintermonaten auftreten. Der Antigenwandel der Influenza-Viren ist bedingt durch Änderung des Proteinmantels, des Hämagglutinins und der Neuraminidase. In-

Influenza
Therapie
Antibiotika sind unwirksam bei Influenzainfektionen, und es besteht auch kein überzeugender Hinweis, daß sie effektiv

fluenza-A-Epidemien beginnen abrupt und erreichen ihren Höhepunkt in 2–3 Monaten, um dann fast genauso plötzlich wieder zu verschwinden.

Klinik: Influenza A und B sind in ihrer Symptomatik kaum zu unterscheiden, während Influenza C durch eine milde Verlaufsform oft gar nicht erkannt wird. Die Inkubationszeit beträgt 18–36 Stunden, selten bis zu 3 Tagen. Es zeigen sich milde Prodromalsymptome wie Husten, Abgeschlagenheit und Frösteln. Die Krankheit beginnt plötzlich mit starken, generalisierten oder frontalen Kopfschmerzen, begleitet von retroorbitalen Schmerzen und diffusen Myalgien, besonders in den Beinen und über der Lumbosacral-Region. Plötzlicher Temperaturanstieg – das Fieber bleibt für 2–3 Tage, maximal eine Woche bestehen; die Pulsfrequenz ist oft niedrig im Verhältnis zur Temperatur (relative Bradykardie), aber es können auch beträchtliche Tachykardien auftreten. Als Sekundärsymptome treten Übelkeit und Konstipation, selten Erbrechen und Diarrhoe auf. Die respiratorische Symptomatik mit Niesen, Schwellung der Nasenschleimhaut, Heiserkeit und Reizhusten stellt sich meist erst ein, wenn das Fieber absinkt. Der Pharynx ist leicht gerötet, und es kann sich Husten mit zäh-mukösem Sputum und substernalen Schmerzen entwickeln.

Diagnose: Sie ist anfänglich oft schwer zu stellen, da eine große Anzahl bakterieller und viraler Infektionen ähnliche Anfangssymptome zeigt; hier ist das epidemische Auftreten von größter Bedeutung. Das Virus kann isoliert werden und ein serologischer Nachweis durch den Hämagglutinations-Hemmtest oder die Komplement-Bindungs-Reaktion erfolgen. Röntgenologisch zeigen sich kaum Veränderungen an der Lunge. Eine Leukozytose von mehr als 15000/mm^3 deutet auf eine bakterielle Superinfektion hin.

gegen Komplikationen sind; deswegen werden sie nur bei sekundären bakteriellen Infektionen eingesetzt. Gelegentlich wird Amantadin angewandt. Erfolge sind jedoch nur bei frühzeitigem Einsatz zu erwarten; Codein ist nur bei unproduktivem Reizhusten zu verordnen (Tracheitis); ausreichende Flüssigkeit und Azetylsalicylsäure (4–6stdl. 500 mg oral) zur symptomatischen Behandlung sind indiziert. Empfohlen werden bei Risikopatienten (respiratorische/kardiale Insuffizienz, Stoffwechselkrankheiten u. a.) auch Schutzimpfungen. Der Impfstoff besteht aus inaktivierten Influenza-Viren. Bei der Impfstoffherstellung wird die jeweils neueste Empfehlung der WHO und des Paul-Ehrlich-Instituts berücksichtigt, damit die Antigenzusammensetzung der Impfstoffe den aktuellen Epidemiestämmen entspricht.

Komplikationen: Vornehmlich Pneumonien, entweder primär durch Influenza-Viren oder sekundär durch bakterielle Superinfektionen (insbesondere Staphylokokken). Weiterhin können Meningoenzephalitis und andere neurologische sowie kardiovaskuläre und gastrointestinale Begleitsymptome auftreten.

Meldepflicht bei Tod.

K

Kolpitis
Definition: Die Kolpitis ist eine entzündliche Erkrankung der Vagina mit fleckförmiger oder diffuser Rötung der Vaginalwände. Je nach Erreger besteht eine unterschiedliche Fluorsymptomatik.
Ätiologie / Epidemiologie: Eine Kolpitis entsteht im allgemeinen nur, wenn die natürlichen Abwehrmechanismen der Scheide gestört sind. Sie können entsprechend beeinflußt werden durch Veränderung des Scheidenmilieus bei hormonaler Umstellung während der Schwangerschaft und im Alter, durch mechanische, chemische und thermische Schädigungen sowie durch Verunreinigung. Unter diesen Bedingungen können zahlreiche Keime eine Kolpitis hervorrufen, die häufig zur physiologischen Mischflora gehören. Es kann im Einzelfall schwierig sein, den für die Entzündung verantwortlichen Keim zu identifizieren. Die weitaus häufigsten ätiologischen Erreger sind Candida albicans und Trichomonas vaginalis.
Pathogenese: Eine *primäre Kolpitis* liegt vor, wenn pathogene Keime die Vagina besiedeln, dort die normale Scheidenflora verdrängen und eine Entzündung auslösen.
Zu einer *sekundären Kolpitis* kommt es, wenn sich die Entwicklung der pathogenen Keime auf dem Boden einer gestörten Scheidenflora vollzieht. Auch apathogene Keime können bei verändertem Scheidenmilieu pathogene Bedeutung erlangen.

1. Soorkolpitis
Ätiologie / Epidemiologie: Bei dieser weitverbreiteten Form der Scheidenentzündung handelt es sich um eine Mykose, die durch Candida albicans hervorgerufen wird. Der Erreger kommt als harmloser Schmarotzer vor, kann aber unter besonderen Voraussetzungen pathogen werden. Soorerkrankungen tre-

ten relativ häufig auf bei Patientinnen, die mit Breitspektrum-Antibiotika behandelt worden sind. Eine erhöhte Infektionsbereitschaft besteht auch, wenn das saure Milieu der Scheide zur alkalischen Seite hin verändert wird. Soorkolpitiden bestehen außerdem häufig bei Patientinnen mit 1. herabgesetztem Allgemeinbefinden, 2. unter hormonalen Kontrazeptiva, 3. in der Schwangerschaft, 4. bei Diabetes mellitus, 5. bei konsumierenden Krankheiten und 6. während einer Strahlentherapie.

Klinik: Juckreiz der Vagina und Vulva stehen im Vordergrund. Der Fluor ist geruchlos und weißlich, Scheide und Vulva sind geschwollen und gerötet, in manchen Fällen finden sich weißliche Auflagerungen (Soorrasen).

Soorkolpitis
Therapie
Ein Genitalsoor sollte lokal mit Imidazolen (Miconazol, Clotrimazol), Nystatin oder PVP-Jod behandelt werden.

Diagnose: Der Nachweis von Candida albicans erfolgt im Frischpräparat, nach Färbung sieht man mikroskopisch die Soorfäden und Sproßzellen. Kultureller Nachweis auf Sabouraud-Agar.

2. Trichomonadenkolpitis

Ätiologie/Pathogenese: Trichomonas vaginalis ist ein weltweit verbreitetes Protozoon aus der Familie der Flagellaten. Der Erreger kann Bestandteil der normalen vaginalen Mischflora sein und wird als fakultativ pathogen angesehen.

Die Übertragung erfolgt in der Regel durch Geschlechtsverkehr, sie kann aber auch auf indirektem Wege durch Schmierinfektionen ablaufen (z.B. Sauna, gemeinsame Handtücher, infizierte Toilette).

Epidemiologie: Vermutlich lebt Trichomonas vaginalis in einer Art Symbiose mit den eigentlichen Kolpitis-Erregern und entfaltet erst bei gestörter Scheidenbiologie pathogene Eigenschaften. In einem hohen Prozentsatz werden gleichzeitig Anaerobier, besonders bestimmte Bacteroides-Arten gefunden.

Klinik: Die Trichomonaden-Kolpitis beginnt mit übelriechendem, schaumigen

Scheidenfluor und Pruritus. Häufig besteht eine Colpitis granularis mit stecknadelkopfgroßen, teilweise leicht blutenden Erhebungen der Scheidenwand. Die Infektion ist nicht nur auf die Vagina beschränkt, sie erfaßt ebenso Zervix, Uteruskavum und den Enddarm. Durch die meistens mitinfizierte Urethra treten Miktionsbeschwerden und Pollakisurie auf.
Diagnose: Die Erreger lassen sich im Vagina- und Urethralabstrich leicht mikroskopisch und kulturell nachweisen.

3. Bakterielle Infektionen der Vagina
Ätiologie: Bei der unspezifischen Kolpitis wird häufig – neben zahlreichen anderen Bakterien – ein Keim gefunden, der nur in der Vagina vorkommt: Gardnerella vaginalis (Syn.: Corynebacterium vaginale; Haemophilus vaginalis), ein kurzes gramnegatives Stäbchen, das unter anaeroben Bedingungen wächst. Während Gardnerella vaginalis ausschließlich durch Geschlechtsverkehr übertragen wird, können andere Keime auch durch Verschleppung der Darmflora oder durch infizierten Urin in die Scheide gelangen.
Klinik: Bei der *unspezifischen Kolpitis,* durch Haemophilus vaginalis verursacht, besteht vermehrter grauweißer, seltener auch gelblicher oder grünlicher Fluor vaginalis mit unangenehmem Geruch.
In der akuten Phase sind die Scheidenwände gerötet und geschwollen, es besteht reichlich Ausfluß. Die Patientinnen geben gelegentlich unklare Schmerzen im Unterbauch an. In der subakuten Phase klingen die Entzündungszeichen der Vagina ab, während die Fluorsymptomatik andauert. In sehr seltenen Fällen kann die Entzündung in tiefere Gewebsschichten vordringen. Häufig verschlimmert sich die Kolpitis, wenn die Patientinnen durch Selbstbehandlung das Scheidenmilieu zerstören.
Diagnose: Bakteriologisch läßt sich im allgemeinen eine Mischflora nachweisen.

Trichomonadenkolpitis
Therapie
Metronidazol 500 mg/die sechs Tage lang, 1 × 1500 mg Ornidazol (Tiberal) oder Tinidazol und andere Nitroimidazole als Einzeldosis. In jedem Fall sollte eine Partnerbehandlung durchgeführt werden, da es sonst zu Reinfektionen und zu Rezidiven kommt.

Bakterielle Infektionen der Vagina
Therapie
Bei der primären Kolpitis steht die Behandlung der pathogenen Keime im Vordergrund, während bei der sekundären Kolpitis die Wiederherstellung des biologischen Scheidenmilieus Grundlage der Therapie ist. Es eignen sich PVP-Jod-haltige Präparate zur lokalen Anwendung sowie Anaerobiermittel wie z. B. Metronidazol oder Ornidazol. Zum Aufbau einer normalen Flora wird mit Östrogen- und Milchzucker-haltigen Präparaten lokal behandelt. Während der akuten Phase sollten Kohabitionen unterbleiben, eventuell empfiehlt sich die Mitbehandlung des Partners.
Weitere Kolpitiden
Mykoplasmen werden beim Geschlechtsverkehr übertragen und häu-

fig bei Kolpitiden als Begleitkeime isoliert; ob sie primär für die Kolpitis verantwortlich sind, ist meist nicht zu entscheiden.

Im Nativpräparat kann man mit dem Phasenkontrastmikroskop oder im Dunkelfeld eine grobe Übersicht über die Zusammensetzung der Vaginalflora bekommen.

Laryngitis

Definition: Akute oder chronische Entzündung des Kehlkopfes.

Ätiologie/Pathophysiologie: Die akute Laryngitis entsteht durch virale und/oder bakterielle Infektionen; seltener auch durch thermische, allergische oder chemische Inhalationsnoxen.

Die chronisch unspezifische Laryngitis wird meist durch Noxen wie Zigarettenrauchen, berufsbedingte Luftverunreinigung und Klimaeinflüsse (Lufttrockenheit) verursacht; oder sie entwickelt sich bei mangelnder Stimmschonung oder ungenügender Behandlung einer akuten Laryngitis. Die Laryngitis ist entweder Teilerscheinung einer deszendierenden katarrhalischen Entzündung der oberen Luftwege, oder sie entsteht aszendierend nach einer Bronchitis. Sonderformen treten bei Tuberkulose, Sarkoidose und Syphilis auf.

Klinik: Die akute Laryngitis ist gekennzeichnet durch Kitzeln und Brennen im Hals, Schmerzen in Kehlkopfhöhe, Heiserkeit bis Aphonie und ist häufig mit Hustenreiz verbunden.

Bei der chronischen Form dauern die Beschwerden meist über Wochen bis Monate an. Auch bei der tuberkulösen Laryngitis bestehen Heiserkeit und Husten oft über Monate. Vor allem bei ulzerösen Prozessen kommt es zu Schmerzen, die oft ins Ohr ausstrahlen.

Diagnose: Laryngoskopisch; bei der akuten Laryngitis sind die Stimmlippen gerötet und geschwollen. Je nach Grunderkrankung ist auch die benachbarte pharyngeale oder tracheale Schleimhaut entzündet. Bei der chronischen Laryngitis sind die Stimmlippen walzenförmig verdickt und gerötet. Die Stimmlippenkanten sind rauh und mit zähem Schleim belegt. Die Beweglichkeit der Stimmbänder (Respirationsstellung, Phonationsstellung) ist meist nicht eingeschränkt.

Laryngitis
Therapie
Die akute virale Infektion ist häufig bakteriell überlagert, dann sind Antibiotika (z. B. Aminopenicilline) indiziert. Inhalationen sind ein wichtiger Bestandteil der

„unspezifischen" Therapiemaßnahmen. Dabei ist zu berücksichtigen, daß Aerosole sich nur bei einer Teilchengröße von 30 (± 20) μ im Kehlkopf niederschlagen. Weiterhin erfolgt eine konsequente Stimmschonung, Rauchverbot bzw. Elimination von chemischen und allergenen Noxen. Ist nach drei Wochen keine wesentliche Besserung eingetreten, ist unbedingt eine genauere Diagnostik erforderlich.

Bei Kindern besteht die Gefahr der Atemwegsobstruktion.
Ulzerationen, Proliferationen, Beläge gehören nicht in das Bild einer unkomplizierten, unspezifischen akuten Laryngitis. Sie erfordern den Ausschluß von spezifischen Prozessen, Präkanzerosen und Tumoren. Regelmäßige laryngoskopische Kontrollen bei der chronischen Laryngitis sind wegen der zugrundeliegenden, gelegentlich eine Dysplasie induzierenden Noxen angezeigt. In jedem Zweifelsfall ist eine Biopsie erforderlich – nur so ist ein malignes Geschehen frühzeitig zu erfassen.

Legionärskrankheit

Syn.: Legionellose, Legionärspneumonie.
Definition: Die Erkrankung leitet ihren Namen von einer epidemischen Pneumonieerkrankung bei 149 Teilnehmern eines Veteranentreffens in Philadelphia im Jahre 1976 ab. Die Legionärskrankheit ist eine akute Infektionskrankheit des Menschen, die sich in drei Formen manifestiert. Die erste Form ist die eigentliche Legionärskrankheit mit langer Inkubationszeit und schwerer Pneumonie. Die zweite, nicht pneumonische Form, ist das sogenannte Pontiac-Fieber, bei dem die Inkubationszeit kurz ist. Die dritte Form der Legionellose ist die extrapulmonale Manifestation von Legionelleninfektionen (Nephritis, Myokarditis, Osteomyelitis u. a.).
Ätiologie: Legionella pneumophila – ein gramnegatives Stäbchen – ist nur schwer anzüchtbar. Acht unterschiedliche Serotypen sind bekannt. Weiterhin sind bisher 23 zusätzliche Spezies bekannt, von denen bisher 13 benannt worden sind: Leg. pneumophila, Leg. bozemanii, Leg. micdadei (Pittsburgh pneumonie agent), Leg. dumoffii, Leg. gormanii, Leg. longbeachae, Leg. jordanis, Leg. wadsworthii, Leg. oakridgensis, Leg. feeleii.
Epidemiologie: Bis zum Jahre 1983 wur-

den in den USA mehr als 2800 Fälle und in England und Schottland mehr als 300 Fälle von Legionärskrankheit diagnostiziert. Aus allen europäischen Ländern wurden sporadische Fälle gemeldet. Eine Zusammenfassung der epidemiologischen Daten der bisher bekannten Epidemien und der sporadischen Fälle zeigt, daß die Erkrankung bei Männern ca. dreimal häufiger ist als bei Frauen. Das mittlere Alter der Patienten lag zwischen 40 und 60 Jahren; Patienten mit chronischer Bronchitis waren vermehrt betroffen. Die Letalität lag bei den meisten Epidemien zwischen 15 und 20%. Als Quelle für die bisher beobachteten Erkrankungen wurden in erster Linie defekte Klimaanlagen, Wassersysteme und Staubentwicklung bei Erdarbeiten gesichert. Eine Übertragung von Mensch zu Mensch findet nicht statt. Bei der jahreszeitlichen Verteilung der Epidemien und der sporadischen Fälle fällt eine Häufung in den Monaten Juni bis November auf.
In Deutschland muß mit etwa 5% Legionellosen bei ambulanten und mit etwa 10% bei nosokomialen Pneumonien gerechnet werden.
Pathophysiologie: Nach einer Inkubationszeit von 6–18 Tagen kommt es nach der Aufnahme der Legionellen über eine Aerosolinhalation zur Ausbildung einer Pneumonie, zumeist in den Unterlappen.
Klinik: Das klinische Bild der Legionärskrankheit reicht von einer leichten Grippe bis zur schwersten Pneumonie, wobei neben der Lunge auch andere Organe betroffen sein können. Zu Beginn der Erkrankung treten zumeist Fieber, oft mit Schüttelfrost, Myalgien, Kopfschmerzen, trockenem Husten und Durchfälle auf. Hervorzuheben ist, daß bei vielen Patienten Verwirrtheit, Delirien und sogar Halluzinationen beschrieben werden. Die physikalische Untersuchung zeigt hohes Fieber (39–41° C), relative Bradykardie

und Rasselgeräusche über den Lungen. Sonst sind wenige Abnormalitäten zu erkennen. Die Laboruntersuchungen ergeben eine mäßige Leukozytose mit Neutrophilie und Lymphopenie, mäßige Proteinurie, Hämaturie, Hyponatriämie, Hypophosphatämie sowie eine vorübergehende Erhöhung der Leberenzyme. Die Lungenveränderungen reichen röntgendiagnostisch von geringen interstitiellen Infiltrationen bis zu ausgedehnten Verschattungen. Die Veränderungen persistieren oft 4–8 Wochen und länger. Bei den tödlich verlaufenden Fällen zeigen sich pathologisch-anatomisch zumeist konfluierende Bronchopneumonien.

Diagnose: Die bakteriologische Diagnostik der Legionellosen erfolgt durch Züchtung der Erreger auf Spezialnährböden. MH-IH-Agar: Müller-Hinton-Agar mit Hämoglobin und Iso-Vitalex, F-G-Agar: Feeley-Gorman-Agar, CYA-Agar: Charcoal-Yeast-extract-Agar, OXOID: Legionella pneumophila Selektiv-Agar.

Weitere Nachweismöglichkeiten stellt der Tierversuch durch Beimpfung von Meerschweinchen und Hühnereier-Inokulation dar.

Die serologische Diagnostik der Legionellosen ist mit dem indirekten Immunfluoreszenztest (IFT) möglich. Ein vierfacher Titeranstieg auf mindestens 1:128 in gepaarten Seren spricht für eine frische oder gerade abgeklungene Infektion. Ein einmaliger Titerwert von mindestens 1:256 spricht für eine Legionellose, wobei der Zeitpunkt der Infektion nicht festgestellt werden kann. Serologische Untersuchungen sollen zu Beginn der Erkrankung und dann in wöchentlichen Abständen durchgeführt werden.

Heute werden vermehrt direkte Antigennachweise angestrebt (z. B. direkte Immunfluoreszenz, ELISA u. a.).

Legionärskrankheit
Therapie
Erythromycin ist das Antibiotikum der Wahl. Bei schweren Infektionen: 4 × 500–1000 mg i.v. täglich für Erwachsene und 4 × 15 mg/kg KG i.v. täglich für Kinder mindestens 14 Tage lang, am besten für 3 Wochen. Bei bedrohlichen Pneumonien wird die kombinierte Behandlung mit Rifampicin (10–15 mg/kg) empfohlen. Bei leichten Fällen 4 × 500 mg Erythromycin täglich per os für 14 Tage. Eine abschließende klare Stellungnahme zur optimalen Behandlung der Legionellosen ist zur Zeit noch nicht möglich.

Lepra

Definition: Chronisch granulomatöse Infektion der äußeren Haut, der Nasenschleimhaut und der peripheren Nerven. Drei verschiedene klinische Typen: die lepromatöse, die tuberkulöse und die Mischform (Borderline-Typ).

Ätiologie: Mykobacterium leprae (HANSEN's Bacillus) ist der Erreger der Lepra. Es ist ein säurefestes Stäbchenbakterium (Färbung nach ZIEHL-NEELSEN), das in großer Zahl in infizierten Geweben zu finden ist. Es ist bisher jedoch noch nicht gelungen, den Erreger in künstlichen Kulturmedien anzuzüchten.

Epidemiologie: Heutzutage sind auf der Erde noch ca. 10–20 Millionen Menschen von der Lepra befallen. Die Krankheit ist in tropischen Ländern besonders häufig. Lepra ist oft eine familiäre Erkrankung. Zur Infektion kommt es offensichtlich nur nach relativ langer Exposition. Enger familiärer Kontakt mit Erkrankten wird von vielen Patienten angegeben.

Pathophysiologie: Die Eintrittspforte für das Mykobacterium leprae ist vermutlich die äußere Haut und/oder die Nasenschleimhaut. Frühstadien der Lepra sind bisher nur sehr unzureichend beschrieben. Bei der lepromatösen Form ist eine Bakteriämie häufig, und oft können die Erreger schon im Ausstrich zu sehen sein. Auch bei schweren Lepra-Fällen bleiben die Läsionen auf Haut, periphere Nerven, Mund, Nasen-Rachen-Raum, vordere Augenabschnitte, Testes und Teile von Fuß und Hand beschränkt. Wahrscheinliche Ursache für die Prädilektion dieser Bereiche ist, daß diese um einige Grad kühler sind als 37° C und die Erreger vermutlich bei 30° C ihr Temperaturoptimum haben.

Auffällig ist, daß die T-Zell-vermittelte Immunantwort bei Patienten mit lepromatöser Lepra gestört ist. In vitro vermögen ihre Lymphozyten weder einen Migrationshemmfaktor (MIF) zu bilden, noch sind sie zu einer mitogenen Antwort fä-

hig. Zusätzlich weisen die lepromatösen Patienten oft eine noch weitergehende partielle Depression der zellulären Immunität auf; so ist die Immunantwort vom Spättyp stark vermindert.
Ob dieses Phänomen Folge oder Voraussetzung für die Lepra ist, konnte bisher noch nicht geklärt werden.
Die Reaktionen in vitro der Lymphozyten von Patienten mit tuberkulöser Lepra sind normal.
Klinik: Inkubationszeit: 3–5 Jahre (Extremfälle: 6 Monate bis mehrere Jahrzehnte).
Erste Zeichen einer Lepra sind einzelne oder mehrere hyperpigmentierte Maculae oder Plaques auf der Haut. Manchmal bemerkt der Patient auch als erstes Symptom hyp- oder parästhetische Hautareale. In diesen Bereichen lassen sich aber bei genauer Untersuchung auch Veränderungen an der Haut feststellen.
Wie bei anderen chronischen Infektionskrankheiten (Lues, Tbc) sind auch die Manifestationsformen der Lepra sehr unterschiedlich. Die Einteilung in die drei verschiedenen Erscheinungsformen der Lepra erfolgt sowohl aufgrund klinischer und histopathologischer Befunde als auch durch den Lepromin-Test. Lepromin ist eine Suspension abgetöteter M.-leprae-Zellen aus dem Gewebe lepromatöser Patienten. Mitunter zeigt sich bereits nach 48 Stunden eine Tuberkulinähnliche Reaktion (FERNANDEZ-Reaktion), für gewöhnlich jedoch erst nach ca. 4 Wochen in Form einer papulösen Reaktion (MITSUDA-Reaktion). Die MITSUDA-Reaktion ist in aller Regel bei lepromatösen Patienten negativ, bei tuberkulösen hingegen positiv.
Lepromatöse Lepra: Hautbefall in Form von Papeln, Knoten und hypopigmentierten Flecken. Die Ausdehnung ist erheblich und bilateral symmetrisch. Die Grenzen der Läsionen sind unscharf,

und die Zentren der Papeln und Knoten sind konvex eingezogen. Zwischen den Läsionen bestehen diffuse Infiltrationen. Prädilektionsstellen sind Gesicht (Wangen, Nase und Augenbrauen), Ohren, Handgelenke, Ellenbogen, Knie und Gesäß. Nasale Symptome (z. B. Epistaxis und behinderte Nasenatmung) treten gewöhnlich recht früh auf. Oft kommt es zur vollständigen Zerstörung der Nase („Sattelnase"). Aus dem Befall der Testes resultiert beim Mann Sterilität.
Die Erregerinvasion in die vorderen Augenabschnitte führt zur Keratitis und Iridozyklititis. Mitunter entsteht auch eine schmerzlose inguinale und axilläre Lymphadenopathie.
In fortgeschrittenen Stadien entwickelt sich in den distalen Extremitätenabschnitten eine diffuse Hypästhesie.
Tuberkulöse Lepra: Erstes Zeichen sind unscharf begrenzte, hypopigmentierte und hypästhetische Maculae. Diese vergrößern sich im Verlauf der Krankheit und bilden einen Randwall. Die Läsionen entstehen einzeln und sind asymmetrisch verteilt. Der Befall der Nerven setzt früh ein. Größere periphere Nerven sind palpabel und sichtbar vergrößert (N. ulnaris u. a.). Die Patienten haben oft starke neuritische Schmerzen; es entwickeln sich Muskelatrophien und Kontrakturen an Hand und Fuß. Bei Beteiligung der Facialnerven kommt es zu Lagophthalmus, Keratitis und Ulzerationen der Kornea, die zur Erblindung führen können.
Dimorphe (Borderline) Lepra: Mischform hinsichtlich der histologischen und klinischen Erscheinungsform von tuberkulöser und lepromatöser Lepra.
Konstantes Merkmal aller Formen der Lepra ist die Beteiligung der peripheren Nerven.
Komplikationen: Verkrüppelung der Hand, Amyloidose (selten) und Tuberkulose.

Lepra
Therapie
Die Lepra-Therapie gehört in die Hand von Spezialisten und sollte zur optimalen Einstellung stationär erfolgen. Dapsone (DDS) ist das wichtigste Chemotherapeutikum (50–100 mg/d). Die Behandlung der lepromatösen Lepra muß mindestens über 6–10 Jahre fort-

gesetzt werden, um Rückfälle durch Persistenz zu verhindern.
Wegen des Resistenzproblems bei der Dapsone-Monotherapie ist heute die Kombination von DDS mit Clofazimin und Rifampicin üblich.
Die tuberkulöse Lepra wirft geringere Probleme in bezug auf Resistenzen und Persistenzen auf. Bei ihr genügt eine DDS-Monotherapie, die bis drei Jahre nach Verschwinden der Erreger fortzusetzen ist.

Meldepflicht besteht bei Verdacht, Erkrankung und Tod.

Diagnose: Die Darstellung säurefester Stäbchen im Ausstrich von Hautinzisionen hat großen Wert, jedoch können bei der tuberkulösen Form zu wenig Erreger vorhanden sein. Wo möglich, sollte eine Hautbiopsie von einem erfahrenen Histologen untersucht werden. Die Beteiligung der peripheren Nerven ist pathognomonisch. Die Lepromin-Reaktion hat keinen diagnostischen Wert, da sie auch bei den meisten Gesunden positiv ist. Sie dient nur der klinischen Klassifikation.
Lepromatöse Patienten haben oft eine leichte Anämie, erhöhte BSG und eine Hyperglobulinämie. 10–40% von ihnen weisen eine falsch-positive Lues-Serologie auf.
Differentialdiagnose: Lupus erythematodes, Lupus vulgaris, Sarkoidose, dermale Leishmaniose.

Listeriose

Definition: Zoonose mit meist septischen, meningitischen, aber auch lokalen Krankheitserscheinungen. Die perinatale Infektion – transplazentar oder während der Geburt erworben – stellt die häufigste Form der Listeriose dar.
Ätiologie: Listeria monocytogenes aus der Familie der Corynebacteriaceae ist der Erreger der Listeriose. Es ist ein grampositives, nicht säurefestes bewegliches Stäbchenbakterium, das weder Kapsel noch Sporen bildet.
Von der Spezies L. monocytogenes existieren zwölf serologisch differenzierbare Typen und Subtypen. Man unterscheidet Körper- und Geißelantigene.
Epidemiologie: Listeria monocytogenes ist weltweit verbreitet und wird als Saprophyt – meist aus biologischem Material – isoliert. Infektionsquellen und Übertragungswege sind bis heute ungeklärt. Lediglich die Listerien-Übertragung von infizierten Schwangeren auf die Frucht ist als Infektionsweg erkannt. Die Übertragung vom Tier auf den Menschen durch

kontaminierte Sekrete konnte nur sehr selten dokumentiert werden. Die Listeriose ist jedoch beim Menschen eine recht seltene Infektionskrankheit, der Kontagionsindex ist klein. Weiter verbreitet sind hingegen Erkrankungen bei Haus- und Wildtieren.

Pathophysiologie: Inkubationszeit: unbekannt. Meist erkranken Personen mit verminderter immunologischer Abwehrlage (z. B. Tumorpatienten, Leukämiker u. a.). Ca. 27% der Patienten sind Neugeborene und ca. 55% sind älter als 40 Jahre. Der Übertragungsweg, der beim Erwachsenen zur Infektion führt, ist unklar. Aus einer Bakteriämie bei der Schwangeren resultiert beim Feten eine disseminierte Infektion. Diese führt zu weitverbreiteten fokalen Nekrosen (auch an der Plazenta), Granulomen und Abszessen. Es kommt zu Fehl- und Totgeburten. Die Aspiration listerienhaltigen Fruchtwassers verursacht eine Pneumonie, die zumeist tödlich verläuft. Die Listeriose, die das Kind während der Geburt erwirbt, entwickelt sich in den meisten Fällen zu einer Meningitis (ca. 1–2 Wochen post partum).

Klinik: I. Erwachsene

1.) Meningitis: Häufigste Erscheinungsform der Listeriose bei Erwachsenen; sie läßt sich klinisch nicht von einer Meningitis durch andere Erreger unterscheiden (s. dort).

2.) Oculoglanduläre Form: Selten; purulente Konjunktivitis, die zu kornealen Ulzerationen führt. Ausweitung der Infektion sehr selten, mitunter kann sie zur Meningitis führen.

3.) Generalisierte Form: Sehr selten; mit hohem Fieber, Bakteriämie, Endokarditis, Polyserositis und kutanen Infektionsherden.

II. Feten und Neugeborene: Häufigste Form der Listeriose überhaupt; klinische Erscheinungsform schwankt zwischen klinisch inapparenter Meningitis bis hin

zu schweren disseminierten Infektionen bei Aborten, Totgeburten und Kindern, die in den ersten Minuten bis Tagen postpartal versterben.
Lebendgeborene Kinder mit Listeriose sind schwerkrank mit kardiorespiratorischer Insuffizienz, Erbrechen, Durchfall. Dunkelrote Papeln auf der Haut sind häufig. Hepatosplenomegalie und Fieber sind Symptome, die nicht immer auftreten. Die Autopsie zeigt Abszesse unterschiedlichster Größe in Leber, Milz, Nebennieren, Lungen, Pharynx, ZNS und Haut.
Diagnose: Obwohl L. monocytogenes sich leicht auf allen gewöhnlichen Kulturmedien anzüchten läßt, wird der exakte Nachweis dadurch behindert, daß der Keim nur schwer von Corynebakterien, Streptokokken und Erysipelothrix rhusiopathiae zu unterscheiden ist. Abhilfe kann durch Selektivmedien geschaffen werden. Kultivierung bei 20° C, da der Geißelapparat nur bei diesen Temperaturen ausgebildet wird. Bei 37° C ist der gleiche Stamm unbeweglich. Serologische Verfahren sind nicht hilfreich, da eine Antigen-Ähnlichkeit zwischen Staphylococcus aureus und L. monocytogenes besteht und auch Gesunde hohe Antikörper-Titer aufweisen können. Heute kann ein spezifischer IgM-Nachweis geführt werden. Der Liquorbefund einer Listerien-Meningitis gleicht dem anderer bakterieller Meningitiden.

Listeriose
Therapie
L. monocytogenes ist empfindlich gegen Penicilline, Tetrazykline und Erythromycin; Mittel der Wahl: Ampicillin.
Die Therapie sollte mindestens bis 7 Tage nach Beseitigung der Symptome und der Erreger in voller Dosis fortgesetzt werden.
Die Erkrankung führt zur Immunität gegen Listerien, so daß bis heute keine Zweitinfektion beschrieben wurde.

Perinatale Listeriose:

Meldepflicht besteht bei Erkrankung und Tod.

Lues

Definition: Die Lues (Syphilis) ist eine chronische systemische Allgemeinerkrankung durch Treponemeninfektion, die gewöhnlich venerisch übertragen wird. Sie ist charakterisiert durch eine lokale Lymphadenopathie, eine sekundäre Bakteriämie mit muko-kutanen Läsionen und eine generalisierte Lymphadenopathie. In einem Drittel der unbehandelten Fälle tritt eine tertiäre muskulo-skeletale, muko-kutane oder parenchymale Destruktion, Aortitis oder ZNS-Läsion auf.

Ätiologie: Treponema pallidum (Familie: Treponemataceae, Ordnung: Spirochaetales) ist ein dünner (0,2 µm) und etwa 6–15 µm langer korkenzieherartig (6–14 Windungen) aufgewundener Mikroorganismus. Er wurde 1905 von SCHAUDINN und HOFFMANN erstmals im Sekret der Primär- und Sekundäreffloreszenzen nachgewiesen. In der Zellmembran, die von einer dünnen Hülle umgeben ist, liegen 6 Fibrillen, die es den Treponemen ermöglichen, sich um die eigene Längsachse zu drehen.

Epidemiologie: Einziger natürlicher Wirt für Treponema pallidum ist der Mensch. Die meisten Säuger können infiziert werden, aber nur der Mensch, höhere Affen und wenige Labortiere entwickeln syphilitische Läsionen.

So gut wie alle Syphilis-Fälle sind durch venerischen Kontakt erworben.

Besonders gefährdet sind Personen mit häufigem Partnerwechsel; z. B. Prostituierte sollten einer systematischen ärztlichen Überwachung unterstellt sein. Ungewöhnliche Übertragungswege bestehen durch den Kontakt mit infektiösem Material, im Uterus für den Feten und durch Bluttransfusionen. Prophylaktisch können Depot-Penicilline verabreicht werden, die zumindest die Infektiosität verhindern und dadurch die Verbreitung unmöglich machen. Primäre Prophylaxe ist aber selbstverständlich die Vermeidung jeden Kontakts mit syphilitischen Manifestationen.

Pathophysiologie: Treponema pallidum kann sehr schnell durch intakte Schleimhäute oder Abschürfungen der äußeren Haut eindringen und innerhalb weniger Stunden die regionalen Lymphknoten und das Blut erreichen. Schon vor dem Erscheinen der Primärläsionen ist eine

systemische Infektion mit metastatischen Foci abgelaufen.
Die Primäreffloreszenz entsteht an der Eintrittsstelle. Die Inkubationszeit, die von der Anzahl der eingedrungenen Treponemen abhängig ist, beträgt 9–90 Tage bis zum Auftreten der Primäreffloreszenz. Histopathologisch entsteht in den Primäraffekten das Bild einer perivaskulären Infiltration (hauptsächlich Plasmazellen und Histiozyten) mit einer Kapillarproliferation und Obliterationen kleiner Gefäße. Die Primärläsion heilt nach 2–6 Wochen ab.
Gewöhnlich 6 Wochen nach Verschwinden der Primäraffekte bildet sich das generalisierte parenchymale bzw. muko-kutane Stadium mit Sekundärläsionen aus. Diese können aber auch noch vor dem Abheilen des Primäraffektes auftreten bzw. erst Monate später. Die makulopapulären Hautdefekte entstehen durch eine Hyperkeratose der Epidermis, durch Kapillarproliferation mit endothelialer Schwellung im Corium und einer perivaskulären Imigration polymorph-kerniger Leukozyten und Plasmazellen. Es bildet sich eine generalisierte Lymphadenopathie, und die Treponemen lassen sich in vielen Geweben nachweisen. Auch die Sekundärmanifestation verschwindet nach 2–6 Wochen wieder, und die Patienten kommen in das Stadium der latenten Syphilis, die nur noch serologisch diagnostiziert werden kann. In den nächsten 2–4 Jahren kann es entweder zu Rückfällen in das muko-kutane Stadium (Sekundäreffloreszenzen) kommen, oder die Krankheit geht bei einem Drittel der unbehandelten Patienten ins Tertiärstadium über.
Vor der Antibiotikaära war die häufigste klinische Manifestation der Tertiärlues das Gumma. Dieser gutartige granulomatöse Affekt reagiert schon auf sehr niedrige Dosen von Antibiotika, so daß auch

eine unzureichende Antibiotikatherapie das Gumma verhindert, nicht jedoch die Destruktion der Aorta und/oder des ZNS. Die heute auftretenden Tertiärläsionen entstehen durch eine obliterierende Endarteriitis der Vasa vasorum der Aorta und des ZNS.

Klinik: Primäre Syphilis: Die Inkubationszeit beträgt 9–90 Tage. Der Primäraffekt beginnt oft als einzelne schmerzlose Papel, die schnell arodiert und meist eine ringförmige Induration aufweist.

Beim heterosexuellen Mann ist sie gewöhnlich am Penis lokalisiert, beim homosexuellen auch im Analbereich, Mund oder im äußeren Genitalbereich.

Bei der Frau sind häufige Lokalisationen an den Labia majores und, wo sie leicht übersehen werden, an den Labia minores, in der Vagina oder im Cervixbereich. Grundsätzlich kann der Primäraffekt jedoch an jeder Stelle des Körpers liegen.

Innerhalb einer Woche entwickelt sich eine regionale Lymphadenopathie. Der Primäraffekt heilt innerhalb von 2–6 Wochen ab.

Sekundäre Syphilis: Die Sekundärlues imponiert mit einer generalisierten Lymphadenopathie und lokal oder diffusen symmetrischen muko-kutanen Effloreszenzen, die aus makulären, papulären, papulo-squamösen und/oder pustulären Eruptionen bestehen. Diese können sowohl alleine oder auch simultan auftreten.

Die Initialläsionen sind hellrote oder rosa, nicht eiternde, diskrete runde Flecken. In den folgenden Wochen entwickeln sich Papeln, die mit zunehmender Endarteriitis nekrotisch werden können.

Befall der Kopfhaut kann zum Haarausfall führen (auch Augenbrauen oder Bart).

In den intertriginösen Regionen (Vulva, Scrotum, Innenseite der Oberschenkel, Achseln etc.) zerfallen die Papeln, und es entstehen rote oder grau-weiße hochinfektiöse Erosionen („Condyloma latum").

Oberflächliche Defekte können auf den Schleimhäuten von Lippen, Zunge, Pharynx, Vulva, Vagina und Glans penis auftreten. Sie sind schmerzlos und von grau-weißer Farbe mit roter Peripherie.
Übliche klinische Allgemeinsymptome sind Fieber, Appetitlosigkeit, Kopfschmerz und Meningismus (akute Meningitis jedoch nur bei ca. 1% der Patienten).
Seltene Komplikationen sind: Hepatitis, Nephropathie, Iridocyclitis, Arthritis und Periostitis.
Latente Syphilis: Nur serologisch, nicht klinisch zu diagnostizierendes Stadium der Syphilis, das mehrere Jahre andauern kann. Die Treponemen sind weiterhin intermittierend im Blutstrom zu finden.
Schwangere Frauen können den Feten infizieren und Blutspender mit latenter Syphilis können eine Transfusion-vermittelte Lues verursachen.
Empfindliche Antikörper-Such-Tests gegen Treponemen haben gezeigt, daß eine unbehandelte latente Syphilis so gut wie nie spontan abheilt, sondern entweder im infizierten Individuum zeitlebens persistiert oder in die Tertiärlues übergeht.
Tertiäre Syphilis: Man unterscheidet verschiedene Manifestationsformen:
1.) Symptomatische Neurosyphilis: Die meisten Patienten mit symptomatischer Neurosyphilis zeigen eine gemischte klinische Symptomatik mit meningovaskulärem Syndrom und/oder parenchymatöser Neurosyphilis.
Die meningovaskuläre Form ist verbunden mit einer Entzündung von Pia mater und Arachnoidea sowie den Zeichen einer lokalen oder disseminierten zerebrovaskulären Beteiligung (mit Veränderungen der Papillen und/oder der Reflexe).
Ausgedehnte Paresen sind Symptome einer parenchymalen Destruktion, die auch zu mnestischen, intellektuellen und sensorischen Defekten führt.
Tabes dorsalis, als letztes Entwicklungs-

stadium einer syphilitischen Erkrankung des ZNS, imponiert mit Demyelinisierungszeichen der Hinterstränge, der hinteren Wurzeln und Ganglien. Symptome: Ataxie, Parästhesien, Inkontinenz, Impotenz, fahrige Bewegungen, Areflexie, Temperatur-, Schmerz-, Tiefensensibilitätsverluste etc.
Ein typisches Symptom ist auch die „ARGYLL-ROBERTSON-Pupille", die klein und irregulär ist und auf Akkommodation, jedoch nicht auf Lichtreiz reagiert.
Das Einsetzen neurosyphilitischer Symptome beginnt ca. 5–10 Jahre nach der Infektion mit der meningovaskulären Form, nach 20 Jahren mit parenchymalen Paresen und etwa nach 25–30 Jahren mit der Tabes dorsalis.
Cardiovaskuläre Syphilis: Durch die obliterierende Endarteriitis in den Vasa vasorum kommt es zu Nekrosen der Media und der elastischen Fasern in den großen Blutgefäßen. Dieser Elastizitäts- und Stabilitätsverlust kann besonders im aufsteigenden und transversen Abschnitt des Arcus aortae thoracalis zu sakkulären Aneurysmen, Regurgitationen und Stenosen der Koronarabgänge führen. Ca. 10% der syphilitischen Aortenaneurysmen sind in der Aorta abdominalis (oberhalb der Arteriae renales) lokalisiert. In der Röntgenaufnahme findet man auffällige lineare Calcifikationen.
Gumma: Die Histopathologie der Gummen (s.a. Pathophysiologie) zeigt, daß wahrscheinlich eine T-Zellvermittelte Hypersensibilität (Spät-Typ) diese Läsionen verursacht.
Die Gummen sind gewöhnlich solitäre Effloreszenzen, die aber auch diffus auftreten können. Die Größe schwankt von einigen Zentimetern Durchmesser bis zu mikroskopisch kleinen Defekten. Vornehmlich wird die äußere Haut, Skelett, oberer Respirationstrakt, Larynx und Leber befallen.

Die Gummen der Haut sind schmerzlose, noduläre, papulosquamöse oder ulzerierende Defekte, die charakteristische ring- oder bogenförmige Indurationen mit peripherer Hyperpigmentation bilden.

Diagnose: 1.) Mikroskopischer Erregernachweis aus primär- oder sekundärluetischen Effloreszenzen durch Dunkelfeldmikroskopie.

2.) Serologisch durch Antikörpernachweis: Dieses Verfahren besitzt bei der Syphilis-Diagnostik die größere Bedeutung, da es technisch einfacher ist als der Erregernachweis im Mikroskop und die Lues während des Verlaufes häufig keine infektiösen Manifestationen zeigt und damit auch keine Erreger in diesen Intervallen zu finden sind.

Grundsätzlich induziert die Syphilis zwei verschiedene serologisch diagnostizierbare Antikörpertypen:

1.) die unspezifischen Antikörper (Reagine) und

2.) die spezifischen antitreponemalen Antikörper.

Zu 1.): Die unspezifischen Antikörper der Klassen IgG und IgM sind gegen lipoidale Antigene gerichtet, die aus der Interaktion von T. pallidum und dem Patientengewebe und offensichtlich auch aus der Reaktion gegen ein Lipoidantigen der Treponemen entstehen.

Die Kardiolipidantigene zur Suche nach diesen Antikörpern wurden früher aus einem Extrakt von Rinderherzen gewonnen, so daß viele falsch positive Ergebnisse nicht überraschen. Das Kardiolipin-Cholesterol-Lecithin, das heute eingesetzt wird, ist erheblich Syphilis-spezifischer („Wassermannsche Reaktion", KBR).

Am weitesten verbreitet ist der RPR (Rapid Plasma Reagin)- und der VDRL (Veneral disease research laboratory-Test); dieser ist falsch positiv bei Autoimmunerkrankungen, bestimmten akuten Infektio-

Lues
Therapie
Antibiotikum der Wahl ist Penicillin. Da die Treponemen eine Generationszeit von 30 Stunden haben, muß darauf geachtet werden, daß der Penicillinspiegel im Serum nie zu weit abfällt. Dosierungen: Procain-Penicillin G (600000 E/d) für 10–20 Tage oder für Patienten mit Penicillin-Allergie Erythromycin (2 g/d) für 15 Tage oder Tetrazykline ebenfalls 15 Tage lang 2 g pro Tag.
Der Therapieerfolg sollte durch monatliche (im ersten Quartal) bzw. dreimonatliche (für die nächsten eineinhalb Jahre) klinische und serologische Untersuchungen kontrolliert werden.
Nach zwei Jahren sollte eine Lumbalpunktion erfolgen, um eine asymptomatische Neurosyphilis auszuschließen und den Therapieerfolg zu sichern.
Während der Therapie kann es kurz nach Beginn der Antibiotikamedikation zur sogenannten JARISH-HERXHEIMER-Reaktion kommen. Durch den raschen Zerfall der Treponemen werden größere Mengen Endotoxins

nen und manchmal in der Schwangerschaft.
Alle positiven Ergebnisse müssen durch einen spezifischen Test gesichert werden.
Zu 2): Die spezifischen antitreponemalen Antikörper werden durch den TPI-Test (T.-pallidum-Immobilisation) nach NELSON, den FTA-ABS-(Fluorescent treponemal antibody, absorbed) und/oder den TPHA-(T. pallidum hemagglutination)-Test nachgewiesen. Diese spezifischen Tests sind jedoch nicht in der Lage, zwischen einer Syphilis und anderen Treponemen-Infektionen zu unterscheiden.

Lymphangitis

Definition: Infektion des Lymphsystems. Die Erkrankung ist charakterisiert durch Entwicklung von einem oder mehreren roten, dolenten Streifen, die sich – ausgehend von einer Lokalinfektion – von der Hand bis zur Axilla oder vom Fuß bis zur Leistenbeuge ausbreiten. Die Lymphknoten in den betroffenen Gebieten sind vergrößert und zumeist schmerzhaft (Adenitis).
Ätiologie: Meist Streptokokken oder Staphylokokken als häufigste Erreger einer Lokalinfektion. Bei generalisierter Lymphadenitis zahlreiche ätiologische Möglichkeiten einschließlich maligner Lymphome, parasitärer Erkrankungen und AIDS.
Klinik: Abhängig von der Ausbreitung der Infektion in den Lymphgefäßen finden sich Symptome wie Fieber, Abgeschlagenheit, Kopfschmerzen, Schüttelfrost und Erbrechen. Die primäre Infektionsquelle ist gelegentlich nicht sichtbar. Der Verlauf ist zumeist kurz, und eine weitere Verbreitung über das lymphatische System wird selten gefunden. Vergrößerte Halslymphknoten sind bei 75% aller Kinder durch Streptokokken-Infektionen verursacht.

frei. Dieses führt zu Fieber (ca. 39° C), Myalgien, Kopfschmerzen und zur Vasodilatation mit Hypotonie.
Bei ca. 50% der Primärluetiker und 90% der Sekundärluetiker muß mit dieser Reaktion gerechnet werden. Bettruhe und Antipyretika, wie z.B. Acetylsalicylsäure, genügen in der Regel, um die Symptomatik zu lindern.

Meldepflicht besteht bei Erkrankung und Tod.

Lymphangitis

Lymphangitis
Therapie
Beseitigung bzw. gezielte Behandlung der Ausgangsinfektion (chirurgisch, gezielt antibiotisch).

Diagnose: Unbedingter Nachweis der Ausgangsinfektion; Punktion der Lymphknoten bzw. Blutkulturen können gelegentlich Keimnachweis ermöglichen.

Malaria

Definition: Malaria ist ein Sammelbegriff für eine Gruppe von Infektionskrankheiten, die durch unterschiedliche Plasmodien hervorgerufen werden.

Die Malariaerreger werden von der weiblichen Anophelesmücke auf den Menschen übertragen. Das Krankheitsbild geht mit Schüttelfrösten, charakteristischen Fieberanfällen, Splenomegalie und Anämie einher und neigt mit Ausnahme der Malaria tropica zu chronischen Rezidiven.

Ätiologie und Entwicklungszyklus: Die Malariaerreger gehören zu den Protozoen des Genus Plasmodium. Für den Menschen sind vier Malaria-Plasmodien von Bedeutung; diese unterscheiden sich sowohl morphologisch als auch in ihrer Einwirkung auf den menschlichen Organismus:

1.) Plasmodium vivax – Erreger der Malaria tertiana
2.) Plasmodium ovale
3.) Plasmodium malariae – Erreger der Malaria quartana
4.) Plasmodium falciparum – Erreger der Malaria tropica.

Die Entwicklung der Malariaplasmodien geht mit einem Generations- und Wirtwechsel einher: die ungeschlechtliche Vermehrung durch Schizogonie führt zur Bildung von Geschlechtsformen (Gameten), aus deren Kopulation durch Sporogonie die geschlechtliche Form hervorgeht. Befruchtung und Sporogonie erfolgen in der Anopheles-Mücke, Schizogonie und Gametenbildung im Körper des Menschen. Die beim Stich der weiblichen Anopheles-Mücke in den Menschen eingeimpften Sporozoiten gelangen nach einer kurzen Blutpassage in die Leber. Dort reifen sie zu Schizonten heran und verursachen eine Gewebsinfektion. Diese exoerythrozytäre Krankheitsphase entspricht der Inkubationszeit. Durch die

ungeschlechtliche Vermehrung (Schizogonie) entstehen aus einem Schizonten 2000–40 000 Merozoiten; diese Tochterzellen wandern nach ca. 1–6 Wochen in die Blutbahn ein. Bei einer Infektion mit P. falciparum ist zu diesem Zeitpunkt die präerythrozytäre Krankheitsphase beendet.
Bei den anderen Spezies persistieren exoerythrozytäre Formen in der Leber und verursachen noch nach Monaten und Jahren erneute Merozoiten-Invasionen in die Blutbahn. In der erythrozytären Phase (Blutinfektion) erscheinen die intrazellulären Parasiten zunächst als Ringformen, die sich später vergrößern und amöboide Formen annehmen. Durch Kernteilungen und Plasmaeinschnürungen können neue Merozoitengenerationen entstehen. Entwickeln sich die Merozoiten zu Geschlechtsformen (Gametozyten), wachsen sie ohne Kernteilung heran, sind also im erwachsenen Zustand einkernig. Die weiblichen Makrogametozyten und die männlichen Mikrogametozyten können sich im menschlichen Körper nicht weiterentwickeln und gehen zugrunde, wenn sie nicht durch den Saugakt in den Magen der weiblichen Anophelesmücke gelangen. Dort findet die Kopulation statt, es entsteht der Ookinet, der sich in der Magenwand zur Oozyste entwickelt. In der Oozyste reifen die Sporozoiten, die in die Speicheldrüsen der Anophelesmücke wandern und von dort wieder auf den Menschen übertragen werden.
Epidemiologie: Die Malaria stellt auch heute noch eine der bedeutendsten Infektionskrankheiten dar. Die Hälfte der Weltbevölkerung lebt in malariagefährdeten Gebieten. Jährlich erkranken ca. 125 Millionen Menschen, vor allem in Afrika, Lateinamerika, Südamerika, Südwestpazifik und Asien. Im tropischen Afrika sterben jährlich eine Million Menschen an

Malaria. Die Erkrankung tritt meist in endemischer Form auf, kann aber auch epidemischen Charakter annehmen. Entscheidend für die Erkrankungshäufigkeit ist nicht nur das Infektionsreservoir, sondern auch die Immunitätslage der Bevölkerung in einem bestimmten Gebiet.

Die während einer Malariainfektion auftretenden Immunitätserscheinungen beeinträchtigen die Vermehrung der Blutparasiten und vermindern vor allem die Bildung von Gametozyten.

Die Bekämpfung der Krankheit erfolgt durch Unterbrechung der Infektkette „plasmodientragender" Mensch-Anophelesmücke-Mensch sowie durch Mückengitter und -netze, Trockenlegung von Sümpfen, Insektizide, Chemoprophylaxe der exponierten Personen und gründliche Chemotherapie der erkrankten Personen.

Da es gegenüber Pestiziden resistente Mückenstämme gibt und gegenüber Chemotherapie resistente Plasmodien, konnte die Malaria bisher nur wenig überzeugend bekämpft werden. Bisherige WHO-Programme waren nicht erfolgreich!

Pathogenese: Die pathogene Wirkung der Malariainfektion geht von den erythrozytären Stadien der Plasmodien aus. Die Erythrozyten, in denen die Plasmodien heranwachsen, werden zerstört. Auch zahlreiche, nicht infizierte Erythrozyten werden geschädigt und verfallen der Auflösung und gesteigerten Phagozytose in der Milz.

Als Folge treten Splenomegalie und Anämie auf, deren Grad abhängig von der Menge und Art der Erreger ist. Sie ist bei der Malaria tropica am schwersten, da P. falciparum alle Reifungsstadien der Erythrozyten befällt. P. vivax befällt bevorzugt die unreifen Formen, so daß die Infektionsrate nur 2% beträgt, während P. malariae vorwiegend ältere Stadien mit

einer Infektionsrate von 1–2% befällt. Die auftretenden Fieberzustände fallen zeitlich mit dem Befall und der Zerstörung der Erythrozyten zusammen; es wird angenommen, daß endogene Pyrogene aus den zerstörten Zellen hierfür verantwortlich sind.
Die Blutzirkulation wird erheblich beeinflußt; zu Beginn des Fieberanfalls (Froststadiums) tritt eine Vasokonstriktion mit Blutdruckanstieg auf; auf dem Anfallsgipfel (Hitzestadium) kommt es zu einer Vasodilatation mit Hypotension. Die parasitenhaltigen Erythrozyten neigen – besonders bei P. falciparum – zum Zusammenballen und zum Haften an den Gefäßwänden, so daß es zu intravasaler Gerinnung und zu Sludge-Phänomenen kommt. Autoptisch findet sich eine ausgeprägte Pigmentierung, insbesondere der Milz und der Leber, die Nieren sind vergrößert. Die Lungen zeigen Hyperämie und Ödem. Funktionsstörungen werden für das Herz, den Darmtrakt und die Placenta angenommen. Dies gilt auch für das Gehirn, in dem Kapillaren, gefüllt mit parasitierten Erythrozyten, zu finden sind.
Klinik: Die Inkubationszeit dauert bei Malaria tropica und Malaria tertiana zwischen 10 und 14 Tagen, bei Malaria quartana zwischen 18 Tagen und 6 Wochen. Malaria tertiana und quartana sind folgende Symptome gemeinsam: Schüttelfrost, Fieber, Kopfschmerzen, Splenomegalie und Anämie. Malaria tropica zeigt untypisches Fieber, oft ohne Schüttelfrost.
Bei P.-falciparum-Infektionen werden häufig Herpes labialis, Hepatomegalie, Ikterus und Ödeme beobachtet. Bei Patienten mit chronischer Malaria besteht häufig Urtikaria.
Das Charakteristikum der Erkrankung sind die Fieberanfälle, die allerdings bei der Malaria tropica nicht in typischer Form auftreten.

Der Anfall beginnt in der Regel mit einem ausgeprägten Kältegefühl, das mit Schüttelfrost einhergeht und 20–60 Minuten andauern kann. In den folgenden Stunden tritt das Hitzestadium auf, es kommt zu Fieber zwischen 40° C und 40,7° C. Nach drei bis acht Stunden sinkt das Fieber relativ rasch unter starken Schweißausbrüchen ab.

Während die ersten Anfälle oft sehr schwer verlaufen, sind die späteren Attacken milder, auf die Dauer unregelmäßiger und seltener.

Sind die Parasiten aus der Blutbahn verschwunden, ist die erste Krankheitsphase überwunden. Rückfälle entstehen nur, wenn exoerythrozytäre Parasiten in der Leber persistieren und einen erneuten Befall der Blutbahn verursachen. Da dies bei P. falciparum nicht der Fall ist, treten bei der Malaria tropica nach Beseitigung der Plasmodien in den Erythrozyten keine Rückfälle auf.

Malaria tertiana (P. vivax und P. ovale): Die Infektion ist durch chronische Rückfälle und durch große Behandlungsprobleme charakterisiert. Muskelschmerzen, Kopfschmerzen, Frösteln und subfebrile Temperaturen kündigen die akute Phase der Erkrankung an. In den ersten Tagen tritt das Fieber unregelmäßig auf; erst wenn eine Synchronisierung der Entwicklungsphasen erfolgt ist, entsprechen die Fieberanfälle der Parasitenentwicklungsdauer von 48 Stunden (jeden 2. Tag mit eintägigem fieberfreien Intervall). Am Ende der 2. Krankheitswoche ist die Milz tastbar; als Komplikation tritt in seltenen Fällen eine Milzruptur auf.

Malaria quartana (P. malariae): Die Entwicklungsdauer der Plasmodien in den Erythrozyten ist ebenfalls synchronisiert, doch benötigt eine Generation 72 Stunden. Dementsprechend treten die Fieberanfälle jeden dritten Tag auf. Gelegentlich kommt es im Krankheitsverlauf zu Ödemen, Hämaturie und Albuminurie.

Malaria tropica (p. falciparum): Diese ist die schwerste und gefährlichste Form der Malaria und hat eine sehr hohe Morbiditäts- und Mortalitätsrate.

Die Vermehrung der Plasmodien in den Erythrozyten verläuft nicht in gleicher Weise synchronisiert wie bei den anderen Arten, deshalb kann das Fieber unregelmäßig, intermittierend oder auch als Kontinua auftreten. Die Parasitämie nimmt im Verlauf der Krankheit rasch zu; ohne Behandlung entwickelt sich in kurzer Zeit ein lebensbedrohliches Krankheitsbild.

Die Splenomegalie entwickelt sich schon während der ersten Krankheitstage, die Anämie ist schwerwiegend. Die schweren Verlaufsformen der Malaria tropica (perniziöse Formen) werden nach ihrer Hauptsymptomatik unterschieden: Die *cerebrale Malaria* kann mit Hemiplegie, Verwirrtheitszuständen, Hyperpyrexie, Koma und schnellem Tod einhergehen. Bei der *pulmonalen Malaria* kommt es zu Husten mit blutigem Sputum. Eine ernste pulmonale Insuffizienz ähnelt dem Syndrom der Schocklunge. *Gastrointestinale Formen* gehen mit Erbrechen, Bauchkrämpfen, Diarrhoe und blutigem Stuhl einher, was oft fälschlicherweise an eine bakterielle Enteritis oder an eine Cholera denken läßt. Patienten mit vorwiegender gastrointestinaler Manifestation haben in der Regel eine kalte, feuchte Haut, Blutdruckabfall und rezidivierende synkopale Attacken. Dieses Erscheinungsbild wird als „algide Malaria" bezeichnet. Das *Schwarzwasserfieber* ist meist eine bösartige Komplikation der Malaria tropica. Häufig tritt es bei Chinin-behandelten Patienten mit chronischer Malaria tropica auf. Als mögliche Erklärung wird eine Autoimmunreaktion gegenüber Chinin oder den Parasiten angenommen. Es kommt

Malaria
Therapie
Chloroquin
Initialdosis 1. Tag 4 Tabl. = 600 mg der therapeutisch wirksamen Base, 6 Stunden später 2 Tabl. = 300 mg, am 2., 3. und 4. Tag jeweils 2 Tabl. = 300 mg.
Cave: Chloroquin bewirkt eine Zerstörung der erythrozytären Formen, hat aber keinen Einfluß auf die exoerythrozytären Formen.

zu einer akuten intravasalen Hämolyse mit Hämoglobinämie, Hämoglobinurie, akutem Nierenversagen und Urämie. Die Letalitätsrate beträgt 20–30%.

Diagnose: Erregernachweis zur Zeit des Schüttelfrostes und Fieberanstiegs erfolgt im sogenannten dicken Tropfen und im Blutausstrich. Die vier Plasmodien-Spezies lassen sich aufgrund morphologischer Unterschiede differenzieren:

Bei *P.-vivax-Infektionen* finden sich Ringformen, amöboide Formen und reife Teilungsformen. Die Erythrozyten zeigen eine feine rote Tüpfelung (Schüffner-Tüpfelung).

P. ovale erscheint in Erythrozyten in ovaler Form, ähnelt sonst der P.-vivax-Infektion.

P. malariae liegt in typischer Bandform vor, die Merozoiten sind rosettenförmig um ein zentrales Pigmentkörperchen gelagert.

Bei *P. falciparum* finden sich sehr kleine Ringe, die häufig gegen den Zellrand stoßen. Die Ringformen sind nur bei der ungeschlechtlichen Vermehrung zu finden, die Gametozyten sind groß und bananenförmig. In den Erythrozyten finden sich die Maurer-Flecken, die gröber sind als die Schüffner-Tüpfelung.

Spezifische Antikörper sind bei Erstinfizierten frühestens sechs bis zehn Tage nach Krankheitsbeginn nachweisbar. Daher sind serologische Methoden zur Diagnose des akuten Malariaanfalls nicht geeignet, doch stellen sie zum Nachweis länger bestehender Infektionen und zur Kontrolle des Therapieerfolges wertvolle Hilfsmittel dar. Am häufigsten wird heute der indirekte Immunfluoreszenztest eingesetzt.

Labordaten: Anämie, Thrombozytopenie, Erhöhung der LDH, Anstieg des Gesamtbilirubins, Anstieg von Kreatinin und Harnstoff. Die Leukozytenzahl ist erniedrigt bis normal.

Bei *Chloroquinresistenz von P. falciparum* (z.Z. in Südamerika, Ostafrika, Süd- und Ostasien) erfolgt die Behandlung mit dem Kombinationspräparat Fansidar (= Pyrimethamin 25 mg/Tabl. und Sulfadoxin 500 mg/Tabl.). Die Gabe einer einmaligen Dosis von 3 Tbl. und eventuell zusätzliche Chinintherapie werden empfohlen. Chininhydrochlorid 1,5–2 g/die in 3–5 Dosen verteilt für 10 Tage.

Bei Infektionen mit P. vivax, P. ovale und P. malariae erfolgt zusätzlich zur Chloroquinbehandlung eine Anschlußtherapie mit 8-Aminochinolin (Primaquin). Primaquin wirkt auf die Gametozyten und auf alle exoerythrozytären Leberformen. Dosierung: 2–3 Wochen täglich 1 Tbl. Primaquin = 15 mg

Prophylaxe

1. Grundprophylaxe mit Chloroquin: 2 Tbl. Resochin 1 × pro Woche mindestens 1 Woche vor Reiseantritt bis 6 Wochen nach der Rückkehr.
2. In Gebieten mit Chloroquin-resistentem P. falciparum: Grundprophylaxe mit Chloroquin + Kombinationspräparat Fansidar, 1 Tbl. pro Woche.

Meldepflicht besteht bei Erkrankung, Rückfall und Tod.

Zunehmende Resistenz gegen die Basissubstanzen beachten!

Masern (Morbilli)

Definition: Masern gehören wegen ihrer endemischen Verbreitungsform, ihrem hohen Kontagionsindex und der postinfektiösen Immunität zu den Kinderkrankheiten. Erreger ist das Masernvirus.
Klinische Kennzeichen dieser akuten Viruserkrankung mit zyklischem Krankheitsverlauf sind ein katarrhalisches Prodromalstadium mit nachfolgendem generalisierten Hautexanthem.
Ätiologie: Der Erreger der Masern, ein Paramyxovirus, ist eng verwandt mit den Viren der Hundestaupe und Rinderpest. Das Nukleokapsid enthält RNA, die Hülle Hämagglutinin und Hämolysin, aber keine Neuramidase. Bei Anzüchtung in Gewebekulturen kommt es zu typischen zytopathischen Effekten.
Pathogenese: Das Masernvirus wird durch Tröpfcheninfektion von Mensch zu Mensch übertragen und gelangt so auf die Schleimhäute des Respirationstraktes. Eine transkonjunktivale Übertragung ist ebenfalls möglich.
Die lokale Virusvermehrung und -ausbreitung innerhalb der Leukozyten des RES führt zu einer primären Virämie. Infolge nekrotisierender infizierter RES-Zellen kommt es zur vermehrten Virusfreisetzung mit nachfolgender sekundärer Virämie.
Als Ausdruck der Beteiligung der respiratorischen Schleimhäute kommt es nach der sekundären Virämie zu den typischen Symptomen Schnupfen und trockenem Husten. Die Schleimhautläsionen erleichtern eine bakterielle Sekundärinfektion.
Epidemiologie: Masern sind weltweit verbreitet und existieren in den meisten Ländern in endemischer Form. Ein Gipfel der Erkrankungshäufigkeit findet sich im Winter. Eine größere Anzahl von Krankheitsausbrüchen tritt in 2–4-Jahreszyklen auf; Epidemien werden jedoch nur in abgeschlossenen Gebieten, in denen eine

allgemeine Bevölkerungsimmunität fehlt, gesehen und zeigen dann einen schweren Verlauf.

Klinik: Die Zeit von der Ansteckung bis zum Auftreten der ersten Symptome (Inkubation) der Masernerkrankung beträgt 9–11 Tage, bis zum Ausbruch des Hautexanthems 14 Tage. Das Prodromalstadium beginnt mit Fieber um 38–40° C, wahrscheinlich im Zusammenhang mit der sekundären Virämie.

Gleichzeitig bestehen Konjunktivitis mit Lichtscheu, Lidödem und exzessiver Sekretion, Rhinitis und Tracheobronchitis mit trockenem Husten.

Am Ende des 3–4 Tage andauernden Prodromalstadiums und vor Auftreten des Hautexanthems finden sich die für eine Maserninfektion pathognomischen „Koplik-Flecken". Es sind kleine, bläulich-weiße, kalkspritzerartige Flecken im Mittelpunkt einer großen Rötung der Wangenschleimhaut, häufig den unteren Prämolaren gegenüber gelegen. Histologisch sind sie Ausdruck kleiner nekrotischer Herde. Mit Auftreten des Hautexanthems verschwindet das Enanthem. Nach vorübergehendem Abfall des Fiebers steigt die Temperatur mit Ausbruch des Exanthems erneut an. Der Ausschlag beginnt hinter den Ohren, breitet sich über Gesicht und Hals kaudalabwärts fort und befällt auch die Fußsohlen und Handinnenflächen. Das Masernexanthem ist dunkelrot bis bräunlich, makulopapulös und konfluierend. Es hält ca. 5 Tage an und verschwindet mit leichter Schuppung in der Reihenfolge des Auftretens.

Ansteckungsgefahr besteht vom 8. Tag nach Infektion bis zum Abklingen des Ausschlages.

Komplikationen: Die häufigsten Komplikationen betreffen den Respirationstrakt und das ZNS. Bronchitis, Bronchiolitis und Bronchopneumonien können während des akuten Stadiums der Masern oder nach Abklingen des Exanthems auftreten. Ursache ist das Masernvirus selbst oder eine bakterielle Superinfektion. An bakteriellen Erregern finden sich Streptokokken, Pneumokokken, Staphylokokken und Hämophilus influenzae. Sie können auch Ursache für eine Otitis media sein; Retinitis und retrobulbäre Neuritis werden selten beobachtet.

Eine Enzephalitis entwickelt sich gewöhnlich 3–7 Tage nach Beginn des Ausschlags mit einer Häufigkeit von annähernd 0,1% aller Masernerkrankungen. Ihre Letalität variiert zwischen 10 und 30%. Bleibende Defekte sind häufig. Veränderungen im EEG finden sich auch bei 50% der Masernerkrankten ohne Hinweis auf Mitbeteiligung des ZNS. Durch die deprimierte zelluläre Immunität während der Masernerkrankung kann es leicht zu Mischinfektionen kommen; gefürchtet sind Diphtherie und Keuchhusten.

Tuberkuloseinfektionen werden begünstigt. Der Tuberkulintest ist 1 Monat nach einer Masernerkrankung bzw. Impfung bei sonst Tuberkulin-positiven Patienten negativ.

Eine sehr seltene Spätkomplikation ist die subakute sklerosierende Panenzephalitis. Diese chronisch degenerative Erkrankung tritt meistens erst Jahre nach der Masernmanifestation bei Kindern auf, die vor dem zweiten Lebensjahr erkrankt waren. Das Virus persistiert nach der Ersterkrankung im Gehirngewebe und verursacht schwere Hirnschäden mit Mikrogliawucherung und Entmarkung. Die sich langsam entwickelnde Erkrankung endet innerhalb von zwei Jahren tödlich.

Ein ätiologischer Zusammenhang zwischen Masernvirus und multipler Sklerose sowie systemischem Lupus erythematodes wird vermutet. Bei beiden Erkrankungen finden sich erhöhte Masern-Antikörper-Titer.

Aus Maserninfektionen während der

Masern
Therapie
Keine spezielle Behandlung möglich. Während der Fieberperiode ist strenge Bettruhe angezeigt. Bei bakteriellen Superinfektionen muß eine antibiotische Behandlung erfolgen.
Immunprophylaxe
Bei Kindern unter ei-

Schwangerschaft resultieren in 20% Spontanaborte, während teratogene Effekte, wie sie bei Röteln auftreten, nicht nachgewiesen werden konnten.

Diagnose: Eine Abgrenzung gegenüber anderen exanthemischen Infektionserkrankungen ist durch das typische klinische Bild möglich. Im Blutbild findet sich eine Leukopenie mit erheblicher Linksverschiebung.

Das Masernvirus kann von Beginn des Prodromalstadiums bis zwei Tage nach Exanthemausbruch im Blut, Rachensekret und Konjunktivalflüssigkeit nachgewiesen werden.

Der Antikörpernachweis geschieht mit Hilfe der KBR, des HHT oder im Neutralisationstest.

nem Jahr, Schwangeren, Tbc-Kranken und Patienten mit Immundefekten ist bis drei Tage nach einer Masernexposition die passive Immunisierung mit Gammaglobulinen angezeigt.

Für die aktive Immunisierung hat sich heute ein Impfstoff aus vermehrungsfähigen, Virulenz-abgeschwächten Viren bewährt. Die Impfung sollte im 15. Lebensmonat erfolgen. Kombinierte Impfungen mit Masern-Mumps-Röteln-Impfstoffen sind möglich.

Meldepflicht bei Tod

Mastitis

Definition: Die Mastitis ist eine Entzündung der Brustdrüse, die vorwiegend im Puerperium auftritt.

Ätiologie: Die akute, eitrige Infektion wird ganz überwiegend durch Staphylococcus aureus, seltener durch Streptokokken verursacht. Die chronische, tuberkulöse Mastitis wird heute nur noch selten diagnostiziert.

Pathogenese und Klinik: Die häufigste Form der Mastitis, die Mastitis puerperalis (95%), entwickelt sich bei stillenden Frauen meist während der ersten zwei Monate nach der Entbindung. Die Übertragung der Keime erfolgt überwiegend direkt vom Nasen-Rachen-Raum des Kindes auf die Mutter.

Nach Eindringen der Erreger über kleine Gewebsdefekte (Rhagaden, Fissuren) der Mamille kommt es zur lymphogenen Ausbreitung, die zur phlegmonösen Entzündung führt und verschiedene Schichten des Drüsenkörpers durchsetzen kann. Entsprechend dem Verlauf der abfließenden Lymphbahnen werden die äußeren Quadranten am häufigsten befallen. Im weiteren Verlauf der Entzündung

Mastitis
Therapie
Bei frühzeitiger Erkennung kann durch die Gabe von Staphylokokken-wirksamen Antibiotika und ruhigstellenden Maßnahmen, wie Abstil-

bilden sich Abszesse mit Fluktuation als Zeichen der Gewebseinschmelzung. Für das klinische Bild charakteristisch sind Schüttelfrost, Rötung und Infiltration an meist umschriebener Stelle sowie Beteiligung der axillären Lymphknoten.

Diagnose und Differentialdiagnose: Die Erkennung einer Mastitis bereitet anhand der Symptomatik im allgemeinen keine Schwierigkeiten. Bei Entzündungen der nicht-laktierenden Brustdrüse sind differentialdiagnostisch eine tuberkulöse Mastitis, der Morbus Paget und die Lues der Mammae abzugrenzen.

Die Ausschlußdiagnostik erfolgt durch Probeexzision und Mammographie.

len und Hochbinden der Mammae, der Entzündungsprozeß häufig beherrscht werden.

Im fortgeschrittenen Stadium müssen die Abszeßhöhlen eröffnet und drainiert werden.

Zur Vermeidung einer Infektionsausbreitung im stationären Bereich sollte die Versorgung der Mammae nicht durch das Pflegepersonal erfolgen; die Wöchnerinnen müssen zur Hygiene und sorgfältigen Pflege angehalten werden.

Meningitis, aseptische

Definition: Entzündliche Reaktion der weichen Hirnhäute – meist verursacht durch verschiedene Viren.

Ätiologie: Coxsackieviren (A + B), Echo-, Polio-, Mumps- und Herpes-simplex-Viren. Das Virus der lymphozytären Choriomeningitis (LCM) und Leptospiren sind Erreger einer aseptischen Meningitis. Neoplastische Prozesse können ebenfalls eine aseptische Meningitis hervorrufen.

Pathophysiologie: Die Viren erreichen den Liquorraum und damit die Meningen zumeist auf dem Blutweg. Störungen der Blut-Hirn-Schranke erleichtern den Übertritt in den Liquorraum. Gefährdet sind besonders Patienten mit gestörter humoraler Abwehr und Kleinkinder, die noch keine Antikörper gegen die entsprechenden Erreger besitzen.

Epidemiologie: Eine virale Meningitis ist besonders häufig in den Sommermonaten und bei Patienten unter 40 Jahren zu beobachten. Enteroviren sind immer wieder Anlaß für das endemische Auftreten von Meningitiden; sie verursachen ca. 50% der aseptischen Meningitis-Fälle.

Klinik: Fieber (38°–39° C), Kopfschmerz, Lichtscheu, Übelkeit, Nackensteifigkeit und andere Zeichen der meningealen Irritation (z. B. positive KERNIG- und BRUDZINSKI-Zeichen) sind Symptome einer aseptischen wie auch einer bakteriellen Meningitis. Zur Differentialdiagnose ist eine Lumbalpunktion notwendig.

Diagnose: Die Diagnose wird nach der klinischen Symptomatik und dem Liquorbefund gestellt. Der Liquor ist klar und der Druck normal bis leicht erhöht. Zellzahlen zwischen 10–1000/µl; Zahlen unter 10 Zellen/µl sind – besonders bei Neugeborenen – nicht selten. Die Lymphozyten überwiegen deutlich, jedoch können in den ersten 24 Stunden nach Einsetzen der Symptome polymorphkernige Leukozyten dominieren. In diesen Fällen ist es initial schwierig, eine bakterielle Meningitis auszuschließen. Liquorzucker und Proteingehalt sind gewöhnlich normal. Der Virusnachweis kann oft in den ersten Tagen nach Krankheitsausbruch durch Erregerisolation aus dem Liquor erfolgen. Coxsackie-Viren sind so gut wie immer beim positiven Liquorbefund auch im Rachenabstrich und in den Fäces zu finden. Jedoch ist die Anzahl der enteroviralen Serotypen so groß (ca. 70), daß eine routinemäßige serologische Diagnostik unmöglich ist.

Man sollte daher stets eine mögliche Infektion mit Herpes-simplex-Viren sowohl serologisch als auch im direkten Erregernachweis abklären. Die Infektion mit Herpes-simplex-Viren führt häufig zu einer schwerverlaufenden Enzephalitis, die behandelt werden muß.

Meningitis, aseptische

Therapie

Symptomatisch; eine zufriedenstellende, spezifische Therapie gibt es wie bei vielen Viruserkrankungen bis jetzt noch nicht. Antivirale Substanzen haben bei unsicherem Therapieergebnis z. T. erhebliche Nebenwirkungen und werden nicht routinemäßig eingesetzt. Lediglich die Gabe von Adenin-Arabinosid bzw. Acyclovir bei einer Herpes-simplex-Meningoenzephalitis ist gesichert.

Bevor die Diagnose „aseptische Meningitis" gestellt wird, müssen differentialdiagnostisch Erkrankungen wie Lues, eine tuberkulöse Meningitis, eine Cryptococcosis, anbehandelte pyogene Meningitiden und Neoplasmen ausgeschlossen werden.

Meningitis, bakterielle

Definition: Entzündung der weichen Hirnhäute (Pia mater und Arachnoidea) und der cerebrospinalen Flüssigkeit durch bakterielle Erreger.

Ätiologie: Meningokokken, Pneumokokken und Hämophilus influenzae verursachen ca. 80–90% der Meningitisfälle. Staph. aureus und Staph. epidermidis

Meningitis

Klinische Leitsymptome:
Fieber, Kopfschmerzen, Meningismus, Opisthotonus, Kernig-, Brudzinski-, Lasegue-Zeichen positiv

Diagnostik:
I. Schon bei Verdacht Lumbalpunktion zur Liquordiagnostik, die folgende Differenzierung erlaubt:

	viral	bakteriell	tuberkulös
1. Makroskopischer Aspekt	klar	trübe, purulent	xanthochrom Spinnweb-gerinnsel
2. Mikroskopisch			
a) Gramfärbung	negativ	positiv	negativ
b) Zellzahl und Differenzierung	< 1500/3 lymphozytär	> 1500/3 granulozytär	< 1500/3 lymphozytär
3. Chemisch			
a) Eiweiß (mg/100 ml)	< 100	> 100	> 100
b) Glukose (mg/100 ml)	> 40	< 40	< 40
4. Kultur	negativ	positiv	positiv

Cave: Lymphozytäre Zellformel, negative Kultur häufig im Frühstadium oder nach Anbehandlung bei purulenter, bakterieller Meningitis

II. Blutkulturen, Rachenabstrich

III. Ausschluß eines fortgeleiteten Prozesses: Nasennebenhöhlen, Ohr, Mastoid, Pneumonie u. a.

Initiale Therapie:
Empfehlungen zur initialen Therapie orientieren sich an altersabhängiger Erregerdisposition. Nach Erregeridentifikation und Resistenztestung Festlegung der endgültigen Behandlung.

Alter	ätiologische Erreger		Therapie
Früh- und Neugeborene	Enterobakterien – E. coli, Klebsiellen	40–90%	Cefotaxim/Ceftriaxon 100–200 mg/kg/die
	P. aeruginosa	1–5%	plus Ampicillin 200–300 mg/kg/die plus Tobramycin 5–7 mg/kg/die
	grampositive Kokken – Staphylokokken – Streptokokken B	5–40%	
	Listerien	5%	
Säuglinge Kinder	H. influenzae	40–60%	Ampicillin 300–400 mg/kg/die
	Meningokokken	20–40%	plus Chloramphenicol
	Pneumokokken	15–20%	80–100 mg/kg/die
	Salmonellen	5%	
Erwachsene	Pneumokokken	20–50%	Penicillin G 40 Mio. E/die
	Meningkokken	15–40%	plus Ceftriaxon 4–6 g/die
	Enterobakterien (posttraumatisch)	10%	oder Cefotaxim 12 g/die

sind für die restlichen 10–20% verantwortlich. Seltene Erreger: E. coli (bei Neugeborenen) und Pseudomonas aeruginosa (nach Traumen, Lumbalpunktion, Spinalanästhesie etc.).

Pathophysiologie: Hämophilus influenzae, Pneumokokken und Meningokokken gehören bei einem großen Teil der Bevölkerung zur Flora des Nasopharynx. Warum diese Erreger dann bei einigen der Bakterienträger zu einer Bakteriämie mit Befall der Meningen führen, ist unklar. Häufig geht eine virale Infektion des oberen Respirationstraktes oder eine Pneumokokkeninfektion der Lungen voraus. Andere Eintrittspforten in den Subarachnoidalraum entstehen durch eine gestörte Blut-Liquor-Schranke aufgrund von Traumen, kongenitalen Defekten, Mittelohrerkrankungen, zirkulierenden Endotoxinen und auch vorausgegangenen viralen Meningitiden.

Hämophilus influenzae, Meningokokken und Pneumokokken sind invasive Erreger und aufgrund ihrer Schleimkapsel schlecht phagozytierbar.

Auch Hirnabszesse können Infektionen der weichen Hirnhäute verursachen. In diesen Fällen sind aus dem Liquor oft anaerobe Streptokokken, Bacteroides spp., Aktinomyzeten oder Mischkulturen anzuzüchten.

Epidemiologie: Hämophilus influenzae, Pneumokokken und Meningokokken sind weltweit verbreitet. Hämophilus-influenzae-Meningitiden treten meist bei Kindern im Alter von zwei bis sechs Jahren auf, Meningokokken-Meningitiden meist bei Kindern und Jugendlichen. Pneumokokken sind die häufigsten Erreger bei Kleinkindern und Erwachsenen über 40 Jahren. Die meisten Infektionen spielen sich im Herbst und in der Zeit zwischen Januar und April ab. Der Kontagionsindex ist gering.

Klinik: Fieber, Kopfschmerzen, Nackensteifigkeit (pos. Kernig- und Brudzinskizeichen), Bewußtseinsstörungen, neurologische Herdsymptomatik und Krampfanfälle sind Symptome einer bakteriellen Meningitis – unabhängig vom Erreger.

Meningokokken führen oft zu Petechien und größeren Ekchymosen. Ähnliche Hautveränderungen können, wenn auch selten, bei einer Meningitis durch Echo-Viren, Staphylokokken, Hämophilus influenzae und Streptokokken auftreten.

Eine Pneumokokken-Meningitis nimmt ihren Ausgang meist von der Lunge, den Nasennebenhöhlen oder Mittelohrprozessen.
Infektionen des oberen Respirationstraktes oder der Ohren sind bei Kleinkindern oft Ausgangsherde einer H.-influenzae-Meningitis.
Zur Klärung solcher und ähnlicher Streuherde (z. B. Hirnabszesse, ventrikuloatriale und ventrikuloperitoneale Shunts bei Hydrozephalus, Furunkulosis) sind intensive diagnostische Maßnahmen einzusetzen. Patienten mit metastasierenden Karzinomen, mit Sichelzellanämie und immunsuppressiver Therapie sind als besonders gefährdet zu beurteilen.
Diagnose: Bei entsprechender Symptomatik ist die Lumbalpunktion nach Kontrolle des Augenhintergrundes zum Ausschluß eines Hirndrucks absolut notwendig. Eine Pleozytose von 100–20000 Leukozyten/µl führt zur Diagnose „Meningitis“. Zellzahlen über 50000/µl sollten an die Möglichkeit eines rupturierten Hirnabszesses (Ventrikelempyem) denken lassen. Die neutrophilen Granulozyten überwiegen bei bakterieller Meningitis. Der Liquordruck ist erhöht; normale oder niedrige Werte können auch Ausdruck eines Zirkulationsblocks sein.
Der Liquorzucker liegt bei bakterieller Infektion unter 40 mg/100 ml (resp. < 40%

Meningitis, bakterielle
Therapie
Rasche antimikrobielle Therapie ist lebensrettend. Mittel der Wahl gegen Pneumokokken und Meningokokken ist Penicillin G i.v. (20–40 Mega/die). Gegen Hämophilus influenzae ist Ampicillin i.v. (12 g/die) wirksam; es sollte jedoch aufgrund der Tatsache, daß es schon einige Ampicillin-resistente Stämme gibt, bis zum Eintreffen des Antibiogramms mit Chloramphenicol i.v. (4–6 g/die) kombiniert werden. Neuerdings werden auch moderne Cephalosporine wie Cefotaxim, Latamoxef und Ceftriaxon erfolgreich eingesetzt.
Bei Patienten mit Penicillinallergie kann Chloramphenicol i.v. (4–6 g/die) gegeben werden. Sofern keine Kreuzallergie besteht, sind moderne Cephalosporine eine Alternative. Gegen Enterobakterien sind Cefotaxim, Ceftriaxon (Rocephin) oder

des gleichzeitig gemessenen Blutzuckers). Ausstrich und Gramfärbung des Liquors erlauben in den meisten Fällen den Erregernachweis. Meningokokken treten als intrazellulär (!) liegende Diplokokken auf.
H. influenzae färbt sich im Gegensatz zu Pneumokokken an den Zellpolen stärker an, so daß diese auch mit gram-positiven Diplokokken zu verwechseln sind.
Zusätzlich zu Liquorkulturen, die in 70–80% der Fälle positiv sind, und Gegenstromelektrophoresen des Liquors zur Antigenbestimmung sollten stets Blutkulturen abgenommen werden. Sie sind bei 40–60% der Patienten mit H.-influenzae-, Meningokokken- oder Pneumokokken-Meningitis positiv und erlauben bei negativer Liquorkultur die Erregerbestimmung. Leukozytose und Linksverschiebung im Blutbild sind stets vorhanden. Lungen-, Schädel- und Nebenhöhlenröntgenaufnahmen bzw. Computertomographie sind erforderlich, um eventuelle Streuherde aufzufinden.

Latamoxef Mittel der Wahl. Gegen Pseudomonas aeruginosa sollten Azlocillin (15–20 g) plus Tobramycin/Netilmicin verabreicht werden. Die übliche Penicillin-Therapie kann in der Regel nach zehn Tagen beendet werden, es sei denn, daß Streuherde persistieren.
Infektiöse Foci sollten, wenn die akute Phase der Meningitis vorüber ist, drainiert werden. Kortikoide dürfen ausschließlich zur Therapie eines starken Hirnödems oder einer fulminanten Meningokokkensepsis verwendet werden. Mannitol oder Diuretika reichen üblicherweise aus, um den Hirndruck zu senken.

Meldepflicht besteht bei Erkrankung und Tod

Mononukleose, infektiöse

Definition: Gutartige, virusbedingte Infektionskrankheit, die vorwiegend das lymphatische System betrifft mit generalisierten, halsbetonten Lymphknotenschwellungen (Pfeiffersches Drüsenfieber).
Ätiologie: Die Erkrankung wird wahrscheinlich verursacht durch das Epstein-Barr-Virus (EBV) aus der Gruppe der Herpesviren. Es wurde 1964 in Zellkulturen eines malignen Oberkiefertumors – des Burkitt-Lymphoms – entdeckt.
Pathophysiologie: Die Übertragung erfolgt vorwiegend durch direkten Kontakt, vor allem durch infizierten Speichel. Das Virus vermehrt sich zunächst im lymphatischen Gewebe des Rachenringes und befällt dann auf dem Blutweg selektiv Lymphozyten des B-Typs. Der größte Teil dieser Zellen wird dabei zu permanent

wachsenden Lymphoblasten transformiert, die sich in der Gewebekultur und in Tierversuchen wie Tumorzellen verhalten. Die transformierten Zellen finden sich in den lymphatischen Organen, aber auch in der Leber und anderen Geweben und sind für die Lymphknotenschwellung und Organvergrößerung verantwortlich.
Ein Teil der atypischen Lymphozyten sind infizierte B-Lymphozyten. Da die Erkrankung fast immer gutartig verläuft, muß ein hochspezialisiertes Abwehrsystem vorhanden sein, welches die transformierten Zellen an einer schrankenlosen Proliferation hindert. Hierfür scheinen spezifische T-Lymphozyten die wichtigste Rolle zu spielen. Diese „Killerzellen" sind wahrscheinlich mit dem größten Teil der atypischen Lymphozyten identisch, die sich im charakteristischen Blutbild der Mononukleose finden.
Epidemiologie: Der Erreger der Mononukleose ist weltweit verbreitet. Die meist inapparente Durchseuchung beginnt im frühen Kindesalter, nimmt um den Zeitpunkt der Pubertät rasch zu und erreicht im Erwachsenenalter Werte von 80–90%.
Die klassische Mononukleose ist im Verhältnis zu dieser hohen Durchseuchung eine seltene Krankheit. Sie tritt am häufigsten zwischen dem 15. und 25. Lebensjahr auf, obwohl die Zahl der Empfänglichen in diesem Alter niedriger liegt als in der Gruppe der Kleinkinder. Eine mögliche Erklärung hierfür wäre, daß im Adoleszentenalter durch infizierten Speichel beim Küssen größere Virusmengen übertragen werden („kissing disease").
Klinik: Nach einer Inkubationszeit von 1–4 Wochen kommt es unter Fieberanstieg zu den charakteristischen generalisierten Lymphknotenschwellungen, welche besonders deutlich im Halsbereich hervortreten. Sie sind druckschmerzhaft und von einem periglandulären Ödem

umgeben. Bei Kindern kommt es gelegentlich zu Lidödemen und einem morbilliformen Exanthem. Neben einer Pharyngitis besteht fast immer eine Tonsillenhypertrophie, oft mit diphtherieartigen Belägen. Während Splenomegalie fast regelmäßig zu beobachten ist, treten Lebervergrößerungen nur in 30–40% der Fälle auf. Häufig lassen sich erhöhte Leberenzyme nachweisen; ikterische Verläufe sind selten. Im Blutbild findet man eine Leukozytose von 12000–30000 Zellen/µl, selten mehr als 50000. Typisch ist die Vermehrung der Lymphozyten, wobei der Anteil von atypischen Zellen etwa 20–40% beträgt. Diese sind große Zellen mit unterschiedlich intensiv gefärbtem Plasma und verschieden geformten und strukturierten Kernen. Die Zahl aller mononukleären Zellen beträgt mindestens 60%. Nach 2–3 Wochen bilden sich alle Krankheitszeichen vollständig zurück. Die Prognose ist gut.

Diagnose: Neben dem pathognomonischen Blutbild kann der Nachweis heterophiler Hammelblutagglutinine zur Sicherung der Diagnose beitragen (Paul-Bunnell-Test, Objektträgertest: Monosept®, Monostican®). Leider fällt die Reaktion im Kindesalter häufig negativ aus. Die eigentliche Klärung muß durch Antikörperbestimmung gegen das EBV erfolgen. Besonders geeignet ist der Nachweis virusspezifischer IgM-Antikörper. Differentialdiagnostisch muß neben einer Zytomegalie vor allem an Hepatitis A oder B, bakterielle Lymphadenitiden, Diphtherie, Morbus Hodgkin und Leukämien gedacht werden.

Mononukleose
Therapie
Sie erfolgt rein symptomatisch; bei schweren Komplikationen sollten Kortikosteroide eingesetzt werden.
Komplikationen
Myokarditiden, Nephritiden und ZNS-Beteiligung, die sich vor allem als Polyneuroradikulitis und durch Hirnnervenparesen äußert. Milzrupturen werden äußerst selten beobachtet.

Mumps *Syn.:* Parotitis epidemica, Ziegenpeter.

Definition: Mumps ist eine akute, generalisierte Virusinfektion, die sich bevorzugt als Entzündung der Speicheldrüsen manifestiert. Andere Organe, wie z.B. Hoden, Pankreas oder ZNS können zusätz-

lich betroffen oder einziger Manifestationsort der Mumpserkrankung sein.
Ätiologie: Das Mumpsvirus gehört zu den Paramyxoviren und enthält RNA. Es läßt sich in Gewebekulturen anzüchten und hinterläßt zytopathogene Effekte mit Ausbildung vielkerniger Riesenzellen und eosinophilen zytoplasmatischen Einschlüssen. Es agglutiniert Erythrozyten und hat zwei komplementbindende Antigene.
Pathogenese: Durch Tröpfcheninfektion wird das Mumpsvirus von Mensch zu Mensch übertragen und gelangt so in den Nasen-Rachen-Raum. Es wird angenommen, daß das Virus sich während der Inkubationszeit primär im Epithel des oberen Respirationstrakts und den zervikalen Lymphknoten vermehrt. Durch die nachfolgende Virämie erfolgt eine sekundäre Ausbreitung und Lokalisation im glandulären und nervalen Gewebe. Der Speichel eines Mumpspatienten ist sechs Tage vor Krankheitsausbruch bis drei Wochen danach infektiös.
Epidemiologie: Die Krankheit ist global verbreitet und existiert überwiegend in endemischer Form. Der Mensch ist der einzige natürliche Wirt für das Mumpsvirus. Der Kontagionsindex ist hoch, aber niedriger als bei Masern und Windpokken. Da aber ca. 25–30% der Mumpsinfektionen inapparent sind, finden sich bei 80–90% der Erwachsenen über 20 Jahre Mumpsantikörper.
Das typische Erkrankungsalter liegt zwischen dem 6.–10. Lebensjahr. Infektionen innerhalb der ersten zwei Lebensjahre sind sehr selten, wahrscheinlich besteht ein Schutz durch transplazentar erworbene mütterliche Antikörper.
Die Mumpserkrankung hinterläßt eine dauerhafte Immunität; Zweiterkrankungen sind selten, aber schon beschrieben worden.
Klinik: Die Inkubationszeit beträgt 15–21

Tage. Die Prodromalsymptome sind unspezifisch und äußern sich in subfebrilen Temperaturen, Appetitlosigkeit und Kopfschmerzen. Häufig ist jedoch eine Schwellung der Parotis erstes Anzeichen der Erkrankung. Sie beginnt meist einseitig, gefolgt von Trismus und Schmerz hinter dem Kieferwinkel. Die regionalen Lymphknoten sind vergrößert. Innerhalb von ein bis zwei Tagen ist die Schwellung deutlich sichtbar, reicht über den Kiefer hinaus und führt zum Abstehen des Ohrläppchens. Die Haut über der Parotis ist, im Gegensatz zur bakteriellen Parotitis weder warm noch gerötet. Wenige Tage später ist in 70% der Fälle auch die andere Speicheldrüse betroffen.
Ein frühes Erkennungszeichen der Krankheit ist die gerötete Papilla parotidea; das aus dem Ausführungsgang austretende Exsudat ist klar. Die Erkrankten haben erhebliche Beschwerden beim Kauen und Sprechen. Im weiteren Verlauf können auch die submandibulären und submaxillären Speicheldrüsen anschwellen (10%). Während der ersten Krankheitstage können Körpertemperaturen bis zu 40° C auftreten; jeder fünfte Patient bleibt afebril. Nach ungefähr einer Woche erreichen die Parotiden wieder ihre normale Größe.
Komplikationen: Mit zunehmendem Alter kommt es häufiger zu Miterkrankungen anderer Drüsen und des ZNS. So tritt eine Mumpsorchitis selten vor der Pubertät auf, danach jedoch in 25% der Fälle. Dabei kommt es eine Woche nach Beginn der Parotitis zu einem erneuten Fieberanstieg und schmerzhafter Hodenschwellung (in 80% einseitig!) mit Rötung der darüberliegenden Haut, oft begleitet von einer Epididymitis.
Die Epididymo-Orchitis kann ebenso einzige Manifestation der Mumpserkrankung sein.
In 50% der Fälle findet sich nach Abklin-

gen der Beschwerden ein auffälliger Konsistenzverlust mit partieller Hodenatrophie. Die Erkrankung beider Hoden kann Sterilität zur Folge haben. Maligne Erkrankungen nach Hodenatrophie werden beschrieben. Bei geschlechtsreifen Mädchen kommt es in 5–10% der Fälle zu einer Oophoritis.

Eine Beteiligung des ZNS mit latenten Liquorveränderungen und meningealen Beschwerden wie Kopfschmerzen und Nackensteifigkeit findet sich bei nahezu der Hälfte der Mumpserkrankten. Jedoch nur in 1–10% entwickelt sich eine klinisch manifeste Meningitis. Im Liquor besteht eine fast ausschließlich lymphozytäre Pleozytose. Symptome treten typischerweise 3–10 Tage nach der Parotisschwellung auf, können aber auch gleichzeitig mit der Parotitis und ohne sie erscheinen. Der Verlauf ist gutartig.

Wesentlich seltener wird eine Enzephalitis mit Benommenheit, Bewußtlosigkeit, Athetose, Tremor und Hirnnervensymptomatik beobachtet. Die Mumps-Enzephalitis ist prognostisch ungünstig und hinterläßt häufig Dauerschäden.

Bei Schmerzen und Spannung im Bereich des Abdomens muß an eine Pankreatitis gedacht werden. Hier ist oft das klinische Bild maßgebend. Serumamylasewerte sind bei 70% aller Mumpserkrankungen erhöht und somit nicht beweisend für eine Pankreatitis. Einzelne seltene Fälle von Insulinmangeldiabetes nach Mumps sind beschrieben worden.

Als weitere Manifestationen einer Mumpserkrankung können Myokarditis, Thrombozytopenie, Thyreoditis und noch seltener Nephritis oder Polyarthritis auftreten.

Mumpserkrankungen während des ersten Trimenon der Schwangerschaft führen zu einer erhöhten fetalen Mortalitätsrate. Eine erhöhte Mißbildungsrate ist

Mumps
Therapie
Eine kausale Behandlung ist nicht möglich, so daß sich die Therapie nach den jeweiligen Beschwerden richten muß. Bei Orchitis und Enzephalitis wird die Gabe von Kortikosteroiden empfohlen.
Immunprophylaxe
Für die Impfung steht ein Impfstoff aus attenuierten Mumpsviren zur Verfügung. 95% der Geimpften entwickeln Antikörper, die wahrscheinlich lebenslang persistieren. Die Impfung ist ab dem 15. Lebensmonat in jedem Alter möglich und sollte vor allem bei Jungen

nicht eindeutig bewiesen, wird aber angenommen.

Diagnose: Eine typisch verlaufende Mumpserkrankung wird in den meisten Fällen anhand der klinischen Symptomatik leicht erkannt, schwieriger wird die Diagnose bei Meningitis oder Orchitis ohne Parotitis sowie bei isolierter Entzündung der Glandula submandibularis. Mit Hilfe der Komplementbindungsreaktion kann die Diagnose verifiziert werden. Virusisolation aus Blut, Speichel, Liquor und Urin ist in den ersten Krankheitstagen möglich.

ohne Mumpsanamnese bis zur Pubertät erfolgen. Kinder unter einem Jahr sollten wegen der möglichen Interferenz mit mütterlichen Antikörpern nicht geimpft werden. Bei Schwangeren und zur Verhütung von Komplikationen kann eine passive Immunisierung mit Mumps-Immunglobulin versucht werden, die Wirksamkeit ist jedoch zweifelhaft.

N

Nierenabszeß, perirenaler Abszeß

Definition: Hämatogen oder aszendierend entstehende Abszesse im Nierengewebe, die in das umgebende Gewebe durchbrechen können.

Ätiologie: Bei hämatogener Entstehung vornehmlich Staphylokokken, sonst gramnegative Erreger.

Epidemiologie: Es besteht keine Relation zu vorher durchgemachten Nierenerkrankungen. Meist tritt die Erkrankung bei jungen Patienten, unilateral und häufiger rechts- als linksseitig auf. Häufiges Vorkommen bei schwerer Furunkulose. Obwohl die Pyelonephritis eine diffuse Parenchymerkrankung ist, tendiert sie dazu, kleine, fokale, entzündliche, zelluläre Infiltrate in der Medulla zu bilden; diese können sich zusammenschließen und eine abgeschlossene Abszeßhöhle bilden. Bis zu einem Drittel der perirenalen Abszesse werden erst bei der Autopsie erkannt.

Klinik: Die Krankheit beginnt ähnlich wie eine akute Pyelonephritis mit Fieber, Schüttelfrost und Schmerzen in der Nierengegend. Im typischen Fall besteht eine Leukozyturie und Bakteriurie. Zu Beginn kann eine leichte Mikrohämaturie auftreten. Es besteht Leukozytose um 30000 und mehr. Da die Schmerzen in das Abdomen einstrahlen, kann ein Nierenabszeß mit einer der folgenden Erkrankungen verwechselt werden: Pankreatitis, Appendizitis oder Cholezystitis, Harnleitersteine oder Hydronephrose. Plötzliches Einsetzen von Fieber mit Leukozytose und Nierenschmerzen ohne Pyurie ist symptomatisch für Nierenabszesse, besonders wenn zusätzlich eine andere Infektion besteht. Der Abszeß kann sich spontan ins Nierenbecken entleeren mit vielen Leukozyten und Bakterien im Urin.

Diagnose: Durch Tomographie und Sonographie kann die Diagnose gesichert

Nierenabszeß
Therapie
Bei größeren perirenalen Abszessen ist eine chirurgische Therapie (Drainage) oft unvermeidlich. Initial werden je nach isoliertem Keim (Blutkultur, Urin) Antibiotika verabreicht. In Frage kommen Penicillinase-feste Penicilline oder – ähnlich wie bei

werden. Zur endgültigen Klärung ist jedoch häufig eine Nierenangiographie erforderlich. Das i.v. Pyelogramm kann unauffällig ausfallen.

schweren Harnwegsinfektionen – parenterale Penicilline oder Cephalosporine mit breitem antibakteriellem Spektrum.

Nosokomiale Infektionen

Syn.: Hospitalinfektion oder Krankenhaus-erworbene-Infektion

Definition: Nosokomiale Infektionen treten erst 48 h nach der Krankenhauseinweisung auf; zum Zeitpunkt der stationären Aufnahme sollte nicht die Inkubationsphase der Infektion bestanden haben. Der Begriff „nosokomial" wurde erstmals vor über 40 Jahren von JOYCE WRIGHT in einer Mitteilung über Streptokokkenerkrankungen in einer Londoner Kinderklinik geprägt.

Ätiologie: Gramnegative Erreger wie E. coli, Proteus Spezies, Klebsiellen, Enterobacter und Pseudomonas aeruginosa. Grampositive Erreger wie Staphylokokken, Enterokokken und andere Streptokokken; außerdem Viren, Pilze und Protozoen.

Epidemiologie: Nosokomiale Infektionen treten in einer Frequenz von 2–15% auf, wobei die verschiedenen medizinischen Disziplinen unterschiedlich häufig vertreten sind. Auf Intensivstationen sind nosokomiale Infektionen am häufigsten.

Klinik: Am häufigsten sind Harnwegsinfektionen (40%), chirurgische Wundinfektionen (25%), Atemwegsinfektionen (15%) und Infektionen der Haut und Subkutis. Bakteriämie, septische Thrombophlebitis und Virushepatitis sind weitere Erkrankungen, die im Krankenhaus „erworben" werden können. Nosokomiale Infektionen verlängern den durchschnittlichen Aufenthalt der Patienten um 5–11 Tage.

Die *Sepsis* bzw. Bakteriämie ist die bedrohlichste nosokomiale Infektion, da sie bei 30–40% der Patienten tödlich verläuft. Jede Bakteriämie (positive Bakterienkultur, Kontamination ausgeschlossen) bei

Patienten mit Symptomen, die nach Aufnahme ins Krankenhaus auftreten, gilt als nosokomiale Bakteriämie.
Bei der sekundären Bakteriämie läßt sich eine Eintrittspforte nachweisen, damit entspricht der Begriff „sekundäre Bakteriämie“ am ehesten der Sepsisdefinition von SCHOTTMÜLLER. Bei der primären Bakteriämie fehlt eine Eintrittspforte; hier spielt die Infusionstherapie mit kontaminierten Infusionslösungen und -systemen eine wichtige Rolle; häufigste Erreger sind Enterobacter cloacae bzw. agglomerans sowie Pseudomonas cepacia. Ausgangspunkt für sekundäre Bakteriämien sind Wunden, Atemwege, Harnwege und Haut; hier ist die bisherige Dominanz von gramnegativen Erregern (Enterobakterien, Pseudomonaden) in den letzten Jahren durch grampositive Bakterien eingeschränkt worden. Häufige Erreger sind Staphylococcus epidermidis – ausgehend von Kathetern und anderen Fremdkörpern – sowie Enterokokken bei urogenitalen Eingriffen oder postoperativen intraabdominellen Infektionen. Risikofaktoren für nosokomiale Bakteriämien sind hohes bzw. niedriges Lebensalter, Traumen, schwere Grunderkrankungen, Granulozytopenie, medikamentöse Immunsuppression, antibiotische Therapie, Aufenthalt auf einer Intensivstation, Hämodialyse, Hypoalimentation, invasive intra- oder extravaskuläre Überwachung.
Pneumonien machen etwa 15% aller nosokomialen Infektionen aus. Die Letalität ist mit ca. 40%–60% beträchtlich. Vornehmliche Erreger sind aerobe gramnegative Bakterien (Enterobakterien, Pseudomonas aeruginosa) und anaerobe Bakterien (Peptostreptokokken, Bacteroides melaninogenicus u. a.).
In der Pathogenese derartiger Pneumonien spielen Faktoren wie Kolonisation, Aspiration, bakterielle Adhärenz, Reduk-

tion der oropharyngealen sowie bronchopulmonalen Clearance und immunologischer Abwehrmechanismen eine entscheidende Rolle. Vermeidbare auslösende Faktoren sind kontaminierte Beatmungs- und Inhalationsgeräte. Klinisch können je nach Grunderkrankung und Ablauf der Pneumoniemanifestation gänzlich unterschiedliche pulmonale Befunde erhoben werden. Relativ typisch für eine gramnegative aerobe und anaerobe pulmonale Mischinfektion ist die nekrotisierende Pneumonie mit kleinen, einschmelzenden, konfluierenden Infiltrationen in der rechten Lunge, besonders der posterioren Oberlappen – und der apikalen Unterlappensegmente. Die exakte Erregerisolierung bei derartigen Krankheitsbildern ist schwierig und bedarf häufig invasiver Methoden wie transtrachealer Aspiration oder Bronchoskopie.
Legionellen werden seit einigen Jahren zunehmend bei nosokomialen Atemwegsinfektionen isoliert.
Jeder 20.–40. Krankenhauspatient erkrankt an einem *Harnwegsinfekt.* Bereits 48 Stunden nach der Drainage mit einem Dauerkatheter haben 50%, nach 96 Stunden nahezu 98% der Patienten eine signifikante Bakteriurie.
Ein Großteil der Infektionen – etwa 80% – dürfte auf das Anlegen eines Harnkatheters zurückzuführen sein. Der häufigste Erreger ist hierbei E. coli. Auch Pseudomonas spp., Proteus mirabilis und Enterokokken, sowie Keime aus der Klebsiella/Enterobactergruppe spielen eine Rolle. Die Erreger stammen überwiegend aus dem Darm der Patienten sowie aus Kathetergleitmitteln und antiseptischen Lösungen; auch Schmierinfektionen sind nicht ungewöhnlich.
Die *Virushepatitis* stellt eine weitere, relativ häufige nosokomiale Infektion dar, wobei vor allem Patienten der Hämodialyse-

Station gefährdet sind. Hepatitis-A-Infektionen haben im Krankenhaus im Vergleich zu der Hepatitis B eine geringere Bedeutung. Ein HBsAg-Screening sollte nicht nur an Patienten, sondern auch am Krankenhauspersonal durchgeführt werden.

Das Risiko einer nosokomialen Harnwegsinfektion läßt sich senken, wenn eine strenge Indikationsstellung für einen Dauerkatheter erfolgt und hygienische Maßnahmen genau beachtet werden (Hände waschen!). Die Liegedauer des Katheters sollte 7–10 Tage nicht überschreiten. Auch ein geschlossenes Drainagesystem oder suprapubische Ableitung senken die Infektionsrate.

Ein besonderes Problem stellt die Hospitalinfektion der immundefizienten Patienten dar. Man versucht, hochgefährdete Patienten dieser Gruppe durch Keimdekontamination im Bereich des Gastrointestinaltraktes und durch strenge Isolierung zu schützen.

Nosokomiale Infektionen
Therapie und Prävention
Je nach Erreger gezielte Behandlung mit geeigneten Antibiotika. – Strenge klinische Kriterien bei invasiven Maßnahmen mit möglicher Infektionsgefährdung. Händewaschen!

Meldepflicht bei Epidemie-artigem Auftreten.

Osteomyelitis
Definition: Osteomyelitis (Osteitis) ist ein Sammelbegriff, unter dem eine Reihe verschiedener Krankheitsbilder subsumiert werden, deren gemeinsames Merkmal die infektiöse Destruktion des Knochens und seiner Anhangsorgane (Periost, Sehnen, Gelenke) ist. Man unterscheidet zwischen spezifischen Folgeinfektionen des Knochens bei einer Tbc, Lues, Typhus etc. und unspezifischen Infektionen, die die überwiegende Zahl an Osteomyelitiden ausmachen. Letztere unterteilt man wieder in eine akute und in eine chronische Form.
Ätiologie: Eine Osteomyelitis kann durch eine Vielzahl von Bakterien ausgelöst werden. Die meisten Osteomyelitiden (80%) werden von Staph. aureus verursacht. Weitere häufige Erreger sind Strept. pyogenes (oft bei Kleinkindern), Hämophilus influenzae, Brucellaceae, Staph. epidermidis, Salmonella typhi bzw. paratyphi (besonders bei Personen mit Sichelzellanämie) und viele Anaerobier. Eine Osteomyelitis kann auch durch Pilze und Viren verursacht werden (sehr selten).
Pathophysiologie: Die Erreger können den Knochen auf drei Wegen erreichen: 1.) hämatogen, 2.) durch Ausbreitung von Infektionen in der näheren Umgebung und 3.) durch direkte Kontamination des Knochens durch Traumata und/oder chirurgische Eingriffe.
Zu 1.) Die Bakteriämie, die eine hämatogen bedingte Osteomyelitis auslöst, kann von Harnwegsinfektionen, bakteriellen Endokarditiden, Sinusitiden, entfernten Weichteilinfektionen oder anderen Sepsisherden ausgehen. Oft verläuft sie subklinisch.
Knochen mit rotem Knochenmark werden bevorzugt befallen. Bei Kindern und Jugendlichen sind es die Metaphysen der langen Röhrenknochen, wo in den sinu-

soidalen Venen durch den langsamen Blutstrom und den relativen Phagozytenmangel das Bakterienwachstum begünstigt wird.
Beim Erwachsenen werden nur selten die langen Röhrenknochen befallen, da dort das rote Knochenmark durch Fettgewebe ersetzt ist. Dafür entwickelt sich eine hämatogene Osteomyelitis bevorzugt in den Wirbelkörpern, die den Erregern durch das rote Knochenmark und die relativ geringe Vaskularisierung gute Wachstumsbedingungen bieten.
Die Infektion kann entweder durch direkte Ausweitung über den Discus intervertebralis oder durch Ausbreitung über die venösen Plexus auf die benachbarten Wirbelkörper übergreifen.
Zu 2.) Weichteilinfektionen durch Traumen, Verbrennungen, arteriosklerotische Durchblutungsstörungen etc. können auf benachbarte Knochen übergreifen. Besonders gefährdet sind Patienten mit arteriosklerotischen Gefäßveränderungen und einer folgenden Minderdurchblutung der Extremitäten (Hypoxie).
Zu 3.) Durch offene Frakturen, penetrierende Verletzungen oder chirurgische Eingriffe am Knochen (Frakturrevisionen, Prothesenimplantationen etc.) kann es zur direkten Kontamination des Knochens mit Bakterien kommen.
Klinik: Zu *1.) Hämatogene Osteomyelitis:* Infektionen der langen Röhrenknochen imponieren durch lokalen Schmerz und Zeichen einer Weichteilinfektion über dem betroffenen Knochenareal. Aufgrund der schlechten Abwehrlage sind derartige Osteomyelitiden bei Säuglingen (Nabelschnurinfektion etc.) häufiger. Der Allgemeinbefund muß nicht mit dem tatsächlichen Schweregrad der Krankheit kongruieren. Erst im zweiten Lebensjahr reagieren Kleinkinder ähnlich wie Erwachsene mit den allgemeinen Zeichen einer akuten Infektion – hohes Fie-

ber, schlechter Allgemeinzustand, BSG-Beschleunigung und Entzündungszeichen an der betroffenen Stelle.
Der Befall der Wirbelkörper kann mit akut einsetzenden Rückenschmerzen und klinischen Symptomen einer Allgemeininfektion beginnen, entwickelt sich jedoch in der Regel nur langsam. Rückenschmerzen, die nicht auf Wärme, Bettruhe oder Analgetika ansprechen, müssen den Verdacht stets auf eine Osteomyelitis lenken. Fieber ist beim Befall der Wirbelkörper gewöhnlich nicht vorhanden bzw. sehr gering, auch die Leukozytose ist niedrig, jedoch ist die BSG deutlich erhöht. Im Bereich der befallenen Wirbel kann sich ein paravertebraler Muskelspasmus entwickeln, und die Patienten vermeiden jede Bewegung.
Zu 2.) und 3.) Osteomyelitiden durch Ausbreitung benachbarter oder direkter Infektionen bzw. Kontaminationen: Sie zeigen ein ähnliches Bild wie eine hämatogen entstandene Osteomyelitis: lokaler Schmerz, Erythem, Schwellung und Hyperthermie über dem infizierten Knochen. Fieber, BSG-Erhöhung und eine Leukozytose sind zumeist vorhanden.
Persistierende Schmerzen und röntgenologisch nachweisbarer Festigkeitsverlust zwischen Knochen und Osteosynthesematerial weisen auf eine Infektion implantierter Prothesen hin (Bohrlochosteomyelitis, Markphlegmone nach KÜNTSCHER-Nagelung).
Diagnose: 1.) Klinische Symptomatik. 2.) Radiologische Diagnostik: Röntgenologisch stellt sich eine vermehrte Knochenbildung durch das gesunde Periost (Totenladenphänomen) dar. Die Infektion kann auch via HAVERSCHE und VOLKMANNSCHE Kanäle das Periost erreichen und dort – ebenfalls röntgenologisch sichtbar – zu einem subperiostalen Abszeß mit evtl. nachfolgender Sequesterbildung führen oder in die Weichteile

Osteomyelitis
Therapie
Akute hämatogene Osteomyelitis: Initialtherapie mit Penicillinase-festen Penicillinen, Clindamycin, Fusidinsäure, Fosfomycin.
Alle anderen Formen der Osteomyelitis

sollten auf der Basis von Resistenzbestimmungen einem spezifischen Antibiotikaregime unterstellt werden! Unterschiedliche Knochengängigkeit der antibakteriellen Substanz sollte dabei berücksichtigt werden (günstig: Clindamycin, Fosfomycin). Chronische posttraumatische oder fortgeleitete Osteomyelitiden erfordern immer eine chirurgische Revision und zusätzliche langfristige, resistenzmäßig gesicherte Chemotherapie.

perforieren. Es kommt dann zur Weichteilperforation, die nach außen eine Fistel bilden kann.
Hilfreich in der Röntgendiagnostik sind auch Gallium- oder Technetium-Scans, die schon vor den röntgenologisch sichtbaren Veränderungen positiv ausfallen.
3.) Anlegen von Erregerkulturen aus:
a) Venösen Blutkulturen;
b) Abstrichen von Primärherden, falls solche als Ursache der Osteomyelitis zu identifizieren sind;
c) Nadelbiopsien und Materialien, die bei chirurgischen Eingriffen entnommen wurden.
4.) Serologie (Antikörpernachweise): häufig nur wenig hilfreich.

Otitis externa

Definition: Verschiedene Formen einer Infektion des äußeren Gehörganges, die in Ätiologie, Klinik und Therapie differieren. Im wesentlichen sind es:
1. Otitis externa circumscripta (Gehörgangsfurunkel)
2. Otitis externa maligna (Syn.: nekrotisierende Otitis externa)
3. Diphtherische Otitis externa
4. Otitis externa ulceromembranosa (Plaut-Vincent)
Auch Pilz- und Virusinfektionen (meist Herpesviren) können sich am äußeren Ohr manifestieren.
Ätiologie/Epidemiologie/Pathophysiologie: zu 1: Durch Kratzen oder Reiben können Staphylokokken (meist Staph. aureus oder albus) in die Haarbälge eindringen. Exogene Faktoren wie Staub (Berufsexposition!) und endogene Faktoren wie Konstitution oder Stoffwechselstörungen (Diabetes mellitus) sind von Bedeutung.
zu 2: Pseudomonas aeruginosa, oft bei älteren Diabetikern als Superinfektion eines Gehörgangsfurunkels. Hochaktive Proteasen führen zu Knocheneinschmelzungen und zum Fortschreiten des Pro-

zesses. Es kann zu Osteomyelitis des Schläfenbeins und/oder der Schädelbasis kommen.
zu 3: Primär oder sekundär bei einer Diphtherie im Nasen-Rachen-Raum, die über Tube und Mittelohr den äußeren Gehörgang erreichen kann, Erreger ist das Corynebacterium diphtheriae.
zu 4: Fusobacterium und Borrelia vincenti (Symbiose) s. a. „Angina-Plaut-Vincenti".
Grundsätzlich disponieren folgende Faktoren zu einer Otitis externa: Kontaminationen, Traumen, allergische Ekzeme, unphysiologischer pH-Wert, anatomisch ungünstige Gehörgangsform, Fehlen des Ohrschmalzes, Feuchtigkeit (Sportschwimmer!), Alter und Mazerationen der Haut.
Klinik:
zu 1: Starke Schmerzen und eine umschriebene Schwellung im knorpeligen Gehörgang sind erste Symptome. Die pulsierenden Schmerzen können in Zähne, Schläfe oder Scheitel ausstrahlen. Das Ohr ist äußerst druckschmerzhaft, und beim Sitz des Furunkels in der Gehörgangsvorderwand bereiten auch Kauen und Sprechen Schmerzen. Fieber und Schmerz beeinträchtigen das Allgemeinbefinden erheblich. Nach mehreren Tagen demarkiert sich das Furunkel und nekrotisiert. Schon vorher kann sich gelbgrüner Eiter in den Gehörgang entleeren. Die Infektion kann auf andere Haarbälge übergreifen und eine Phlegmone bzw. einen Abszeß verursachen. Bei Sitz an der Gehörgangshinterwand kommt es zur Rötung und Schwellung in der hinteren Ohrfurche. Ein abszedierender Befall der retroaurikulären Lymphknoten kann zum Bild der Pseudomastoiditis führen.
Komplikationen entstehen durch septische Metastasierung.
zu 2: Schmerzhafte Schwellung der Ge-

hörgangsweichteile – das Stadium der Infiltration kann in einen Granulationsprozeß übergehen oder unter starken neuralgischen Schmerzen die Knochencorticalis angreifen. Dies führt zur Osteomyelitis des Schläfenbeines und/oder der Schädelbasis. Bei Ausbreitung bis zum Foramen magnum bzw. jugulare können Paresen der Hirnnerven IX–XII auftreten. Auch die Hirnnerven V–VIII können in Mitleidenschaft gezogen werden – Schwindel, Ertauben, Trismus. Es kommt zu fötiden Eiterungen, und die Patienten sind im schlechten Allgemeinzustand (Probeexzision zum Carcinomausschluß).

zu 3: Neben entzündungsbedingten Beschwerden klagen die Patienten über Schwerhörigkeit und Tinnitus. Der Tragus ist geschwollen und gerötet. Im stark verschwollenen Gehörgang bildet sich blutig-eitriges Sekret. Bei der kruppösen Form zeigen sich grauweiße Membranen, bei deren Ablösung blutende Exkoriationen entstehen.

zu 4: Entzündlich verengter Gehörgang mit weißlichen Belägen und pulsierendem fötidem Sekret – seltene Form einer membranösen Entzündung des Gehörganges.

Diagnose

1. Klinisches Bild
2. Erregernachweis im Gehörgangsabstrich
3. Audiometrie gibt Auskunft über Mittelohrbeteiligung
4. Röntgenologische und szintigraphische Diagnostik beim Gehörgangsfurunkel und bei der nekrotisierenden Otitis externa.

Otitis externa
Therapie
zu 1: a) Chirurgisch durch Inzision und gegebenenfalls Revision des Warzenfortsatzes.
b) System. Antibiotika: Penicillin oder Flucloxacillin, Erythromycin und auch Tetrazykline (Antibiogramm!).
c) Lokal: Ichthyol-Salbe auf Gazestreifen (täglich wechseln), nach Furunkelentleerung Gehörgangsreinigung und Desinfektion.
d) Allgemein: Analgetika und Antiphlogistika nach Bedarf. Feuchtwarme Verbände und Rotlicht, wenn es der Patient toleriert.
zu 2: a) Chirurgische, großzügige Aufdeckung und Abtragung des Infektionsherdes.
b) Pseudomonas-wirksame Antibiotika (Antibiogramm) – z.B. Azlocillin in Kombination mit Aminoglykosiden (Tobramycin).
zu 3: Diphtherieserum gegen Toxine und Penicillin oder Tetrazyklin gegen den Keim.
zu 4: Penicillin (Resistenzbestimmung!) und Lokalbehandlung.

Otitis media, akute

Definition: Durch Bakterien oder Viren hervorgerufene Entzündung der Mittelohrräume (Paukenhöhle, Tube und pneumatische Räume).

Ätiologie: β-hämolysierende Streptokokken, Pneumokokken (oft bei Kindern), Hämophilus influenzae, aber auch Pseudomonas aeruginosa und Viren.

Pathophysiologie: Eine akute Otitis media entsteht meist durch eine aufsteigende Infektion aus dem Nasen-Rachen-Raum, die sich im Anschluß an eine Atemwegsinfektion oder Rhinitis über die Eustachischen Röhren ausbreitet.

Hämatogene Infektionswege liegen bei einigen Bakterien (Tbc) und Viren (Masern) vor.

Epidemiologie: Hauptgipfel der Morbiditätskurve liegt im 1. und 2. Lebensjahr, häufig auch im Kindesalter und bei älteren Patienten. Vermehrt in den Wintermonaten, was sich aus der Häufung von oberen Atemwegsinfektionen erklärt. Kinder sind durch die noch kurze weite Tube und die oft hypertrophen Rachenmandeln (Verlegung des Tubenostiums – Mangelbelüftung der Mittelohrräume) besonders gefährdet.

Klinik: Herabgesetztes Allgemeinbefinden, Fieber, klopfende leichte bis starke Schmerzen im Ohr, die in Hinterhaupts- und Zahnregion ausstrahlen können, Schalleitungsschwerhörigkeit, begleitet von pulssynchronen Ohrgeräuschen. Trommelfellbefund im Verlauf der Otitis media:

1.) Injektion der Hammergriffgefäße, dann
2.) radiäre Gefäßinjektion, gefolgt von einer
3.) scholligen Trübung der Trommelfelloberflächen mit „Reflexverlust“, dann kommt es zur
4.) diffusen Rötung des Trommelfells und im Verlauf
5.) wölbt das Trommelfell sich entweder im ganzen Umfang oder in einzelnen Abschnitten vor (Höhepunkt der Exsudation), Rötung greift auf Gehörgang über.

In dieser Anfangsphase besteht oft ein „initialer Druckschmerz über dem Mastoid", der nicht mit einer Mastoiditis verwechselt werden darf. Bei schlechter Abwehrlage kann der Prozeß schon in dieser Frühphase auf Labyrinth und Endokranium übergreifen. Bei unkompliziertem Verlauf und guter Abwehrlage kommt es zur Abgrenzung des Prozesses. Bei starker Exsudation kommt es zu 6.) Spontanperforationen stecknadelkopfgroß mit anfangs geruchlosem, serös-hämorrhagischem Sekretaustritt, später mit eitrigem Sekretabfluß. Die Ohrenschmerzen lassen nach, die anfangs bestehende Leukozytose und die erhöhte BSG gehen zurück. Das Hörvermögen bleibt jedoch noch eingeschränkt.

Nach spätestens 4 Wochen müssen sich die Trommelfellbefunde vollständig zurückgebildet haben. Die volle Wiederherstellung benötigt jedoch noch längere Zeit.

Wenn die Symptome nicht nach 3–4 Wochen abgeklungen sind, besteht der Verdacht auf eine beginnende Mastoiditis!

Sonderformen: a) Scharlach- oder Masernotitis selten, hämatogen entstehend, Nekrosen im Mittelohr und am Trommelfell, gehen oft in Mastoiditis über oder befallen das Labyrinth, bleibende Trommelfelldefekte.

b) Grippe-Otitis: Bildung von Blutblasen auf Trommelfell und Gehörgangswand (hämorrhagische Otitis), oft durch Influenzaviren verursacht, bei Trommelfellperforation serös-blutiges Sekret, oft Sekundärinfektion mit den „üblichen" Otitiserregern.

c) Mucosusotitis: schleichender Verlauf, ausgelöst durch bestimmte Streptokokkentypen (Str. mucosus) und H. influenzae; Trommelfellveränderungen gering (blasse Infiltration, Hammergriff verstrichen, Trommelfell verdickt); keine Schmerzen, jedoch Schalleitungsschwerhörigkeit und fast unmerkliche

Otitis media, akute
Therapie
Afebrile und schmerzarme Otitiden (als Randerscheinung eines Virusinfektes) bedürfen selbstverständlich keiner antibiotischen Therapie. In schweren Fällen, wenn starke Schmerzen und die Infiltration des Trommelfells eine stärkere Infektion annehmen lassen, sind Antibiotika indiziert. Die Bestimmung der Erregerresistenz ist oft nicht möglich, weil 1. bei spontanperforiertem Trommelfell Staphylokokken aus dem Gehörgang den Abstrich überwuchern und das Ergebnis verfälschen oder aber 2. die Parazentese bzw. Punktion nur bei Frühkomplikationen und sehr starken Exsudationen indiziert ist.
Mittel der Wahl sind Aminopenicilline (z. B. Amoxicillin); bei Penicillinallergie oder bei entsprechendem Antibiogramm Cephalosporine, Tetrazykline und Co-trimoxazol (z. B. Bactrim Roche). Die Therapie mit hohen Dosen sollte mindestens 6–8 Tage dauern. Bei schweren Virusinfektionen mit Mittelohrbeteiligung werden im Kleinkindalter

Einschmelzung ins Mastoid (latente Mastoiditis), hohe Rate zerebraler Komplikationen.
Säuglingsotitiden: Häufig, oft unspezifische Symptome, foudroyanter Verlauf.
Komplikationen: Beteiligung von Mastoid, Endokranium (Meningitis, Hirnabszeß), Felsenbein und Nervus facialis sind nicht selten.
Diagnose: a) Klinischer Befund und bei gegebener Indikation
b) durch Parazentese, besser durch Punktion, gewonnenes Sekret zum Erregernachweis und zur Resistenzbestimmung.
c) Röntgenologisch läßt sich die Beteiligung der Warzenfortsätze und des Felsenbeins abklären (Aufnahme nach Schüller und Stenvers).

prophylaktische Antibiotikagaben diskutiert. Lokale Antibiotikainstillationen sind *nicht* indiziert. Weiterhin: Bettruhe, Analgetika, abschwellende Nasentropfen (bei Rhinitis) und Wärmebehandlung des Ohres (*nicht* bei Komplikationen!), keine Ohrentropfen! Bei anhaltendem Fieber, vorgewölbtem Trommelfell und beginnenden Komplikationen (Labyrinthreizung durch Druck des Exsudates auf die Labyrinthfenster, Meningismus und Facialisschwäche) ist die Parazentese indiziert.

P

Peritonitis

Definition: Bauchfellentzündung, die lokal oder generalisiert das Peritoneum befällt und in akuter oder chronischer Form auftreten kann.

Ätiologie: Meist durch bakterielle Kontamination des Peritonealraums durch Magen-Darm-Perforationen oder Penetration von externen Wunden. Weiterhin können Austritte von Pankreasflüssigkeit, Galle, Urin oder Blut in die Bauchhöhle vorliegen. Die häufigste Ursache der bakteriellen Peritonitis sind Appendixperforationen, Divertikulitis, Ulcusperforation und gangränöse Gallenblasen. Seltener treten Peritonitiden durch hämatogene Streuung, durch gefäßbedingte Ursachen oder auch im postoperativen Verlauf (Nahtinsuffizienz) auf.

Pathophysiologie: Bei der akuten Form kommt es zu einer schnellen Paralyse des Darms (Subileus, Ileus) durch bakterielle Toxine.

Epidemiologie: Gefährdet sind Patienten mit Leberzirrhose und Ascites sowie Patienten im chronischen Peritonealdialyseprogramm, bei denen oft spontan eine bakterielle Peritonitis auftritt.

Klinik: Die folgenden Symptome treten bei einer Peritonitis auf: zunehmende abdominelle Schmerzen, Übelkeit, Erbrechen, absolute Obstipation, Meteorismus, Fieber, Hypotension, Tachykardie, Durst und Oligurie. Die Patienten erscheinen schwerkrank und zeigen eine ausgeprägte abdominelle Abwehrspannung (lokalisiert oder generalisiert) mit aufgehobener Peristaltik. Die lokalisierte Peritonitis wird bei unkomplizierter Appendizitis und Divertikulitis gefunden. Bei ausgedehntem Befall des Peritoneums können sich respiratorische Einschränkungen durch den Zwerchfellhochstand ergeben.

Diagnose: Häufig typische Anamnese und abdomineller Tastbefund. Unter den

Peritonitis
Therapie
Die chirurgische Beseitigung der Peritonitisursache ist die entscheidende Maßnahme. Mechanische Reinigung des gesamten Peritoneums. Eine sorgfältige postoperative ausgiebige Drainage des Bauchraums ist erforderlich. Heute wird eine kurzzeitige Peritonealspülung mit Desinfizientien (z. B. PVP-Jod) oder toxinbindenden Substanzen (z. B. Taurolin) empfohlen. Post-

Laborwerten fällt besonders eine ausgeprägte Leukozytose mit mehr als 20000 Zellen/mm^3 auf. Röntgenologisch stellt sich ein großlumiger, mit Gas gefüllter Darm dar (Spiegelbildung!), dessen Wände oft ödematös geschwollen sind. Differentialdiagnose: Pankreatitis, akute Porphyrie, Koliken, basale Pleuritis, diabetisches Koma, Hyperlipoproteinämie u. a.

operative intensivmedizinische Überwachung und Behandlung sind notwendig, ebenso eine gezielte Elektrolyt-Flüssigkeits- und Protein-Substitution sowie eine breite, bakterizide Antibiotikatherapie gegen Enterobakterien und Anaerobier.

Pertussis (Keuchhusten)

Definition: Pertussis ist eine akute, bakterielle Infektionskrankheit mit charakteristischem anfallsweisem Husten und verlängertem, inspiratorischem Stridor.
Die Erkrankung tritt überwiegend im frühen Kindesalter auf; bei nicht-immunen Personen besteht jedoch eine große Empfänglichkeit in jedem Alter.
Ätiologie: Erreger des Keuchhustens ist Bordetella (Hämophilus) pertussis, ein kleines, bekapseltes, unbewegliches gramnegatives Stäbchenbakterium, das nur auf Spezialnährböden, mit der Fähigkeit, toxische Fettsäuren zu binden, kultiviert werden kann. Bordetella pertussis ist eng verwandt mit B. parapertussis, dem Erreger einer milder verlaufenden, Keuchhusten-ähnlichen Erkrankung, und B. bronchiosepticus, einem überwiegend im Respirationstrakt von Tieren vorkommenden Mikroorganismus. Die Spezies der Hämophilusgruppe können anhand ihres Wachstums und Agglutinationsverhaltens sowie morphologisch und biochemisch unterschieden werden.
Alle drei Bordetellaarten bilden Toxine. Isolierte Stämme enthalten ein gemeinsames thermostatisches Körper(O)-Antigen (Endotoxin) und ein thermolabiles Kapsel(K)-Antigen (Agglutinine). Darüber hinaus kommen noch weitere einzeln oder als Kombination auftretende K-Antigene, Hämagglutinine sowie ein Histamin-sensibilisierender Faktor (HSF) vor.

Die Reindarstellung des für die Prophylaxe wichtigen Schutzantigens erfordert eine Trennung von Agglutinogen, Hämagglutinogen, HSF und Toxinen und ist noch nicht vollkommen geglückt.

Epidemiologie: Bordetella pertussis existiert weltweit und ist für alle nicht immunen Personen hochinfektiös. Natürliche Pertussisinfektionen kommen nur beim Menschen vor und werden direkt durch Tröpfcheninfektion übertragen.

In dichtbesiedelten Gebieten kommt Pertussis endemisch vor, so daß die meisten Menschen schon in früher Kindheit durchseucht werden. Über 50% aller Keuchhustenerkrankungen betreffen die ersten vier Lebensjahre. Dabei sind Säuglinge besonders gefährdet, so entfallen etwa 60% der Todesfälle auf das erste Lebensjahr. Einen Schutz durch mütterliche Antikörper gibt es nicht.

Studien zeigen, daß weder die Erkrankung noch die aktive Immunisierung eine lebenslange Immunität hinterlassen.

Pathogenese: Mit Hilfe eines spezialisierten Pilus haftet Bordetella am Schleimhautepithel des Respirationstraktes. Vermehrung und Toxinbildung des Erregers führen zu einer akuten Entzündung, in deren Folge die Zilientätigkeit der Epithelzellen eingeschränkt und die Produktion eines zähen Schleimes gefördert werden. Mit Fortschreiten des Krankheitsbildes entwickeln sich flächenhafte Ulzerationen und Nekrosen des Epithels mit peribronchialer zellulärer Infiltration. Fokale Obstruktionsatelektasen verursachen kompensatorisch häufig ein Emphysem. Ob das Auftreten neurologischer Symptome primär auf einer Bildung bakterieller Neurotoxine oder auf einer sekundären Hypoxie basiert, ist unklar.

Klinik: Bei einem voll ausgeprägten Keuchhusten werden drei Stadien unterschieden:

1.) Stadium catarrhale

2.) Stadium convulsivum oder paroxysmale
3.) Stadium decrementi oder Rekonvaleszenzstadium
Die Inkubationszeit beträgt sieben bis zehn Tage. Das *Stadium catarrhale* beginnt mit Schnupfen, subfebrilen Temperaturen, Appetitlosigkeit und uncharakteristischem Husten.
Nach ein bis zwei Wochen treten im *Stadium convulsivum* die typischen Keuchhustenanfälle („Stakkatohusten") mit verlängertem, juchzendem Inspirium, Erstikkungsgefühl und anschließender kurzer Apnoe auf. Das Gesicht ist gerötet, gedunsen, später zyanotisch. Der zähflüssige Schleim führt häufig zum Würgen und Erbrechen. Die sich oftmals innerhalb weniger Minuten wiederholenden Hustenanfälle (40–50 pro 24 Stunden) schränken eine orale Flüssigkeits- und Nahrungszufuhr erheblich ein, so daß besonders Säuglinge und Kleinkinder durch Dehydration und Gewichtsverlust gefährdet sind. Aus den Hustenanfällen resultieren nicht selten Hämorrhagien im Kopfbereich; es können konjunktivale Blutungen, Nasenbluten und Petechien auftreten.
Bei Säuglingen kommt es anstelle der Hustenattacken häufig zu lebensbedrohlichen apnoischen Anfällen mit der Notwendigkeit einer mechanischen Beatmung. Das Stadium convulsivum dauert etwa drei bis vier Wochen an.
In dem sich anschließenden *Rekonvaleszenzstadium* nehmen die Hustenanfälle an Häufigkeit und Intensität innerhalb von drei bis vier Wochen ab. Bei sehr sensiblen Kindern kann die Phase der Rekonvaleszenz erheblich verzögert sein; die Hustenanfälle können leicht exogen provoziert werden oder in einen Gewohnheitshusten übergehen.
Komplikationen: Die Letalitätsrate ist im ersten Lebensjahr am höchsten.

Pertussis
Therapie
Nach erfolgter Exposition kann durch die frühzeitige Gabe von Erythromycin oder Ampicillin der Verlauf der Erkrankung wesentlich gemildert werden.
Eine Antibiotikagabe nach dem Frühstadium bleibt in der Regel ohne Einfluß auf die Erkrankung.
Bei Säuglingen und gefährdeten Kleinkindern ist wegen des besonders hohen Risikos eine Hospitalisierung notwendig.
Wesentliche Be-

standteile der Therapie sind: Überwachung der Lungenfunktion; Freihalten der Atemwege; Frischluft; sorgfältige Pflege; kleine Mahlzeiten; Kontrolle des Elektrolyt-, Wasser- und Säure-Basen-Haushaltes; eventuell Gabe von Kortikosteroiden.

Immunprophylaxe
Pertussis-Impfstoffe sind noch verbesserungsfähig, aber seit Jahren signifikant wirksam. Komplikationen nach Keuchhusten-Impfungen, wie Krampfanfälle und Enzephalitis mit neurologischen Dauerschäden oder Todesfolge werden in der Literatur beschrieben. Im Gegensatz zu den Empfehlungen der WHO hat sich das Bundesgesundheitsamt dafür ausgesprochen, die aktive Immunisierung auf besondere Risikogruppen zu beschränken.

Impfschema
Dreimalige intramuskuläre Injektion abgetöteter Keuchhustenbakterien in einmonatigen Abständen ab dem dritten Lebensmonat in Kombination mit Diphtherie- und Tetanusimpfstoff, zusätzlich oral Poliovakzine. Auffrischimpfung nach einem Jahr.

Meldepflicht besteht bei Tod.

Gefürchtete Komplikationen sind: Dehydration mit Störungen im Elektrolythaushalt; Obstruktionsatelektasen mit kompensatorischem Emphysem; Bronchopneumonie (häufig durch sekundäre Infektionserreger verursacht); Enzephalopathie, ausgelöst durch zerebrale Hypoxie, Toxinschädigung; Hirnödem und petechiale Hirnblutungen. Häufig äußert sich die zerebrale Beteiligung in generalisierten Krampfanfällen und Bewußtlosigkeit. Mit zunehmendem Alter ist der Verlauf und die Prognose der Keuchhusteninfektion günstiger.

Diagnose: Im Blutbild findet sich eine Leukozytose mit relativer oder absoluter Lymphozytose.

Bordetella pertussis kann weder im Blut noch in Organen nachgewiesen werden.

Der kulturelle Erregernachweis sichert die ätiologische Diagnose. In 90% der Erkrankungsfälle gelingt die Erregerisolierung im Stadium catarrhale, dabei haben Abstriche aus dem hinteren Nasen-Rachen-Raum die früher übliche „Hustenplattenmethode“ abgelöst. Um die sehr empfindlichen Keime vor Austrocknung zu schützen, müssen die Spezialnährböden (Bordet-Gengou-Medium) sofort beimpft und verarbeitet werden. Zur Unterdrückung störender Begleitbakterien wird dem Nährmedium ein Antibiotikum zugesetzt, gegen das Bordetella pertussis unempfindlich ist. Innerhalb von drei bis vier Tagen erscheinen kleine silberglänzende Kolonien mit hämolytischem Hof. Mit Hilfe der Fluoreszenztechnik können Bordetellen im Respirationstrakt direkt mikroskopisch nachgewiesen werden.

Pest

Definition: Primär ist die Pest eine Zoonose der Nagetiere. Die Übertragung auf den Menschen erfolgt durch Ektoparasiten, am häufigsten durch den Biß infizierter Flöhe. Die Erkrankung tritt als

Bubonen-, Haut- und Lungenpest auf; in schweren Fällen entwickelt sich eine septische Generalisation.

Ätiologie: Der Erreger ist Yersinia pestis (früher: Pasteurella pestis) und gehört zur Familie der Enterobacteriaceae. Yersinia pestis ist ein plumpes, unbewegliches, gramnegatives Stäbchen ohne Sporenbildung. Es ist unter aeroben und anaeroben Bedingungen leicht anzüchtbar und bildet Exo- und Endotoxine. Vor Austrocknung geschützt, bleibt der Erreger über Monate virulent.

Epidemiologie: Durch das Auftreten von großen Epidemien und Pandemien bis zur Mitte des 20. Jahrhunderts ist die Pest von historischer Bedeutung. Heute finden sich endemische Pestgebiete noch in Südostasien, Iran, Indien, Zentral- und Südafrika, im tropischen Mittel- und Südamerika sowie sporadisch in den Weststaaten der USA.

Nahezu 200 wildlebende Nagetierarten in fast allen Teilen der Erde bilden ein großes Erregerreservoir; dabei haben die Hausratten, durch ihre enge Gemeinschaft zum Menschen, die größte Bedeutung.

Die Übertragung erfolgt in den meisten Fällen perkutan durch den Biß des Rattenflohes, seltener durch Tröpfcheninfektion oder direkten Kontakt mit infizierten Tieren.

Die Pest gehört zu den quarantänepflichtigen Erkrankungen. Meldepflicht besteht bei Verdacht, Erkrankung und Tod.

Immunität gegen Zweiterkrankung gibt es nicht, jedoch besteht eine erhöhte Resistenz gegenüber Neuinfektionen.

Pathogenese: Bei der typischen, durch Flohstich erfolgten Infektion kann die Einstichstelle symptomlos abheilen; davon ausgehend kann sich jedoch auch ein eitriges Geschwür entwickeln *(Hautpest).*

Die Yersinien dringen zuerst in die regionären Lymphknoten ein und führen dort zu einer hämorrhagischen Entzündung mit druckschmerzhafter Schwellung, Vereiterung und Einschmelzung *(Bubonen-* oder *Beulenpest).* Beulenpestfälle können vielfach einen harmlosen Verlauf nehmen, ohne daß eine Allgemeininfektion entsteht.

Bei schweren Verläufen werden die Erreger in das Blut eingeschwemmt und siedeln sich in verschiedenen Organen an (Lunge, Milz, Leber, Nieren, Herz, Haut, Meningen). Häufige Folge der Pestsepsis ist die *Lungenpest,* die durch Tröpfcheninfektion von Mensch zu Mensch weiter übertragen werden kann. Der Kontagionsindex beträgt nahezu 100%.

Klinik: Nach einer Inkubationszeit von 1–12 Tagen (meist 2–4 Tage) beginnt die *Bubonenpest* akut mit Schüttelfrost, hohem Fieber (Kontinua), Kopf- und Gliederschmerzen, Erbrechen, Delirium und Tachykardie. Die Milz ist meist palpabel. Die infizierten Lymphknoten sind druckschmerzhaft und stark geschwollen. Durch die Toxine besteht eine Tendenz zu Verbrauchskoagulopathie und Hämorrhagien. Nasenbluten, gastrointestinale Blutungen und Hämaturie können auftreten.

Unbehandelt schließt sich fast regelmäßig eine Sepsis an, die oft innerhalb weniger Stunden zum Tode führt.

Bei Aussaat in den kleinen Kreislauf entsteht das Bild der *Lungenpest* mit blutigem, bakterienreichem und damit hochinfektiösem Sputum. Es entwickelt sich eine schwere Bronchopneumonie mit Dyspnoe, Husten und Zyanose, häufig kommt es zur Herzinsuffizienz und toxisch bedingtem Kreislaufversagen.

Pestsepsis und Lungenpest sind ohne Chemotherapie immer letal. Vor Einführung der Antibiotikatherapie lag die Letalität der Bubonenpest zwischen 50–90%,

Pest
Therapie
Streptomycin, Tetrazykline und Chloramphenicol sind Mittel der Wahl. Kanamycin und Trimethoprim-Sulfamethoxazol können ebenfalls erfolgreich eingesetzt werden.
Prophylaxe
Impfungen mit inaktivierten oder vermehrungsfähigen virulenzabgeschwächten Yersinia pestis verlei-

sie wird heute unter effektiver, frühzeitiger Behandlung mit 5–10% angegeben.
Diagnose: Diagnostik nur in Laboratorien mit besonderer Arbeitserlaubnis! Kultureller und mikroskopischer Erregernachweis aus Bubonenpunktat, Sputum und Blut. Außerdem: Tierversuch, Antikörpernachweis.

hen einen relativen Impfschutz, indem sie Inzidenz und Schweregrad der Erkrankung senken. Impfschutz besteht für etwa 4–6 Monate.

Meldepflicht besteht bei Verdacht, Erkrankung und Tod.

Phlegmone

Definition: Flächenhaft ausgedehnte, bis zu den Faszien und noch tiefer reichende, stark nekrotisierende bakterielle Entzündung. Es handelt sich um eine Infektion ohne Orientierung an bestimmte Gewebsstrukturen, die jeden Körperteil befallen kann.
Ätiologie: Staphylokokken und Streptokokken.
Klinik: Phlegmonen entstehen oft im Anschluß an Verletzungen, unsterile Injektionen, Erysipele und durch infizierte Operationswunden. Besonders prädisponiert sind Patienten mit Diabetes mellitus. Die Erkrankung ist von starken Schmerzen begleitet und zeigt typische Entzündungssymptome.

Phlegmone
Therapie
Phlegmonen werden primär chirurgisch versorgt.

Pneumonien, atypische

Definition: Alle nicht-bakteriellen Pneumonien, deren klinisches Bild von dem der klassischen (bakteriellen) Pneumonie abweicht.
Ätiologie und Epidemiologie: Mycoplasma pneumoniae 30–60% (endemisch), Viren 25–70% (epidemisch), davon Adenoviren 5% (sporadisch) bis 50% (epidemisch) besonders bei Heranwachsenden und Influenza-Pneumonien; Parainfluenzaviren 0–5%, bei Kindern bis 20%; RS-Viren nicht bei Erwachsenen, bis 30% bei Kleinkindern. Ornithose (Chlamydien) selten, gelegentlich endemisches Auftreten. Q-Fieber selten, endemisch. 40–50% der atypischen Pneumonien bleiben in ihrer Ursache ungeklärt. Heute müssen in Deutschland auch Legionellen als Erreger ambulanter, aty-

pischer Pneumonien berücksichtigt werden (ca. 2–5% der ambulanten Pneumonien!). Im Winter treten besonders Virus- und bakterielle Pneumonien, im Frühjahr besonders bei jüngeren Patienten Mykoplasmenpneumonien auf. Bei Patienten mit geschwächter Abwehr (insbesondere unter Zytostatika, Steroid- und/oder Strahlentherapie) werden Pneumonien gelegentlich verursacht durch Pneumocystis carinii, Zytomegalievirus, Legionellen und Pilze.

Klinik und Diagnostik: Es besteht ein Mißverhältnis zwischen geringem Auskultationsbefund und relativ deutlichem Röntgenbefund; die Ursache dafür ist die häufige „zentrale Pneumonie", wobei die Lungenperipherie frei ist und von der Perkussion nicht erfaßt wird. Ein negativer physikalischer Untersuchungsbefund schließt eine atypische Pneumonie nicht aus! Daher im Zweifelsfall immer röntgen. Allgemeinsymptome sind Fieber ohne Schüttelfrost und Kopfschmerzen. Trokkener Reizhusten mit spärlichem oder fehlendem Auswurf; eher relative Bradykardie. Normale oder erniedrigte Leukozytenzahlen, toxische Granulationen sowie häufig relative Lymphozytose. Bei *Mykoplasmen-Pneumonien* werden häufig Kälteagglutinine nachgewiesen; die diagnostische Sicherung erfolgt durch KBR.

Bei der *Ornithose* besteht ein schwerer Krankheitsverlauf, langsamer Fieberanstieg, Kontinua über zwei bis drei Wochen, besonders Kopfschmerzen, selten Nasenbluten. Der weitere Verlauf kann durch eine Meningoenzephalitis kompliziert werden. Häufig diagnostischer Hinweis durch Anamnese (Hausvögel!). Diagnosestellung durch KBR, evtl. Tierversuch (siehe: Ornithose). Bei der *Grippe-Pneumonie* ist der Tod meldepflichtig. Dieser kann Folge der primären viralen wie auch der sekundären bakte-

Pneumonie, atypische
Therapie
Die allgemeine The-

riellen Pneumonie (Hämophilus influenzae, Staphylokokken) sein.
Die *Adenovirusinfektion* macht nur zu 10–20% pneumonische Infiltrate. Der Krankheitsverlauf ist akut mit Fieber, Kopfschmerzen, Erbrechen und Meningismus, Pharyngitis, Konjunktivitis und Lymphknotenschwellungen. Die Diagnose kann durch KBR ab der 2. Woche gestellt werden. Rickettsien-Pneumonie: siehe „Q-Fieber".

rapie ist gleich der bei bakteriellen Pneumonien (siehe dort). Antibiotika der Wahl sind Tetrazykline oder Erythromycin, sofern es sich nicht um virale Erkrankungen handelt. Bei Pneumocystis carinii empfiehlt sich hochdosiert Co-trimoxazol (z. B. Bactrim Roche).

Pneumonie, bakterielle *Definition:* Akute oder chronische, entzündliche Lungenerkrankung mit Befall des Alveolarraumes und/oder des Interstitiums. Pneumonien sollten weiterhin nach ihrem Vorkommen unterschieden werden, und zwar bei 1). bisher gesunden Patienten, bei 2). Patienten mit vorbestehenden pulmonalen Krankheiten und bei 3). hospitalisierten Patienten.
Ätiologie: Pneumokokken (etwa 60–80% der ambulanten Pneumonien), Streptokokken, Staphylokokken, H. influenzae. Staphylokokken sind als Erreger von Superinfektionen bei Grippepneumonien gefürchtet. Legionella pneumophila (siehe Legionärskrankheit). Enterobakterien (Klebsiella, Enterobacter, Proteus spp.) und Pseudomonas aeruginosa sind Erreger von nosokomialen Pneumonien; anaerobe Keime (fusiforme Stäbchen, Streptokokken, Bact. melaninogenicus) haben vermehrt bei Aspirationspneumonien mit Abszedierung und Empyembildung Bedeutung.
Epidemiologie: Die primär akute Pneumonie tritt ohne Vorerkrankung auf; die sekundäre Pneumonie manifestiert sich bei vorbestehenden Grunderkrankungen. In diesen Fällen dominieren meist die gramnegativen Problemkeime, insbesondere wenn eine antibiotische Vorbehandlung erfolgt ist. Splenektomierte Patienten und solche mit Sichelzellanämie sind für Pneumokokkeninfektionen

vermehrt anfällig. Bei den Pneumokokkenpneumonien hat es in den letzten 50 Jahren eine deutliche Typenverschiebung gegeben. Während früher Typ 1 und 2 die häufigsten Erreger der lobären Pneumonie waren, sind es heute Typ 3 und 19.

Pathophysiologie:

Klassischer Verlauf:

1.) Anschoppung (1. Tag; crepitatio indux)

2.) Rote Hepatisation (2.–3. Tag; Dämpfungs- und Infiltrationszeichen)

3.) Grau-gelbe Hepatisation (4.–8. Tag)

4.) Lysis (7.–9. Tag; crepitatio redux)

Dieser phasenhafte Verlauf ist heute selten; bronchopneumonische Infiltrationen mit segmentaler Begrenzung sind heute typischer.

Klinik: Nach vorangehenden 1–2tägigen uncharakteristischen „grippalen" Symptomen plötzlicher Schüttelfrost und hohes Fieber; wenig, gelegentlich gelblicher bzw. bräunlicher Auswurf und schweres Krankheitsgefühl. Husten, Atemnot und „Nasenflügeln" (bei Kleinkindern), Thoraxschmerzen durch Begleitpleuritis, bei diaphragmaler Beteiligung Fortleitung des Schmerzes in den Oberbauch, bei Kindern sogar bis in den Unterbauch. Vermehrtes Sputum ab 2. Tag. Physikalischer Befund mit Klopfschallverkürzung, ohrnahen klingenden Rasselgeräuschen, Bronchialatmen, positivem Stimmfremitus und Bronchophonie. BSG-Beschleunigung; Blutbild: Leukozytose, Linksverschiebung, toxische Granulation und Lymphopenie. Röntgenologisch dichte, relativ scharf begrenzte, großflächige „alveoläre" Verschattung bei Pneumokokken; bei der Staphylokokkenpneumonie kein homogenes Infiltrat, sondern multiple, diffuse Fleckschatten. Am 7.–9. Krankheitstag früher kritische Entfieberung. Seit Beginn der Antibiotikaära findet man den klas-

Pneumonie, bakterielle
Therapie
Antibiotika als ungezielte Sofortbehandlung nach Abnahme von Bronchialsekret zur bakteriologischen Untersuchung. Primäre, ambulant erworbene Pneumonien werden mit Penicillin oder Ampicillin/Amoxicillin behandelt, wenn im Grampräparat reichlich grampositive Diplokokken zu sehen sind. Erythromycin, Co-trimoxazol (z. B. Bactrim Roche) und Tetrazykline sind Alternativen bei Penicillinallergie. Sekundäre Pneumonien werden mit neueren Penicillinen oder Cephalosporinen behandelt. Bei Pneumonien nach antibiotischer Vorbehandlung, bei Risikopatienten oder bei nosokomial erworbenen Pneumonien ist eine Kombinationstherapie aus neueren Penicillinen und Aminoglykosiden – gelegentlich auch mit Staphylokokken-Penicillinen – indiziert. Allgemeinmaßnahmen sind: Bettruhe (mehr bei jüngeren Patienten) und

FANSIDAR®

Sulfadoxin + Pyrimethamin

1 Tablette pro Woche

Malariaprophylaxe
bei Chloroquinresistenz

sischen Ablauf der Lobärpneumonie nur noch selten. Aber trotz relativ rascher Entfieberung unter Antibiotika werden die morphologischen Lungenveränderungen in ihrem zeitlichen Ablauf kaum verkürzt.

Diagnose: Sputumkulturen meist wenig hilfreich! Besser Pleuraflüssigkeit, Blutkulturen, die in 30–50% der Fälle von bakteriellen Pneumonien positiv sind und bei besonderen Indikationen transtracheale Aspiration, Fiberendoskopie oder perthorakale Punktion.

Pocken (Variola)

Definition: Die klassischen Pocken (Variola major) sind eine hochinfektiöse Viruserkrankung. Der Krankheitsverlauf ist durch hohes Fieber und durch die Ausbildung eines zeitlich normierten Exanthems charakterisiert. Es wird zwischen einer Variola major und einer milder verlaufenden Variola minor (Alastrium) unterschieden.

Ätiologie: Das Pockenvirus ist ein relativ großes quaderförmiges DNA-Virus mit sehr komplexem Aufbau. Es besteht nahe Antigenverwandtschaft zwischen Variola-, Alastrium- und Vakziniavirus; morphologisch, biochemisch und serologisch sind sie nicht unterscheidbar. Nach überstandener Infektion besteht eine Kreuzimmunität zwischen den drei Erregertypen.

Epidemiologie: Das Pockenvirus wird durch Tröpfcheninfektion, seltener auch durch Staubinfektion von Mensch zu Mensch übertragen. Der Kontagionsindex beträgt bei nichtimmunen Personen nahezu 100%. Pockenviren bleiben im getrockneten Zustand über Monate infektiös; die Infektionsmöglichkeit über kontaminierte Gegenstände darf nicht unterschätzt werden. Erkrankte sind vom Ende der Inkubationszeit bis zur Abheilung des Exanthems infektiös. Die Krankheit hinterläßt eine lebenslange Immunität.

Thromboseprophylaxe, Luftanfeuchtung, Atemgymnastik, Inhalationsbehandlung (?); bei Herzinsuffizienz Digitalispräparate; bei Hypoxie Sauerstoff; reichliche Flüssigkeitszufuhr.

Komplikationen
Letalität der Pneumokokkenpneumonie ca. 15%, mit höherer Rate bis 40%, bei Niereninsuffizienz und Leberzirrhose.

Die Einführung der Jennerschen Vakzination und ein energisches Programm der WHO haben dazu geführt, daß die ehemals ubiquitäre Seuche heute weltweit ausgerottet ist. Dies wurde auch durch die Tatsache erleichtert, daß der Mensch als einziges Erregerreservoir gilt und es keine symptomlosen Virusträger gibt.

Pathogenese: Das Virus gelangt über den Nasen-Rachen-Raum in den menschlichen Körper. Die erste Virusvermehrung erfolgt in der Schleimhaut des Respirationstraktes und in den regionären Lymphknoten. In einer ersten virämischen Phase gelangen die Erreger auf dem Blutweg zu den Zellen des retikulohistiozytären Systems, wo sie sich erneut vermehren. Während eines zweiten virämischen Schubes (Generalisation) gelangen sie in Haut, Schleimhäute und innere Organe. Mit der zweiten virämischen Phase treten die klinischen Erscheinungen der Erkrankung auf.

In der Haut kommt es zunächst durch degenerative Veränderungen in der Epidermis zur Papelbildung. Durch Zellzerstörung und Serumexsudation entstehen aus den Papeln intradermale Bläschen. Nach Leukozyteneinwanderung bildet sich die eitrige Pustel, die allmählich durch Nachlassen der entzündlichen lokalen Reaktionen eintrocknet, unter Borkenbildung verschorft und narbig verheilt.

Klinik: Die Inkubationszeit dauert durchschnittlich 12 Tage (7–17 Tage). Die Prodromalphase beginnt mit plötzlich einsetzendem Fieber bis 40° C, Kopf-, Kreuz- und Gliederschmerzen sowie Übelkeit und katarrhalischen Erscheinungen. Das Gesicht ist gerötet, es finden sich konjunktivale Injektion, Enanthem und häufig ein flüchtiges, morbilliformes Vorexanthem („rash“). Nach 3–4 Tagen fällt das Fieber ab, das Allgemeinbefinden bessert sich. Gleichzeitig treten dichtste-

hende rote Flecken von 3 mm Durchmesser auf, die sich schnell zu Papeln entwickeln. Die Papeln sind vor allem im Gesicht und an den distalen Extremitäten einschließlich Fußsohlen und Handinnenflächen zu sehen. Sie können auch flächenhaft konfluieren.

Am 3. bis 4. Tag nach Erscheinen des Exanthems bilden sich die intradermalen Bläschen mit zunächst serösem, später milchig-gelbtrübem Inhalt. Ein bis zwei Tage später kommt es zur Ausbildung der typischen genabelten und gekammerten Pockenpusteln und erneutem Fieberanstieg (41° C), das bis zu ihrer Abheilung bestehen kann.

Am 10. bis 12. Tag nach Auftreten des Exanthems trocknen die Pusteln aus, es bilden sich bräunliche Schuppen und Borken, die starken Juckreiz verursachen und im Verlauf der dritten Krankheitswoche unter Narbenbildung abgestoßen werden.

Für das Pockenexanthem charakteristisch ist die, im Gegensatz zu Varizellen, monomorphologische Ausbildung, d. h. die Umwandlung von einem Stadium in das nächste erfolgt zeitlich normiert – so werden entweder Flecken, Papeln, Bläschen oder Pusteln gesehen.

In seltenen Fällen nimmt die Krankheit einen schweren, fulminanten Verlauf. Es treten hämorrhagische Hauterscheinungen, Blutungen und Knochenmarksuppressionen auf. Der Tod tritt innerhalb von drei bis vier Tagen ein, ohne daß das charakteristische Pockenexanthem aufgetreten ist („Schwarze Blattern").

Alastrium: Die Infektion durch das Alastrium-Virus zeigt einen weitaus milderen Krankheitsverlauf. Das Exanthem ist weniger dicht, oft fehlt der zweite Fieberschub, und es kommt nicht zur Narbenbildung.

Komplikationen: Gefürchtet sind die bakteriellen Superinfektionen. Bei schweren

Verläufen werden bakterielle Pneumonien und Sepsis beobachtet. Häufig treten Abszesse, Phlegmonen, Osteomyelitiden und Otitis media auf. Der Tod tritt nicht selten durch toxisches Kreislaufversagen ein.

Diagnose: Bei Auftreten des Eruptionsstadiums kann der Pockenverdacht klinisch gestellt werden. Der Verdacht wird durch den elektronenmikroskopischen Virusnachweis und durch den vierfachen Titeranstieg spezifischer Antikörper verifiziert. Virusanzüchtung gelingt auf der Chorioallantoismembran bebrüteter Hühnereier.

Differentialdiagnostisch müssen vor allem Varizellen und Herpes-simplex-Infektionen ausgeschlossen werden.

Immunprophylaxe: Die heute zur aktiven Immunisierung benutzten Vakzinia-Virusstämme leiten sich wahrscheinlich vom Variola- oder Alastriumvirus ab. Nach der Impfung macht der Impfling eine abgeschwächte Pockenkrankheit durch und erwirbt eine wirksame Krankheitsimmunität.

Impfkomplikationen: Als harmlose Komplikation sind die Nebenpocken in unmittelbarer Nähe der Impfschnitte und die sekundären Vakzinepusteln, die vom Impfschnitt ausgehend am ganzen Körper auftreten können, anzusehen (Schmierinfektion).

Als schwere Impfkomplikation tritt die seltene generalisierte Vakzinia auf, die durch hämatogene Aussaat des Vakzine-Virus entsteht.

Besonders gefürchtet ist die Impfenzephalitis mit einer Letalität von 30–40%.

Seit Mai 1976 wurde die gesetzliche Impfpflicht für Pocken in der Bundesrepublik Deutschland aufgehoben. Zur Zeit müssen nur noch Personen, die im Labor mit Pockenviren arbeiten, aktiv geimpft werden.

Pocken
Therapie
Die Behandlung der Pocken ist symptomatisch; sie besteht aus der antibiotischen Bekämpfung von Sekundärinfektionen und der Gabe von antipyretischen und antiphlogistischen Medikamenten.

Meldepflicht besteht bei Verdacht, Erkrankung und Tod. Die Pocken gehören zu den vier Quarantänekrankheiten.

Poliomyelitis („Kinderlähmung")

Definition: Die Poliomyelitis ist eine durch Enteroviren verursachte akute Infektionskrankheit, bei der es durch Befall des zentralen Nervensystems zu schlaffen Lähmungen kommen kann.

Ätiologie: Die Polioviren gehören zur Gruppe der Enteroviren. Die runden, RNA-haltigen Virionen haben einen Durchmesser von 28 nm. Serologisch lassen sie sich in Typ I, II und III unterscheiden. Die postinfektiöse Immunität ist streng typenspezifisch, so daß Zweiterkrankungen durch verschiedene Typen möglich sind.

Epidemiologie: Poliomyelitis ist weltweit verbreitet. Das Virus wird durch infizierte Menschen fäkal ausgeschieden und kann bei niedrigen Temperaturen länger als drei Monate infektionstüchtig bleiben. Die Übertragung von Mensch zu Mensch erfolgt meist durch Schmierinfektion (fäkal-oral), wobei die über Wochen andauernde massive Virusausscheidung mit den Fäkalien das epidemiologische Geschehen bestimmt.

In Gebieten mit geringem zivilisatorischem Standard werden die Kinder frühzeitig durchseucht („Kinderlähmung"), die Erkrankung verläuft dabei meist inapparent. Mit besserer Hygiene verschiebt sich das Erkrankungsalter in höhere Altersstufen.

In unseren Breiten liegt der Morbiditätsgipfel im Spätsommer und Frühherbst. Seit Einführung der Impfung mit Lebend-Impfstoffen ist die Morbiditätsrate erheblich gesunken; in Deutschland werden jährlich nur noch vereinzelt Poliomyelitis-Erkrankungen gemeldet.

Pathogenese: Nach der oralen Infektion vermehrt sich das Virus im Epithel und im lymphoretikulären Gewebe des Pharynx und des Darmkanals.

In 95% der Fälle sistiert die Virusvermehrung durch örtlich stimulierte Antikörperbildung; die Erkrankung bleibt inapparent, hinterläßt aber eine typenspezifische Immunität. Bei einigen Erkrankten jedoch wandern die Erreger in die Gewebe des ZNS, vermehren sich dort erneut und befallen zunächst die Leptomeningen. Es kommt zu einer aseptischen Meningitis, die aber in der Mehrzahl der Fälle ohne Gehirn- oder Rückenmarksbeteiligung ausheilt. Bei 0,5–1% der Patienten entwickelt sich das eigentliche Lähmungsstadium. Die Viren befallen bevorzugt die motorischen Ganglienzellen des Vorderhorns, die motorischen Hirnnervenkerne von Pons und Medulla oblongata sowie die Formatio reticularis.

Pathologisch-anatomisch sind entzündliche Infiltrate mit Untergang von Ganglienzellen und reaktiver Gliawucherung nachweisbar.

Klinik: Die Inkubationszeit beträgt durchschnittlich zehn Tage. Die Krankheit beginnt mit der zwei bis drei Tage dauernden *Initialphase.*

Es treten Allgemeinsymptome wie Fieber, Kopfschmerzen, Durchfälle, katarrhalische Erscheinungen und Abgeschlagenheit auf. Bei der Mehrzahl der Patienten (ca. 95%) ist damit die Poliomyelitisinfektion überwunden. Nach einem ein- bis dreitägigen, fieberfreien Intervall *(Latenzphase)* tritt bei einem kleinen Prozentsatz das meningitische Stadium ein. Dieses Stadium geht mit erneutem Fieberanstieg, Kopfschmerzen, Nackensteifigkeit und allgemeiner Hyperästhesie einher. Nur 0,5–1% der Fälle führen zum *Paralysestadium.*

Nach der dominierenden Lokalisation werden drei Formen unterschieden:

1.) *Die spinale Form:* Charakteristisch ist ein Lähmungstyp mit proximal betonten, asymmetrischen, schlaffen Paresen der oberen und unteren Extremitäten. Am häufigsten sind die Beine betroffen, es

folgen die Arme und dann erst die Rumpfmuskulatur.
Bei Lähmungen der Interkostalmuskulatur besteht die Gefahr der peripheren Atemlähmung; ist auch das Zwerchfell betroffen, muß sofort eine künstlche Beatmung eingeleitet werden.
2.) *Die bulbär-pontine Form:* Diese gefährliche Form der Erkrankung beginnt meist plötzlich mit hohem Fieber und Kopfschmerzen. Eine Hirnnervenbeteiligung betrifft sowohl die oberen (insbesondere III, V, VI, VII) als auch die unteren Hirnnerven (IX, X, XI, XII). Störungen des Schluckaktes und Befall des Atem- und Kreislaufsystems führen zu einem lebensbedrohlichen Zustand.
3.) *Die polioenzephalitische Form:* Diese kann mit Krämpfen beginnen und mit hohem Fieber, Wahnideen und Bewußtseinsstörungen einhergehen. Weiterhin können extrapyramidale Veränderungen mit Hyperkinesien und ataktischen Symptomen, vasomotorische Störungen und Blutdruckschwankungen auftreten.
Mit Entfieberung beginnt das *Reparationsstadium,* das etwa ein bis zwei Jahre dauert. Zurückbleiben können Muskelatrophien, Kontrakturen, trophische Störungen, Lähmungen und bei Kindern Wachstumsrückstand einzelner Gliedmaßen.
Labordaten: Im Liquor besteht eine Pleozytose, dabei dominieren anfangs die polynukleären Zellen. Die Eiweißvermehrung ist zu Beginn gering, später steigt sie an. Der Liquorzucker ist normal bis erhöht.
Diagnose: Bei voll entwickeltem Krankheitsbild wird die Diagnose klinisch gestellt. Charakteristisch sind der doppelgipflige Fieberverlauf („Dromedarkurve"), die Stadiumverläufe und schlaffen Paresen. Oft sind einzelne Muskeln paralytisch, während andere ihre volle

Poliomyelitis
Immunprophylaxe
Durch die Einführung der Schluckimpfung ist die Poliomyelitis in Europa fast vollkommen verbannt. Sabin, Cox und Koprowski gelang es, aus allen drei Poliovirus-Stämmen einen „Lebend"virusimpfstoff herzustellen. Der trivalente Kombinationsimpfstoff wird ab dem dritten Lebensmonat oral verabreicht. Die Grundimmunisierung besteht aus drei Schluckimpfungen, die im Abstand von mindestens sechs bis acht Wochen vorgenommen werden plus einer Schluckimpfung nach einem Jahr. Auffrischimpfungen sollten zur Vermeidung von Impflücken im Abstand von fünf bis zehn Jahren erfolgen.
Therapie eine spezifische Therapie gibt es nicht. Eine fortlaufende Überwachung der Kranken ist wegen der rechtzeitigen Erkennung

der Ateminsuffizienz erforderlich. Sorgfältig Pflege, Vermeidung von Kontrakturen und intensive Rehabilitationsmaßnahmen sind außerordentlich wichtig.

Meldepflicht besteht bei Verdacht, Erkrankung und Tod.

Beweglichkeit behalten. Sensibilitätsausfälle fehlen.

Die Poliomyelitisviren können aus Stuhl, Rachenabstrichen, Gurgelwasser und Liquor isoliert und auf Gewebekulturen angezüchtet werden. Zur serologischen Diagnostik eignen sich Neutralisationstest und Komplementbindungsreaktion.

Prostatitis

Definition: Akute oder chronische, spezifische oder unspezifische Entzündung der Prostata.

Ätiologie: Bakteriell durch gramnegative Stäbchen wie z. B. E. coli oder Klebsiellen sowie seltener durch grampositive Kokken, wie z.B. Entero-, Staphylo- und Streptokokken. Spezifische Formen durch Gonokokken, Mykoplasmen oder Tuberkelbakterien.

Pathophysiologie: Die akute Prostatitis ist eine definierte, durch Symptome, Bakteriologie und Behandlungsmöglichkeiten von der chronischen Prostatitis abgrenzbare, parenchymatöse Entzündung. Der Infektionsweg kann urethrogen – aufsteigend von der distalen Harnröhre sowie deszendierend aus der Harnblase, kanalikulär-aszendierend bei bestehender Epididymitis oder Vesikulitis – sowie hämatogen durch metastatische bakterielle Absiedlung aus Entzündungen anderer parenchymatöser Organe sein. Prostatasekret besitzt normalerweise eine deutliche antibakterielle Aktivität, die bei einigen Patienten mit chronischer Prostatitis fehlt. Eine Sonderform ist die *granulomatöse Prostatitis.* Als unspezifische Entzündung der Prostata ist sie abzugrenzen von der granulombildenden tuberkulösen Prostatitis. Sie ist eine Reaktionsform auf eine Keiminvasion mit Epithelnekrosen und induziert eine resorbierende granulombildende Entzündung; sie ersetzt herdförmig das normale Prostataparenchym.

Epidemiologie: Die Erkrankung wird durch folgende disponierende Faktoren begünstigt: Veränderungen der männlichen Adnexe, subvesikale Harnobstruktion wie Harnröhrenstrikturen, Meatusstenosen, Urethraldivertikel oder Prostataadenom. Bei der granulomatösen Prostatitis entspricht der Altersgipfel dem der Prostataadenomträger.

Klinik: Die *akute Prostatitis* ist gekennzeichnet durch plötzliches Auftreten von Miktionsbeschwerden mit imperativem Harndrang (bis zum Harnverhalten), abgeschwächtem Harnstrahl, Dysurie, Pollakisurie und terminalem Brennen. Ein Völlegefühl in der Dammregion ist als Druck- oder Spannungsschmerz der Prostata aufzufassen. Begleitsymptome im Perineal- und Analbereich sind Defäkationsschmerzen und Rektum-Tenesmen. Ejakulationsschmerzen und Pyospermie werden vereinzelt angegeben. Als parenchymatöse Entzündung verursacht die akute Prostatitis gravierende Allgemeinerscheinungen mit hohem Fieber und Schüttelfrost sowie die entsprechenden laborchemischen Veränderungen. Die rektale Palpation ergibt eine leicht gespannte, ödematös vergrößerte, deutlich druckschmerzhafte Prostata. Der Analsphinktertonus ist erhöht. Im Urinbefund zeigen sich reichlich Leukozyten, Zelldetritus, Schleim und Bakterien.

Die *chronische Prostatitis* zeigt kein einheitliches Krankheitsbild. Nur in 30% der Fälle einer chronischen Prostatitis liegt eine echte mikrobielle Entzündung vor. In zwei Drittel der Fälle verbergen sich hinter der Pseudodiagnose chronische Prostatitis das vegetative Urogenitalsyndrom und das anogenitale Syndrom. Die Symptomatik ist ähnlich wie bei der akuten Prostatitis; zusätzlich können auftreten: Störungen der Sexualfunktion wie Impotentia coeundi, Libidoverlust, Kohabitationsschmerz, Ejaculatio praecox.

Prostatitis
Therapie
Die unkomplizierte akute Prostatitis klingt in der Regel unter antibiotischer Therapie mit Doxycyclin oder Co-trimoxazol (z. B. Bactrim Roche) im Laufe einer Woche ab.
Eine symptomatische
Therapie mit Spasmolytika und Laxantien kann nützlich sein. Bei einem durch Prostataödem, Drüsenkongestion, Abszedierung oder Refluxspasmus bedingten Harnverhalten ist die suprapubische Zystostomie unumgänglich. Prostatamassage ist kontraindiziert. Die antiinfektiöse Behandlung wird bis zum Rückgang der Leukozytenvermehrung im Prostatasekret bzw. in der 3. Harnprobe nach Prostatamassage konsequent fortgesetzt, um die Gefahr einer sekundär chronischen Prostatitis auszuschließen. Die chronische Prostatitis stellt ein therapeutisches Problem dar. Nur wenige anti-

bakterielle Chemotherapeutika diffundieren ausreichend in nicht-entzündetes Prostatagewebe. Häufig persistiert die Infektion. Beim anogenitalen Symptomkomplex ist eine proktologische Sanierung vordringlich. Beim vegetativen Urogenitalsyndrom scheinen Spasmolytika, Balneotherapie, Sedierung und Exploration der psychischen Gesamtkonstellation sinnvoll.

Bei der *granulomatösen Prostatitis* ist der rektale Palpationsbefund nur bioptisch vom Prostatakarzinom abgrenzbar. Die Symptomatik ist ähnlich der des Prostataadenoms.

Diagnose: Aufgrund der typischen Symptomatik und durch Erregerisolierung aus Prostatasekret und Mittelstrahlurin. Evtl. transrektale Prostatasaugbiopsie zur zytologischen Fahndung nach Entzündungszellen. Radiologisch mit Urogramm, Miktionszystourethrogramm, retrogrades Urethrogramm, selten Vaso-Vesikulographie.

Pyelonephritis

Definition: Akute oder chronische, ein- oder beidseitige Entzündung des Nierenbeckens („obere Harnwegsinfektion").

Ätiologie und Pathophysiologie: Verschiedene Bakterien können eine Pyelonephritis verursachen. Obstruktionen, z.B. Harnabflußstörungen, intrarenale Obstruktionen mit Urinstase oder Urinreflux und miktioneller Restharn bereiten ein günstiges Milieu zum Wachstum endogener Keime. Vorwiegend mechanische (intrinsische und extrinsische Faktoren), aber auch funktionelle Entleerungsstörungen begünstigen eine Pyelonephritis. Die „urologische" Pyelonephritis tritt typischerweise einseitig (asymmetrisch) auf. Die chronische Pyelonephritis ist vaskulärer, toxischer, immunologischer oder stoffwechselbedingter Natur; nur selten ist die Genese infektiös!

Epidemiologie: Die Pyelonephritis ist bei Frauen häufiger als bei Männern. Bezüglich des Lebensalters und der Geschlechtsverteilung ergeben sich weitere Besonderheiten:

1.) Pyelonephritis im Kindesalter. Symptomatik: Enuresis nocturna, häufige therapieresistente Infekte, Dyspepsie, Pyodermie, Otitis media, Harnwegsanomalien. Beim Kind ist jeder unklare fieber-

hafte therapierefraktäre Infekt suspekt auf Pyelonephritis.
2.) Pyelonephritis in der Schwangerschaft. 4–8% aller Graviden zeigen in Routinekontrollen eine asymptomatische signifikante Bakteriurie. Daraus resultiert in 40% eine akute Pyelonephritis, die häufig klinisch stumm verläuft. Jede Schwangerschaftspyelonephritis erhöht die kindliche und mütterliche Letalität und birgt die Gefahr des Überganges in eine chronische Pyelonephritis!
3.) Pyelonephritis nach gynäkologischen Operationen und Bestrahlungen. Etwa ein Fünftel aller Patientinnen mit vorangegangener Therapie wegen Kollumkarzinom sterben an einer Urämie infolge obstruktiver Pyelonephritis. Jede akute Pyelonephritis – auch nach länger zurückliegender Therapie – sollte an eine Harnabflußstörung denken lassen.
4.) Pyelonephritis im Prostataadenomalter. Das obstruktive Prostataadenom bahnt den Weg für eine sekundäre Pyelonephritis.
Klinik: Die akute Pyelonephritis zeichnet sich durch ein- oder beidseitige Spontan- und Klopfschmerzhaftigkeit der Nierenlager, Fieber mit oder ohne Schüttelfrost, allgemeines Krankheitsgefühl und dysurische Beschwerden (Algurie, Pollakisurie, imperativer Harndrang) aus.
Die abszedierende Pyelonephritis ist eine foudroyant verlaufende Form der akuten, meist einseitigen Pyelonephritis, entweder hämatogen oder kanalikulär-aszendierend. Sie ist mit hohen, septischen Temperaturen und mit einer deutlichen Flankensymptomatik verbunden (vgl. „Nierenabszeß").
Charakteristische, subjektive Beschwerden fehlen meist bei einer chronischen Pyelonephritis. Es zeigt sich eher ein unspezifisches Beschwerdebild mit Müdigkeit und Abgeschlagenheit, Kopfschmerzen, Brechreiz mit Inappetenz und Ge-

Pyelonephritis
Therapie
Bei der akuten Pyelonephritis sind Chemotherapeutika nach mikrobiologischer Urindiagnostik (Uricult vom sauberen Mittelstrahlurin, Antibiogramm) angezeigt. Geeignet sind z. B. Penicilline vom Ampicillin-Typ oder Co-trimoxazol (z. B. Bactrim Roche); Dauer der Behandlung mindestens 14

Tage. Im symptomfreien Intervall sollte eine intensive Diagnostik durchgeführt werden. Die superinfizierte Harnstauungsniere muß unbedingt drainiert werden.
Die Risikofaktoren müssen beseitigt werden (Harnsteinprophylaxe, Sanierung von Harnobstruktionen z. B. Prostatektomie usw.). Schaffung harnabflußgerechter anatomischer Verhältnisse durch Nierenbeckenplastik bei subpelviner Stenose, Ureterozystoneostomie bei vesiko-urethralem Reflux und Niederdruckharnableitung via Colon Conduit.

wichtsreduktion. Gelegentlich bestehen dumpfe, nicht näher lokalisierbare Rükkenschmerzen, die nicht selten als rheumatisch oder vertebral bedingt eingeordnet werden.
Diagnose: Anhand der klinischen Symptomatik sowie der Laborwerte (BSG, Leukozytose, Leukozyturie, Bakteriurie, mäßiggradige Proteinurie und seltener Zylindrurie). Es besteht eine lineare Korrelation zwischen pathologischen Harnbefunden und dem Schweregrad der Kelchdeformierung. Im Urogramm sieht man, besonders bei chronischer Pyelonephritis, Kelchdeformierungen unterschiedlichen Ausmaßes. Die pyelonephritische Schrumpfniere mit narbigen Einziehungen an der Oberfläche, Schwund des Parenchymsaumes und somit Organverkleinerung ist der irreversible Endzustand.

Q

Q-Fieber
Syn.: Queryfieber; Balkangrippe; Siebentagefieber.
Definition: Q-Fieber ist eine zyklische Infektionskrankheit, die mit akutem Auftreten von Fieber, Schwäche, Kopfschmerzen und interstitieller Pneumonie einhergeht.
Im Gegensatz zu anderen Rickettsiosen findet sich kein Hautexanthem; die Agglutinationsreaktion mit dem Proteusstamm X (Weil-Felix-Reaktion) ist negativ.
Ätiologie / Epidemiologie: Der Erreger des Q-Fiebers ist Coxiella burnetii (früher Rickettsia burnetii). Die pleomorphen, rickettsienähnlichen Mikroorganismen sind hochinfektiös und auffallend resistent gegen Hitze und Desinfektionsmittel. Q-Fieber ist eine weltweit verbreitete Zoonose. Erregerreservoire bilden Rinder, Pferde, Schafe, Ziegen, Hunde, Ratten und Vögel; sie scheiden die Coxiellen mit der Milch sowie im Urin und Kot aus. Überträger sind Zecken. Für Überträger und Wirtstiere sind die Coxiellen selten pathogen.
Die Übertragung auf den Menschen erfolgt in den meisten Fällen durch Inhalation getrockneter, aus tierischen Ausscheidungen stammender Erreger sowie durch direkten Kontakt mit infizierten Tieren und selten durch den Genuß kontaminierter Milch.
Im allgemeinen erfolgt keine Übertragung von Mensch zu Mensch. Exponiert sind alle Personen, die sich in der Umgebung infizierter Tiere aufhalten. Klinisch inapparente Infektionen sind häufig. Die Erkrankung hinterläßt eine fundierte Immunität.
Klinik: Die Inkubationszeit beträgt durchschnittlich 19 Tage. Die Erkrankung beginnt akut mit starken Kopfschmerzen, Schüttelfrost, Muskelschmerzen und Fieber bis 40° C. Übelkeit, Erbrechen und

Durchfälle können auftreten. Etwa am fünften Tag stellen sich trockener Husten und Schmerzen in der Brust ein. Bei oft unauffälligem physikalischem Lungenbefund finden sich röntgenologisch in der Regel deutliche Veränderungen, die einer interstitiellen Pneumonie entsprechen. Es zeigen sich unscharf begrenzte, mattglasartige Infiltrationen unterschiedlicher Größe. Das Fieber dauert gewöhnlich drei bis sechs, selten auch bis zu vierzehn Tagen. In 20% der Fälle, häufig bei älteren Menschen, kommt es zu chronischen Verläufen mit einer Fieberdauer von mehr als vier Wochen. Gelegentlich treten auch Rückfälle auf.

Eine Hepatitis mit Ikterus findet sich bei einem Drittel der Patienten mit protrahiertem Verlauf. Diese Form des Q-Fiebers ist charakterisiert durch Fieber, Unwohlsein, Hepatomegalie und Oberbauchschmerzen; es fehlen Kopfschmerzen und Pneumonie. In der Leberbiopsie lassen sich diffuse granulomatöse Veränderungen mit vielkernigen Riesenzellen und verstreute Infiltrationen von polymorphkernigen Leukozyten, Lymphozyten und Makrophagen nachweisen. Eine seltene Komplikation des Q-Fiebers ist die Endokarditis.

Diagnose: Die Komplementbindungsreaktion ist ab dem 7.–10. Tag positiv. Erregernachweis im Versuchstier.

Q-Fieber
Therapie
Tetrazykline sind wirksame Antibiotika in der Behandlung des Q-Fiebers. Ein Alternativpräparat ist Chloramphenicol.
Prophylaxe
Es gibt Bemühungen zur Entwicklung einer Schutzimpfung für exponierte Personen, die jedoch z. Z. noch nicht allgemein anwendbar ist.

Meldepflicht besteht bei Erkrankung und Tod.

R

Rickettsiosen

Definition: Rickettsiosen kommen bei blutsaugenden Arthropoden, Nagetieren, Haustieren sowie beim Menschen vor. Die Rickettsiosen des Menschen sind eine Gruppe zyklischer Infektionskrankheiten wechselnden Schweregrades mit einer Vielfalt klinischer Erscheinungen. Die Erkrankung geht meist mit einem Hautexanthem und Fieber sowie mit charakteristischen Entzündungserscheinungen an den kleinen Blutgefäßen einher.

Ätiologie: Rickettsien sind pleomorphe, kokkoide, gramnegative Mikroorganismen und nehmen eine Zwischenstellung zwischen Bakterien und Viren ein. Sie sind obligate Zellparasiten; obwohl in ihnen eigene Stoffwechselvorgänge nachweisbar sind, ist ihr Wachstum an das Vorhandensein von lebenden Zellen gebunden. Ihre Anzüchtung ist deshalb nur in der Gewebekultur möglich und gelingt am besten im Dottersack des Hühnerembryos.

Epidemiologie: Rickettsien existieren in der Natur in einem Zyklus, in dem Arthropoden als Überträger und Säugetiere als Wirt dienen. Der Mensch ist nur ein Ausweichreservoir und hat keine eigentliche Bedeutung in diesem Kreislauf. Eine Ausnahme unter den Rickettsien bilden R. prowazekii (klassisches Fleckfieber) und R. quintana (Wolhynisches Fieber), bei denen der Mensch das einzige Erregerreservoir darstellt. Überträger der Rikkettsien sind Läuse, Flöhe, Zecken und Milben. Sie scheiden die Erreger entweder im Kot oder Speichel aus.

Pathogenese / Pathophysiologie: Die Infektion des Menschen erfolgt entweder perkutan oder aerogen über den Respirationstrakt. Mit Ausnahme des Q-Fiebers kommt es zu charakteristischen entzündlichen Veränderungen an den kleinen Blutgefäßen. Die Rickettsien vermehren sich in den Endothelzellen von

Tabelle 3: Rickettslosen

Krankheit Typ	Erreger	Geographisches Vorkommen	Überträger	Reservoir	Übertragungsweg auf den Menschen	Serologische Diagnostik	
Fleckfieber-Gruppe						Weil-Felix-Reaktion	KBR* IFT**
Rocky Mountain Fleckfieber	R. rickettsii	westliche Hemisphäre	Zecken	wildlebende Nager; Hunde	Zeckenbiß	positiv OX–19 OX–2	positiv gruppen- und typen-spezifisch
Boutonneuse-Fieber	R. conorii Mittelmeerländer; Indien	Afrika; Europa;	"	"	"	"	
Queensland-Zeckenbißfieber	R. australis	Australien	"	Beuteltiere; wildlebende Nagetiere	"	"	"
Nordasiatisches (sibirisches) Zeckenbißfieber	R. sibirica	Sibirien; Mongolei	"	wildlebende Nagetiere	"	"	"
Rickettsienpocken	R. akari	USA; UdSSR; Afrika	Milben	Mäuse; Ratten	Milbenbiß	negativ	"
Typhus-Gruppe							
Endemisches (murines) Fleckfieber	R.mooseri	weltweit	Flöhe	Nager	infizierte Flohfaeces perkutan	positiv OX–19	positiv gruppen- und

Krankheit Typ	Erreger	Geographisches Vorkommen	Überträger	Reservoir	Übertragungsweg auf den Menschen	Weil-Felix-Reaktion	KBR IFT
Epidemisches Fleckfieber	R. prowazekii	weltweit	Kleiderläuse	Menschen	infizierte Läusefaeces perkutan	„	typen-spezifisch
	R. canada	Nordamerika	Zecken	Fledermäuse		„	„
Brill-Zinsser-Krankheit	R. prowazekii	weltweit	rekurrierende Erkrankung; Jahre nach Erstinfektion an epidemischem Fleckfieber			meistens negativ	„
Japanisches Fleckfieber (Scrub-Typhus)	R. tsutsuga-mushi	Asien; Australien; pazifische Inseln	Zecken	wildlebende Nager	Zeckenbiß	positiv OX-K	positiv in 50% der Fälle
Andere Rickettsiosen							
Q-Fieber	C. burnetii	weltweit	Zecken	Vögel; Ratten; Schafe; Ziegen; Rinder; Pferde	Inhalation von infektiösen getrockneten Faeces	negativ	positiv
Wolhynisches Fieber	R. quintana	Europa; Afrika; Nordamerika	Läuse	Mensch	infizierte Läusefaeces perkutan	negativ	stehen nicht nur Verfügung

* KBR = Komplementbindungsreaktion
** IFT = Immunfluoreszenztest

Kapillaren, Arteriolen und Venolen, werden schubweise in die Blutbahn ausgeschüttet und gelangen in alle Organe. Die Proliferation der Erreger führt zur Schwellung und Zerstörung der befallenen Endothelzellen. Perivaskulär finden sich Infiltrationen von mononukleären Leukozyten, Lymphozyten und Plasmazellen; die Zellherde sind histologisch nachweisbar und können in allen Organen auftreten. Im Versorgungsgebiet führt O_2-Mangel zu Nekrosen und erhöhter Kapillarpermeabilität, es kommt zu Verlusten von Wasser, Elektrolyten, Proteinen und Erythrozyten sowie zur Ödembildung. Das Hautexanthem ist Folge der miliaren Blutgefäßläsionen.

Diagnose: Die Rickettsien besitzen antigene Eigenschaften und führen im Wirtsorganismus zur Bildung von Antikörpern. Die Antigenverwandtschaft mit dem Proteusstamm X wird für den serologischen Nachweis heterogener Antikörper genutzt. Patientenseren ergeben mit Proteus (OX-19, OX-2, OX-K) eine positive Agglutinationsreaktion (Weil-Felix-Reaktion).

Spezifische Antikörper werden mit Rikkettsienantigenen in der Komplementbindungsreaktion nachgewiesen. Die Isolierung des Erregers aus dem Patientenblut ist aufwendig und sehr teuer. Ihre Züchtung erfolgt im Dottersack des Hühnerembryos oder in geeigneten Versuchstieren (Meerschweinchen, Maus, Ratte). Für die Identifikation stehen Immunfluoreszenz- und Hämagglutinationstests zur Verfügung. Wichtige Daten zur Epidemiologie und Diagnostik der Rickettsiosen sind in der Tabelle 3 zusammengefaßt.

Rickettsiosen
Therapie
Mittel der Wahl zur Behandlung von Rikkettsiosen sind Tetrazykline oder Chloramphenicol.

Röteln (Rubeolen)

Definition: Zyklische Infektionskrankheit, die durch das Rubellavirus ausgelöst wird. Die *postnatale* Rötelnerkrankung ist eine meist harmlos verlaufende Virusinfektion, deren Hauptsymptome Lymph-

knotenschwellung und Hautexanthem sind. Erkrankung im Erwachsenenalter ist möglich.
Seitdem 1941 ein Zusammenhang zwischen mütterlicher Rötelninfektion und kongenitalen Defekten bekannt wurde, ist die Embryopathia rubeolosa von wichtiger epidemiologischer Bedeutung (Gregg-Syndrom).
Ätiologie: Der Erreger der Röteln, ein RNA-Virus, wurde 1962 erstmalig aus Gewebekulturen isoliert und wird der Familie der Togaviren zugeordnet. Auf der relativen Instabilität außerhalb des menschlichen Körpers beruht wahrscheinlich die geringe Kontagiosität des Rötelnvirus. Erkrankung daher häufig erst bei wiederholter Exposition.
Pathogenese: Rötelninfektionen erfolgen fast ausschließlich aerogen, d.h. von Mensch zu Mensch durch Tröpfcheninfektion.
Eintrittspforte sind die Schleimhäute des Nasopharynx. Hier findet die erste Virusvermehrung statt, mit anschließender lymphogener Ausbreitung der Viren in die Blutbahn. Die Virämie geht dem Krankheitsausbruch einige Tage voraus. Virusausscheidung mit dem Nasensekret erfolgt 10 Tage vor bis 15 Tage nach Exanthemausbruch. Virus-Nachweis im Blut und Rachenspülwasser, seltener im Urin, Stuhl, Liquor und Zervikalsekret ist möglich.
Kongenital erworbene Röteln resultieren aus der diaplazentaren Infektion des Fetus durch die erkrankte Mutter und haben häufig schwere Mißbildungen zur Folge. Kongenital erkrankte Kinder scheiden große Mengen der Rötelnviren über Monate (6–31 Monate) mit ihren Körpersekreten aus.
Epidemiologie: Rötelnviren sind auf der ganzen Welt endemisch verbreitet. Der Gipfel der Krankheitshäufigkeit wird im Frühjahr bei Kindern zwischen dem

5.–10. Lebensjahr registriert. 10–25% der Frauen im gebärfähigen Alter sind nicht immun.
Seit 1962 ist eine aktive Immunisierung mit Lebendimpfstoff und somit eine Immunprophylaxe möglich.
Klinik: Die Inkubationszeit beträgt 12–23 Tage, im Durchschnitt 18 Tage. Bei Kindern beginnt die Krankheit meist plötzlich ohne Einschränkung des Allgemeinbefindens. Bei Erwachsenen ist ein Prodromalstadium von 1–7 Tagen möglich und äußert sich in Mattigkeit, Kopfschmerzen, Fieber, leichter Konjunktivitis und Lymphknotenschwellungen.
Die Lymphknotenschwellungen treten schon vor Ausbruch des Exanthems auf und sind auch danach noch nachweisbar. Besonders betroffen sind die nuchealen (DD: Scharlach) und retroclavikulären Lymphknoten. Eine Leber- und Milzbeteiligung kann vorhanden sein.
Das Hautexanthem beginnt im Gesicht unter Einbeziehung der Umgebung des Mundes (DD: Scharlach) und breitet sich dann über den ganzen Körper aus. Bevorzugt sind die Streckseiten der Extremitäten und der Rücken. Charakteristisch für das Exanthem sind blaßrosa, kleine bis mittelgroße fleckige Effloreszenzen, die nicht konfluieren. (DD: Scharlach, Masern). Abklingen des Exanthems nach 3–5 Tagen. Fieber tritt selten auf. Eine Rötelnerkrankung hinterläßt in den meisten Fällen eine lebenslange Immunität.
Komplikationen: Bei jungen Frauen können als Komplikation Arthritiden/Arthralgien beobachtet werden. Die schmerzhaften Schwellungen der Gelenke, Finger und Knie verschwinden meistens nach einigen Wochen bis Monaten. Eine parainfektiöse Enzephalomeningitis (1:5000) kann vorkommen, ist jedoch weitaus seltener zu beobachten als bei Masern.

In 1:3000 Fällen treten Thrombozytopenien und Gefäßschäden mit der Gefahr einer Blutung auf. Dies wird bei Kindern häufiger als bei Erwachsenen beobachtet.

Die gefürchtetste Komplikation ist jedoch die Rubeolenembryopathie.

Die sensibelste Phase für eine Keimschädigung liegt im 1. Trimenon der Schwangerschaft. In der Frühzeit der embryonalen Organdifferenzierung, also in den ersten beiden Schwangerschaftsmonaten, ist die Mißbildungs- und Abortrate am höchsten (40–60%). Die Gefahr kongenitaler Schädigungen bleibt aber auch in den späteren Monaten bestehen. Die häufigsten Mißbildungen sind Katarakte, Innenohrschäden, Mikrozephalie, Herz- und Gefäßmißbildungen und Defekte in der Zahnentwicklung.

Diagnose: Das klinische Bild ist zumeist typisch. Routinemäßig ausgeführte Laboruntersuchungen sind wenig aussagekräftig; im Blutbild finden sich eine Leukopenie und atypische Lymphozyten.

Sicherer Nachweis einer frischen Rötelninfektion nur durch Virusisolation, Titeranstieg im Hämagglutinations-Hemmtest um mindestens 4 Stufen oder Nachweis von IgM-Rötelnantikörpern möglich.

Röteln
Therapie
Bei der postnatalen Rötelninfektion selten nötig; da es sich um eine Viruserkrankung handelt, ist zur Zeit nur eine symptomatische Behandlung möglich.
Schwerpunkt liegt bei der Prävention kongenitaler Rötelninfektionen, mit dem Ziel der aktiven Immunisierung von Mädchen vor dem geschlechtsreifen Alter.
Nach einer Impfung sollte eine Schwangerschaft für 2–3 Monate ausgeschlossen werden.

Meldepflicht besteht bei Rötelnembryopathie.

Rückfallfieber

Definition: Akute, generalisierte Infektionskrankheit, die durch zyklische Fieberanfälle charakterisiert ist.

Ätiologie: Erreger des Rückfallfiebers sind Borrelien (aus der Ordnung der Spirochäten und der Familie der Treponemataceae). Es sind 0,3–0,6 µm dicke und 10–20 µm lange Keime mit helikaler Struktur, die 5–10 Windungen aufweisen. Unter einer schleimigen Hülle befindet sich um das Zytoplasma und die Zytoplasmamembran herum ein Fibrillenbündel, das den Borrelien eine intensive Eigenbewegung ermöglicht.

Man unterscheidet zwei epidemiologische Varianten:
1.) das Läuserückfallfieber (Borrelia recurrentis);
2.) das Zeckenrückfallfieber (B. duttoni, B. turicatae, B. parkeri).
Epidemiologie: Das Läuserückfallfieber wird von Mensch zu Mensch durch die Kleiderlaus übertragen. Der Mensch ist einziges Erregerreservoir. Zur Zeit gibt es endemische Infektionsgebiete in Nordafrika, Südamerika und Fernost.
Epidemien entwickeln sich zumeist nur in Kriegszeiten und bei Hungersnöten.
Das Zeckenrückfallfieber wird durch Zekkenbiß übertragen. Die Erreger können über einige Jahre in der Zecke lebensfähig bleiben. Der Erreger kann von der Zecke transovarial an die nächste Generation weitergegeben werden, so daß die Zecke ein großes Erregerreservoir darstellt. Wahrscheinlich dienen in einigen Gebieten auch Nagetiere und andere kleine Säuger als Reservoir für Borrelien.
Pathophysiologie: Die Borrelien werden ausschließlich durch blutsaugende Arthropoden übertragen. Die Borrelien finden sich bei Laus und Zecke in der Hämolymphe, bei der Zecke auch in der Speichelflüssigkeit.
Kleine Verletzungen am Chitinpanzer der Insekten lassen die infektiöse Koxalflüssigkeit austreten. Die Borrelien können offenbar auch die intakte Haut durchdringen, so daß keine Hautverletzungen zur Invasion nötig sind.
Beim Zeckenbiß gelangen die Borrelien via Speichelsekret in die Haut.
Via Blut- und Lymphwege kommt es zur Spirochätämie und dem fieberhaften Krankheitsbild, das durch die Vermehrung der Borrelien und ihr Toxin verursacht wird.
Zur Entfieberung kommt es, wenn nach einigen Tagen die menschlichen Antikörper die Borrelien aus dem peripheren

Blut eliminieren. Innerhalb einer Woche erfolgen eine Reinvasion einer neuen antigenetischen Variante der Borrelien und ein erneuter Fieberanfall. Aus der erneuten spezifischen Antikörperreaktion resultiert die nachfolgende Entfieberung.
Der Vorgang kann sich bis zu zehnmal wiederholen, die Fieberanfälle werden aber jedesmal leichter.
Die Autopsie zeigt follikuläre Abszesse in der Milz, eine interstitielle Myokarditis, intrakranielle Hämorrhagien und fokale Nekrosen in der Leber.
Klinik: Inkubationszeit: 5–8 Tage. Die klinische Symptomatik variiert von Ausbruch zu Ausbruch und ist teilweise auch unterschiedlich bei Zecken- und Läuserückfallfieber. Die Krankheit beginnt akut mit Kopfschmerz, Übelkeit und Erbrechen, Photophobie, Appetitlosigkeit, Gelenk- und Muskelschmerzen. Das Fieber steigt rasch auf kontinuierliche Temperaturen von 39°–41° C.
Die Patienten können makuläre oder petechiale Exantheme entwickeln, und es kommt zu Husten und Tachypnoe. Der Oberbauch ist gespannt, häufig entsteht eine Hepatosplenomegalie. Bei einigen Patienten tritt beim Untergang von Leberzellen ein Ikterus auf, der in schweren Fällen mit einer Purpura verbunden ist (häufiger beim Läuserückfallfieber).
Weitere, nicht immer auftretende Symptome sind: Mikrohämaturie, Ekchymosen, Petechien, Iritis und Iridozyklitis. Bei Schwangeren kann es zum Abort kommen.
Nach 3–6 Tagen endet der Fieberanfall in einer Krise mit Schüttelfrost, Temperaturerhöhung (nur kurzfristig), Pulserhöhung und Steigerung des Blutdrucks. Wenn die Spirochäten aus dem peripheren Blut verschwinden, werden die Patienten hypoton; ein kardiovaskuläres Kreislaufversagen kann zum Tode führen. Nach ca. 7–10 fieberfreien Tagen kommt

es zum Rückfall, der dem ersten Fieberanfall ähnelt, meist jedoch schwächer ist.

Beim Läuserückfallfieber findet meist nur *ein* Fieberrezidiv statt, beim Zeckenrückfallfieber mehrere, sich allmählich abschwächende Fieberreaktionen.

Diagnose: Die definitive Diagnose wird durch die Demonstration der Borrelien während einer Fieberattacke im peripheren Blut gestellt. Beim Läuserückfallfieber gelingt der Nachweis sehr einfach durch direkte mikroskopische Darstellung („dicker Tropfen"), beim Zeckenrückfallfieber muß mitunter das Blut in Mikrohämatokritröhrchen vorher zentrifugiert werden.

Besonders geeignet ist das Nativpräparat im Phasen-Kontrast-Mikroskop (Färbung nach GIEMSA oder WRIGHT). Wenn die direkten Methoden negativ sind, kann noch der Tierversuch mit Maus oder Ratte (mehrfach) angesetzt werden.

Die Verdachtsdiagnose wird bereits durch den charakteristischen klinischen Verlauf gestellt. Weitere pathologische Veränderungen: leichte Anämie; geringe Leukozytose, die in der Fieberkrise meist in eine Leukopenie übergeht; Thrombozytopenie; PTT verlängert; Leberenzyme und Bilirubin erhöht; EKG: verlängerte QT-Zeit, Repolarisationsstörungen.

Differentialdiagnose: Malaria, Salmonellosen, Typhus, Rattenbiß-Fieber und Leptospirosen.

Rückfallfieber
Therapie
Penicillin G, Tetrazykline und Chloramphenicol führen zur schnellen Elimination der Borrelien aus dem peripheren Blut. Während der Therapie kann eine JARISH-HERXHEIMER-ähnliche Reaktion als Komplikation auftreten.
Prophylaktische Maßnahmen gegen beide Formen des Rückfallfiebers bestehen in der Verbesserung der Wohn- und Sozialverhältnisse sowie der Bekämpfung der übertragenden Insekten durch entsprechende Insektizide.

Meldepflicht besteht bei Verdacht, Erkrankung und Tod.

Ruhr (Shigellose)

Definition: Die Ruhr, hervorgerufen durch Shigellen, ist eine akute Infektion des Intestinaltraktes, die durch Diarrhöen, Fieber und kolikartige Leibschmerzen charakterisiert ist.

Ätiologie: Erreger der bakteriellen Ruhr sind die Shigellen (Syn.: Ruhr- oder Dysenteriebakterien) aus der Familie der Enterobacteriaceae. Es sind gramnegative

unbekapselte, nicht-begeißelte, fakultativ anaerobe oder aerobe Mikroorganismen. Sie sind leicht kultivierbar und lassen sich biochemisch, serologisch und/oder durch Selektivnährmedien differenzieren. Da die Shigellen geißellos sind, werden sie nur aufgrund ihrer Körperantigene in Serotypen unterteilt:
a) Sh. ambigua
b) Sh. flexneri
c) Sh. boydii
d) Sh. sonnei (häufigster Erreger!)

Epidemiologie: Natürliches Reservoir der Shigellen ist der Gastrointestinaltrakt der höheren Primaten. Einzige Infektionsquelle sind daher genesende oder asymptomatische Ausscheider. Die Übertragung von Mensch zu Mensch erfolgt meist im Sinne einer Schmierinfektion. Die Shigelleninfektion entsteht ausschließlich peroral. In Gegenden mit schlechter sanitärer Versorgung sind Fliegen und andere Insekten, die mit infizierten Fäces in Kontakt gekommen sind, wichtige Überträger der bakteriellen Ruhr.

Shigellen sind weltweit verbreitet, besonders in Ländern mit mangelnden Hygiene- und Sanitätseinrichtungen.

Pathophysiologie: Im Gegensatz zu den Salmonellosen kann schon die Inokulation von 10–100 virulenten Shigellen die Krankheit auslösen (hohe Kontagiosität!). Die Shigellen heften sich an die Mukosa-Oberfläche des Intestinaltraktes, durchdringen sie und vermehren sich im Epithel. Nur selten dringen sie weiter als bis in die Mukosa vor. Die oberflächliche, jedoch schwere, entzündliche Reaktion erfaßt gewöhnlich das gesamte Kolon (akute Kolitis). Es kommt zu oberflächlichen Nekrosen und Ulzera, die leicht bluten können. Meistens bildet sich auch ein fibrinöses Exsudat.

Systemische Manifestationen sind vermutlich durch Endotoxine verursacht, da

Ruhr
Therapie
In der Regel heilt die Krankheit selbständig innerhalb von 4–7 Tagen ab. Die unbehandelten Patienten scheiden aber meist für zwei oder mehr Wochen Shigellen aus. Unbehandelt treten bei ca. 10% der Patienten Rezidive auf.
Die Therapie ist primär symptomatisch, d. h. Ausgleich des Wasser- und Elektro-

lytverlustes. Antibiotika verkürzen den Krankheitsverlauf und die bakterielle Stuhlausscheidung. Sie müssen nicht in jedem Fall eingesetzt werden. Ihre Anwendung ist abhängig vom Erreger (Sh.dysenteriae z. B. muß antibiotisch behandelt werden), vom Verlauf der Krankheit und vom klinischen und immunologischen Zustand des Patienten. Antibiotika sollten erst nach Resistenzbestimmung verabreicht werden. Episomaler Resistenz-Transfer (R-Faktor) hat zu Mehrfachresistenzen der Shigellen geführt. Übliche Antibiotika sind Ampicillin, Amoxicillin, Tetrazykline und Co-trimoxazol (z. B. Bactrim Roche).

Komplikationen: Kolonperforationen, hämatogene Dissemination und metastatische Foci, Reiter-Syndrom, weitere para- und postinfektiöse Arthritiden und sehr selten Iritis, Konjunktivitis und periphere Neuropathien.

Die Infektion hinterläßt nur eine kurzzeitige Immunität (einige Wochen). Eine orale Schutzimpfung führt ebenfalls zu einem typspezifischen kurzfristigen Infektionsschutz.

Meldepflicht besteht bei Verdacht, Erkrankung, Tod und Ausscheidung.

sich eine Bakteriämie nur äußerst selten einstellt.

Klinik: Inkubationszeit: 3–5 Tage (Extreme: 1–7 Tage). Im Gegensatz zur Amöben-Ruhr beginnt die bakterielle Ruhr akut mit kolikartigen Leibschmerzen, denen innerhalb kurzer Zeit Fieber und Diarrhöen folgen. Die Koliken können sich zu schweren Tenesmen steigern.

Der Stuhl ist wäßrig und von weißlich-grünlicher Farbe („weiße Ruhr"). Meistens enthält er auch Beimischungen von Schleim, Blut und Mukosaanteilen („rote Ruhr"). Andere Symptome sind Übelkeit und Erbrechen, Kopfschmerzen (auch angedeuteter Meningismus) und Myalgien. Zu Zeichen einer Peritonitis kommt es nicht. Abhängig vom Schweregrad der Diarrhoe und des Fiebers können Dehydration und Kreislaufkollaps auftreten.

Diagnose: Die klinische Symptomatik ist relativ typisch und diagnoseweisend. Die mikrobiologische Diagnose erfolgt durch den Erregernachweis aus Stuhl oder Analabstrich. Hierzu werden Selektiv- bzw. Differentialnährböden verwendet. Da die Shigellen recht empfindlich sind, müssen die Stuhlproben rasch verarbeitet werden.

Mikroskopische Stuhluntersuchungen zeigen Mukosabruchstücke und Erythrozyten, bei entsprechender Färbung auch polymorphkernige Leukozyten.

Im Blutbild besteht eine Leukozytose bis 15 000 Zellen/mm^3 (bei Sh. dysenteriae auch bis 50 000 Zellen/mm^3). Bei heftigen Diarrhöen kommt es zur Elektrolytveränderung.

Differentialdiagnose: Amöben-Ruhr, Salmonellosen, virale Enteritis, akut-ulzerative Kolitis, Clostridien- oder Staphylokokken-bedingte Lebensmittelvergiftungen.

Salmonellosen

Definition: Salmonellen können ubiquitär auftretende Infektionskrankheiten verursachen, die sich als unterschiedliche Krankheitsbilder manifestieren können [typhöse Salmonellose (Typhus, Paratyphus); enteritische Salmonellose; septikämische Salmonellose; Lokalinfektion]

Ätiologie: Alle Salmonellen sind gramnegative, begeißelte, nichtsporenbildende Stäbchenbakterien. Sie lassen sich leicht kultivieren und durch ihre biochemischen Eigenschaften von den anderen Enterobacteriaceae unterscheiden. Ihre Körper-(O)- bzw. Geißel-(H)-Antigene lassen eine Serotypisierung in ca. 1700 verschiedene Typen zu (KAUFFMANN-WHITE-Schema). Einige Typen können durch spezifische Bakteriophagen (Lysotypie) weiter differenziert werden. S. typhi und S. paratyphi A, B + C induzieren ein typhöses Krankheitsbild, während alle übrigen Salmonellenarten eine Gastroenteritis ohne Bakteriämie verursachen.

1. Typhöse Salmonellose (Typhus, Paratyphus) Epidemiologie:

Salmonella-typhi-Infektionen erfolgen fast ausschließlich oral durch die Aufnahme kontaminierter Lebensmittel oder Wasser. Der Mensch ist einziges Erregerreservoir. Typhuskranke und Dauerausscheider bilden die wichtigsten Infektionsquellen. Die Salmonellen werden mit den Fäces ausgeschieden und können im Sinne einer Schmierinfektion oder durch Insekten auf Lebensmittel und Getränke übertragen werden.

Zu Salmonella-typhi-Epidemien kommt es immer wieder in Ländern mit unzureichender Trinkwasseraufbereitung.

Außer in endemischen Gebieten gibt es keine saisonalen Unterschiede in der Erkrankungshäufigkeit.

Pathophysiologie: Die oral aufgenommenen Salmonellen dringen über die

Schleimhaut des Dünndarms (aber wohl auch über den lymphatischen Rachenring) in den Körper ein. Sie vermehren sich dort, und ohne größere Destruktion des Epithels durchdringen sie die Mukosa, um dann die regionalen Lymphknoten zu besiedeln und in die Blutbahn einzubrechen. Diese meist asymptomatische Generalisation entwickelt sich 24–72 h nach Kontakt mit dem Erreger. Phagozytierende Zellen des retikuloendothelialen Systems nehmen die Salmonellen auf. Offenbar persistieren einige in den retikuloendothelialen Zellen, vermehren sich dort und führen zu einer erneuten Bakteriämie, die nun jedoch länger andauert als die initiale Generalisation. In dieser Phase der Erkrankung treten die klinischen Symptome auf.

Retrograd kommt es zum lymphogenen Befall der PEYERSCHEN-Plaques. Die Ulzerationen und Nekrosen, die dort entstehen, können zu Darmperforationen und intestinalen Hämorrhagien führen. Während der zweiten Bakteriämie ist Abszeßbildung durch infektiöse metastatische Foci möglich. Fast immer kommt es zu einer Besiedlung der Gallenblase. Die Salmonellen vermehren sich dort meist ohne eine Cholezystitis zu induzieren und werden mit der Gallenflüssigkeit in den Intestinaltrakt ausgeschieden. Erst drei Wochen nach Salmonellenkontakt fallen die Stuhlproben positiv aus. Für die Entwicklung von Fieber, Leukopenie, Thrombozytopenie und retikuloendothelialer Hyperplasie werden Endotoxine und biologisch aktive Lipopolysaccharide verantwortlich gemacht.

Klinik: Inkubationszeit: 10 Tage (Extreme: 3–60 Tage). Die klinischen Manifestationen und die Krankheitsdauer sind von Patient zu Patient sehr unterschiedlich. Im typischen Fall dauert die Krankheit unbehandelt ca. vier Wochen. Erste Symptome sind Kopfschmerzen, Abge-

schlagenheit, Appetitlosigkeit und Fieber verbunden mit Schüttelfrost. Das Fieber steigt stufenweise von Tag zu Tag mit der Entwicklung der Krankheit an. Die Temperaturen erreichen nach 5–7 Tagen ein Plateau von 39°–40° C. Dieses Fieber kann bis zu drei Wochen anhalten (Kontinua mit relativer Bradykardie) und schwächt den Patienten erheblich.
Abdominalbeschwerden und *Obstipation,* die später in eine Diarrhoe übergeht, sind häufige Symptome. Der charakteristische Hautausschlag entwickelt sich meist in der zweiten Krankheitswoche. Die Effloreszenzen sind 2–4 mm große erythematöse Maculae, die im Abdominal- und vorderen Thoraxbereich lokalisiert sind. Sie verschwinden nach 2–3 Tagen. Splenomegalie und seltener Hepatomegalie sind regelmäßig nachweisbar.
Zeichen einer Peritonitis sollten an eine Darmperforation denken lassen, die Bauchdecken sind jedoch auch in komplikationslosen Fällen meistens gespannt.
Ein trockener Husten bei ca. 60% der Patienten kann die Aufmerksamkeit vom tatsächlichen Krankheitsbild ablenken.
Erosionen in den hyperplastischen, teilweise nekrotisierenden PEYER-Plaques führen zu okkulten Blutverlusten, können aber auch massive Hämorrhagien mit bedrohlichen Kreislaufreaktionen – meist in der 2.–3. Krankheitswoche – zur Folge haben. Neben pathologischen Veränderungen im Lymphgewebe des Darms kann auch die Muskularis arrodiert werden, und es können Darmperforationen resultieren. Schmerzen im rechten unteren Abdominalquadranten sind ein initiales Symptom, jedoch entwickeln sich die Zeichen einer lokalisierten oder generalisierten Peritonitis rasch.
Andere Komplikationen sind Abszesse in fast jedem Gewebe; Meningitis, Chondri-

Salmonellosen
Therapie
Co-trimoxazol(z. B. Bactrim Roche), Ampicillin, Amoxicillin sind Antibiotika der Wahl. Ein Therapieerfolg stellt sich nicht schnell ein; die Temperaturen sinken erst nach 2–5 Tagen, und das Allgemeinbefinden des Patienten bessert sich erst am zweiten Tag nach Therapiebeginn. Die Bakteriämie verschwindet meist innerhalb weniger Stunden, mitunter können Salmo-

tis, Osteomyelitis, Arthritis, Periostitis und Pyelonephritis sind Beispiele derartiger metastatischer Absiedelungen. Mitunter kommt es zu Pneumonien, primär bzw. sekundär als Superinfektion.

Diagnose: Während der ersten Woche sind nur bei 10% der Patienten die Stuhlkulturen positiv, im Verlauf der Krankheit steigt diese Rate auf ca. 80% in der dritten und vierten Woche. Die Differenzierung erfolgt durch die biochemische Aktivität der Salmonellen und durch Selektivmedien.

Der zuverlässigste Weg zu einer definitiven Diagnose ist die Blutkultur. In der ersten Woche lassen sich bei 90% der Patienten die Salmonellen im Blut nachweisen. Die Inzidenz der Bakteriämie sinkt in der dritten bis vierten Woche auf 40%.

Die meisten Patienten entwickeln im Krankheitsverlauf einen vierfachen (oder höheren) Anstieg der Antikörpertiter gegen das O-Antigen von Salmonella typhi, der sich im quantitativen Agglutinationstest (GRUBER-WIDAL) bestimmen läßt. Jedoch sind Kreuzreaktionen mit anderen Salmonellen zu beachten, die die Aussagekraft dieser Untersuchung einschränken. Bei den H-Antigenen ist diese Einschränkung noch deutlicher.

Eine Leukopenie mit 3000–4000 Zellen/mm^3 und eine Aneosinophilie sind für die febrile Phase des Typhus charakteristisch. Plötzlicher Anstieg auf mehr als 10000 Zellen/mm^3 muß an eine Komplikation (Darmperforation, Hämorrhagie, Abszeßbildung) denken lassen.

Meist entwickelt sich durch die okkulten Blutverluste eine normozytäre, normochrome Anämie.

Differentialdiagnose: Rickettsiose, Brucellose, Tularämie, atypische Pneumonie, infektiöse Mononukleose, Malaria, Lymphome und Miliartuberkulose

2. Enteritische Salmonellose. Definition:

nellen aber auch noch nach 48 h in der Blutkultur gefunden werden.
Adäquate Pflege (Flüssigkeits- und Elektrolytersatz) und entsprechende Diäten sind wichtig; Laxantien verringern die Perforationsgefahr während der initialen Obstipation.
Dauerausscheider sollten bezüglich einer Cholezystolithiasis oder einer Dysfunktion der Gallenblase untersucht werden. Dauerausscheider ohne Gallenblasenerkrankungen können mit hohen Dosen Ampicillin/Amoxicillin oder mit Lactulose für etwa sechs Wochen behandelt werden. Ausbleibender Therapieerfolg und/oder das Vorhandensein von Gallensteinen bzw. Gallenblasenerkrankungen zwingen zur Cholezystektomie.
Die Erfassung und Sanierung von Dauerausscheidern ist von größter epidemiologischer Bedeutung!

Prophylaxe
Eine parenterale oder orale Impfung ist möglich; bisherige Ergebnisse sind jedoch noch nicht völlig überzeugend.
– Belehrung und Erfassung der Dauerausscheider, Beachtung der Wasserhygiene, Lebensmittelhygiene und der persönlichen Hygiene.

Meldepflicht besteht bei Verdacht, Erkrankung, Tod und Ausscheidung.

Zahlreiche Typen der Bakteriengattung Salmonella können beim Menschen eine akute Enteritis (oder auch eine Enterocolitis) auslösen, die durch Diarrhöen, Darmkoliken, Fieber und oft durch Übelkeit und Erbrechen charakterisiert ist. Von der Pathogenität des Salmonellen-Typs hängt es ab, ob es bei einer lokalen – auf den Gastroentestinaltrakt beschränkten – Erkrankung bleibt oder ob es zu einer hämatogenen Ausbreitung kommt.

Ätiologie: Unter den fast 2000 serologisch differenzierbaren Salmonellen-Typen gibt es neben den Typhus und Paratyphus auslösenden Erregern eine große Zahl von menschenpathogenen Keimen. Diese können asymptomatische Darminfektionen, schwere gastroenteritische bzw. enterokolitische Krankheitsbilder sowie bakteriämisch bedingte Abszesse in jedem Körperbereich verursachen.

Epidemiologie: Im Gegensatz zum Typhus-Erreger, dessen einziges natürliches Reservoir der Intestinaltrakt des Menschen ist, können alle anderen Salmonellen weltweit auch bei vielen niederen Tieren aus dem Darmtrakt isoliert werden.

Die Verbreitung klinisch gesunder Ausscheider für diese Organismen liegt beim Menschen bei ca. 0,2%. Größere Bedeutung hat die Infektionsrate bei Haus- und Wildtieren, die von weniger als 1% bis über 20% schwanken kann, je nach Tierart und epidemiologischer Situation. Häufige Ausscheider sind Hühner, Enten, Schweine, Kühe, Katzen, Ratten, Hunde, Sittiche, aber auch Kaltblüter und Insekten.

Die Salmonellen-Infektion erfolgt meistens oral durch Aufnahme kontaminierter Getränke und/oder Nahrung. Die Kontaminationsquellen können menschliche Ausscheider, asymptomatische wie auch klinisch Kranke, sein. In der Hauptsache gehen die Infektionen jedoch von Haustieren aus, die dem Menschen als Nahrungsmittel dienen, bzw. die nachträgliche Kontamination von Lebensmitteln während der Verarbeitung. Zum Beispiel sind Enten, Fleisch und Eier häufig mit Salmonellen kontaminiert.

Salmonellen können das Erwärmen von Lebensmitteln bei niedriger Temperatur überleben. Bei normalen Umweltverhältnissen beträgt die Überlebenszeit 2–3 Wochen.

Pathophysiologie: Anders als beim Typhus, bei dem schon eine geringe Infektionsdosis zur Auslösung der Krankheit genügt, ist für das Zustandekommen der Salmonellen-Enteritis eine erheblich größere Erregerzahl notwendig. Je nach Dosis, Serotyp und Pathogenität der aufgenommenen Salmonellen kommt es zu unterschiedlichen Krankheitsverläufen. Der Schweregrad der Krankheit hängt häufig auch vom Immunstatus des jeweiligen Patienten und von seinem Alter ab, wobei vor allem Kleinkinder und ältere Menschen häufiger und schwerer erkranken.

Die Vermehrung des Keims im Darm und das Eindringen in die tiefen Mukosaschichten bewirkt eine Irritation der Schleimhäute. Die hierdurch induzierte Sekretausscheidung führt zu wäßrigen Diarrhöen.

Tierversuche haben gezeigt, daß auch ein Enterotoxin-ähnlicher Effekt von pathogenetischer Bedeutung sein muß.

Die Normalflora des Darms wirkt protektiv gegen eine Salmonellen-Infektion. Wird die Bakterienflora durch Antibiotika in ihrer natürlichen Zusammensetzung gestört, so erhöht sich die Gefahr einer Besiedlung mit Salmonellen.

Als wichtiger Infektionsschutz gilt die zellvermittelte Immunität. Etwa ein Drittel aller hospitalisierten Salmonellose-Pa-

tienten weist einen Defekt der zellvermittelten Immunität auf (z. B. Leukämien, maligne Lymphome, Lupus erythematodes, Anämien). Patienten mit einer Sichelzellanämie entwickeln ungewöhnlich oft eine Salmonellen-Bakteriämie, daher werden Osteomyelitiden bei diesen Patienten am häufigsten durch Salmonellen verursacht.
Ganz allgemein kann die Salmonellen-Bakteriämie – auch eine asymptomatisch verlaufende – metastatische Absiedlungen und darauffolgend Abszesse in jeder Körperregion verursachen.
Klinik: Inkubationszeit: 8–48 h. Mit kolikartigen Leibschmerzen, wäßrigen Diarrhöen – teilweise mit Schleim und Blut vermischt – und Fieber zwischen 38 und 39° C beginnt die Krankheit. Übelkeit und Erbrechen treten häufig auf, sind aber nur selten schwer. Die Patienten haben meistens eine leichte bis mäßige Abwehrspannung der Bauchdecken. Die Abdominalsymptome können bei manchen Patienten so ausgeprägt sein, daß der Verdacht auf ein „akutes Abdomen" (akute Cholezystitis, akute Appendizitis etc.) naheliegt.
Die Krankheit geht – auch unbehandelt – nach 2–5 Tagen vorüber, nur in wenigen Extremfällen können niedriges Fieber und Diarrhöen für 10–14 Tage persistieren. Die Ausscheidung von Salmonellen im Stuhl ist auf 1–4 Wochen (Extreme: auch einige Monate) beschränkt.
Diagnose: Die Salmonellen-Enteritis ist von Enteritiden, die durch Viren, Shigellen oder andere Erreger verursacht werden, nur durch den Nachweis von Salmonellen im Stuhl zu unterscheiden.
Polymorphkernige Leukozyten im Stuhl finden sich typischerweise bei Salmonellosen (aber auch bei Shigelleninfektionen).
Eine Lebensmittelvergiftung durch Sta-

Enteritische Salmonellose

Therapie

Bei einer unkomplizierten Salmonellen-Gastroenteritis sind Antibiotika nicht indiziert. Die Therapie beschränkt sich auf den Ausgleich der Wasser- und Elektrolytverluste. Der Patient sollte während der ersten 12 h keine Nahrung zu sich nehmen, um die Koliken und Diarrhöen zu mildern.
Lediglich bei systemischer Ausbreitung der Salmonellen und/oder bakteriämischen Risikopatienten sind Antibiotika einzusetzen. Ampicillin, Amoxicillin oder Co-trimoxazol (z. B. Bactrim Roche) sind Antibiotika der Wahl.
Chronische Ausscheider von anderen Salmonellen außer S. typhi und S. paratyphi sind sehr selten.

Prophylaxe

Expositionsprophylaxe, Reihenuntersuchungen bei Beschäftigten von Lebensmittelbetrieben, ordnungsgemäße Beseitigung und Desinfektion salmonellenhaltiger Tierkadaver, einwandfreie Trinkwasseraufbereitung (hauptsächlich zur Typhusprophylaxe).

Meldepflicht besteht bei Verdacht, Erkrankung, Tod und Ausscheidung.

phylokokken oder Toxine anderer Erreger verläuft meist ohne Fieber.
Blutkulturen sind in der Regel negativ. Nur wenige Salmonellen-Typen können zur Bakteriämie führen und damit zu positiven Blutkulturen. Die Bakteriämie durch nicht-typhoide Salmonellen ist im Gegensatz zu der des Typhus nicht konstant, sondern intermittierend. Fieberanstiege während dieser Phasen sind oft mit Schüttelfrost verbunden.

Scharlach

Scharlach ist eine akut auftretende Infektionskrankheit, die überwiegend durch ß-hämolysierende Streptokokken der Gruppe A verursacht wird.

In typischen Fällen beginnt die Krankheit mit einer Lokalinfektion der Tonsillen oder des Nasopharynx, kurze Zeit danach entwickelt sich ein charakteristisches feinfleckiges Exanthem.

Ätiologie: Neben den Streptokokken der Gruppe A können sehr selten auch ß-hämolysierende Streptokokken der Gruppen C und G, sowie Staphylokokken das für das Scharlachexanthem verantwortliche, erythrogene Toxin bilden und die Erkrankung verursachen.

Voraussetzung für die Bildung des erythrogenen Toxins, von dem fünf antigene Varianten existieren, ist die Lysogenie, d. h. der latente Befall der Streptokokken durch temperierte Bakteriophagen.

Epidemiologie: Scharlach ist eine Krankheit der gemäßigten Zonen; in Deutschland gehört er zu den häufigsten Infektionskrankheiten.

Die Übertragung der endemisch verbreiteten A-Streptokokken erfolgt in der Regel durch Tröpfcheninfektion direkt von Mensch zu Mensch. Größere Epidemien durch Nahrungsmittelinfektionen sind aufgetreten; die indirekte Übertragung durch Gebrauchsgegenstände ist von untergeordneter Bedeutung.

Überträger der Streptokokken sind gesunde Bakterienausscheider (ca. 10% der Bevölkerung), Rekonvaleszenten und exanthemfreie Kranke mit Streptokokkenangina. Bei sehr engen Kontakten (Kinderheime, Militärbaracken etc.) erhöht sich der im allgemeinen nicht sehr hohe Kontagionsindex.

Die höchste Empfänglichkeit für die Erkrankung liegt im Kindesalter; Säuglinge bis zum 6. Lebensmonat erkranken nicht an exanthemischem Scharlach.

Das Vorhandensein verschiedener erythrogener Toxine erklärt – bei streng typenspezifischer, antitoxischer Immunität – das Auftreten von Scharlach-Zweit- und Mehrerkrankungen.

Pathogenese: Eintrittspforte der Erreger ist in der Regel der Rachen, jedoch kann eine Scharlachinfektion auch bei superinfizierten Wunden (chirurgischer Scharlach) oder bei einer Puerperalsepsis auftreten (Wochenbett-Scharlach).

Streptokokkenanginen und Scharlach sind Lokalinfektionen, bei denen die toxischen Wirkungen der Erreger im Vordergrund der akuten Erkrankung stehen; eitrige Entzündungen (Otitis media, eitrige Lymphadenitis, Sinusitis, peritonsillärer Abszeß usw.) treten durch die Antibiotikabehandlung nur noch selten auf.

Gefürchtete Komplikationen, im Sinne einer hyperergischen Reaktion, sind das rheumatische Fieber (Endo-, Myo-, Perikarditis, Chorea minor, akute Polyarthritis) und die akute Glomerulonephritis, die bei unbehandelten Streptokokkeninfektionen nach einem Intervall von 2–3 Wochen auftreten können.

Klinik: Die Inkubationszeit beträgt 2–7 Tage. Die Erkrankung beginnt plötzlich mit hohem Fieber, Kopfschmerzen, Schüttelfrost, Tachykardie und oft mit Übelkeit und Erbrechen.

Schluckbeschwerden sind die Folge einer anfangs katarrhalischen, später folli-

kulären, lakunären oder pseudomembranösen Tonsillitis mit Schwellung der Kieferwinkellymphknoten und hochrotem Enanthem des weichen Gaumens und Rachens.
Die Zunge ist weißlich belegt; am Ende des 2. Krankheitstages beginnt sich der Belag von den Rändern her abzustoßen, und es entsteht das typische Bild der „Himbeerzunge" mit deutlich hervortretenden Papillen. In der Regel erscheint am 2. Krankheitstag ein feinfleckiges Exanthem. Es beginnt an Hals und Brust und breitet sich rasch über Rumpf und Extremitäten aus, die Streckseiten sind bevorzugt.
Die Effloreszenzen sind etwa stecknadelkopfgroß und dichtstehend auf einer subikterischen Haut (Leberbeteiligung) mit vergrößerten Follikeln.
Das Gesicht bleibt im allgemeinen exanthemfrei; eine diffuse Gesichtsrötung erscheint schmetterlingsförmig und läßt das Kinn-Mund-Dreieck frei (periorale Blässe).
Gelegentlich treten kleine Bläschen auf, die anfangs mit wäßriger, später mit milchiger Flüssigkeit gefüllt sind und leicht platzen (Scarlatina miliaris).
Als Ausdruck einer toxischen Gefäßschädigung entsteht eine erhöhte Blutungsbereitschaft, die durch das Auftreten von spontanen Petechien in der Mundhöhle und in den Hautfalten gekennzeichnet ist. Es findet sich häufig zu Beginn der Erkrankung ein positives Rumpel-Leede-Phänomen.
In der zweiten Krankheitswoche setzt nach dem Abblassen des Exanthems die Schuppung der Haut ein. Anfangs kleinlamellös, kann sich teilweise die ganze, stark verhornte Epidermis (Hände und Füße) in großen Fetzen ablösen.
Komplikationen: Eine besondere Verlaufsform ist der heute seltene, durch massive Toxininvasion bedingte, *toxi-*

sche Scharlach mit Erbrechen, schweren Durchfällen, diffusen Haut- und Schleimhautblutungen, motorischer Unruhe und Krämpfen. Das Hautexanthem kann livide oder totenfleckähnlich sein. Schock und Myokarditis mit akutem Herz- und Kreislaufversagen können auftreten. Leichte toxische Veränderungen in der ersten Krankheitswoche werden häufiger beobachtet.

Geringe Proteinurie und Mikrohämaturie ohne Ödeme und Blutdrucksteigerung entsprechen dem Bild einer herdförmigen interstitiellen Frühnephritis und sind Ausdruck einer toxischen Schädigung der Nieren, jedoch mit guter Prognose. Am Herzen können EKG-Veränderungen im Sinne einer Myokarditis nachweisbar sein. Häufig treten flüchtige Schmerzen mit geringen Schwellungen in den Hand- und Fußgelenken auf. Die Prognose des sogenannten „Frührheumatoid" ist ebenfalls günstig.

Der septische Scharlach ist durch multilokuläre Absiedlungen der Erreger gekennzeichnet und stellt ebenfalls eine heute seltene, schwere Verlaufsform dar. Neben einer ulzerierenden Tonsillitis können eitrige Entzündungen der Nasennebenhöhlen, des Mastoids und eine Otitis media auftreten und eine Hirnsinusthrombose zur Folge haben.

Rheumatisches Fieber und akute hämorrhagische Glomerulonephritis sind Komplikationen, die in der 3. Krankheitswoche auftreten.

Akutes rheumatisches Fieber: 2–3 Wochen nach der Streptokokken-Infektion kommt es zu einem Wiederanstieg der Temperatur; das Allgemeinbefinden der Patienten verschlechtert sich.

Typische klinische Manifestationen sind akute Polyarthritis, Endomyokarditis, Chorea minor, subkutane Knötchen und Erythema marginatum.

Als Ursache wird eine Allergie vom verzö-

gerten Reaktionstyp gegen Streptokokkenantigene der Gruppe A angenommen.
Akute hämorrhagische Glomerulonephritis: Sie tritt ebenfalls nach einem Intervall von 2–3 Wochen auf und beruht auf einer Antigen-Antikörper-Reaktion. Symptome sind Hypertonie, Hämaturie, Erythrozyturie, Ödeme und Proteinurie.
Diagnose: Die Diagnose des Scharlach erfolgt bei typischen Verlaufsformen meist klinisch. Kulturell lassen sich im Nasen-Rachen-Abstrich in nahezu allen Fällen ß-hämolysierende Streptokokken der Gruppe A nachweisen. Labordaten: Im Blutbild besteht eine deutliche Leukozytose mit Linksverschiebung; nach dem 3.–5. Tag häufig eine Eosinophilie. Die Blutsenkungsgeschwindigkeit ist stark erhöht. Vermehrt Ausscheidung von Urobilinogen im Harn. Weitere Diagnostik siehe: „Streptokokkeninfektionen".

Scharlach
Therapie
Siehe „Streptokokken-Infektionen".

Meldepflicht besteht bei Tod.

Schlafkrankheit
Syn.: Afrikanische Trypanosomiasis
Definition: Die afrikanische Trypanosomiasis oder auch Schlafkrankheit wird durch Trypanosoma brucei verursacht und durch die Tsetsefliege übertragen. Unbehandelt geht die Erkrankung mit einer akuten, fieberhaften letalen Meningoenzephalitis einher. Zwei Formen der afrikanischen Trypanosomiasis werden unterschieden: während die *ostafrikanische Schlafkrankheit* meist akut mit einem Schub verläuft, zeichnet sich die *westafrikanische Form* durch einen mehr chronischen Verlauf aus.
Ätiologie: Die Trypanosomen sind menschen- und tierpathogene Protozoen und gehören zu den Hämoflagellaten. Es wird zwischen zwei menschenpathogenen Trypanosomenarten unterschieden:
1.) Trypanosoma brucei gambiense: Erreger der westafrikanischen Schlafkrankheit, Erregerreservoir ist vorwiegend der Mensch.

2.) Trypanosoma brucei rhodesiense: Erreger der ostafrikanischen Schlafkrankheit, Erregerreservoir bilden Haus- und Wildtiere (Rind, Antilope, Büffel).

Epidemiologie: Die westafrikanische Schlafkrankheit, durch Trypanosoma gambiense verursacht, wird durch die Tsetsefliege des Genus Glossina palpalis auf den Menschen übertragen. Entsprechend dem Standort von Glossina palpalis kommt die Krankheit vor allem in den feuchten, schattigen Wäldern und Flußniederungen West- und Zentralafrikas vor. Die ostafrikanische Schlafkrankheit, durch Trypanosoma rhodesiense verursacht, wird durch Glossina morsitans und verwandte Arten übertragen. Die Krankheit kommt im Osten Afrikas, von Äthiopien im Norden bis Botswana im Süden, vor.

Pathogenese: Die Erreger vermehren sich an der Einstichstelle im subcutanen Gewebe. Dort verursachen sie den lokalen „Trypanosomenschanker", eine umschriebene schmerzhafte Entzündung der Haut mit regionärer Lymphknotenschwellung. Die Trypanosomen gelangen auf dem Lymphweg in die Blutbahn, wo sich die Vermehrung fortsetzt. Durch spezifische Antikörperproduktion werden die Blutparasiten fortlaufend eliminiert; überlebende, resistente Trypanosomen vermehren sich jedoch erneut und führen zu Rezidiven. Die Parasitämie geht somit remittierend mit Fieber und Leukozytose einher, im späteren Krankheitsstadium treten die Schübe nur noch unregelmäßig auf.

Nach einigen Wochen bis Monaten gelangen die Erreger in das ZNS und rufen zunächst eine diffuse Leptomeningitis, später eine perivaskuläre Enzephalitis hervor.

Histologisch zeigt sich eine perivaskuläre Infiltration von Monozyten, Lymphozyten und Plasmazellen sowie die, für die

Krankheit charakteristischen „Morula-Zellen“ (große Histiozyten mit basophilem Plasma). In den Lymphknoten, Milz und Myokard werden entzündliche Veränderungen gefunden.

Klinik: Wenige Tage nach dem Stich einer infizierten Tsetsefliege entwickelt sich an der Einstichstelle der „Trypanosomenschanker“ mit regionärer Lymphadenitis; im weiteren Verlauf unterscheiden sich die beiden Formen der Schlafkrankheit in Symptomatik, Dauer und Schwere des Krankheitsbildes, so daß sie getrennt beschrieben werden.

1.) Westafrikanische Schlafkrankheit: Bis zum Auftreten der ersten Symptome können Monate bis Jahre nach der Infektion vergehen. *Das frühe, febril-glanduläre Stadium* verläuft entsprechend dem pathogenetischen Geschehen remittierend. Erste Symptome sind starke Kopfschmerzen, generalisierte Lymphknotenschwellungen und unregelmäßig auftretendes Fieber. Charakteristisch ist eine doppelseitige Schwellung der Nackenlymphknoten (Winterbottom-Zeichen). Häufig besteht ein Erythem, vorwiegend im Gesichtsbereich.

Bereits im frühen Stadium können neurologische Symptome wie Persönlichkeitsveränderungen, Umkehr des Wach-Schlaf-Rhythmus und Hyperakusis auftreten.

Das *späte, meningoenzephalitische Stadium,* das noch nach acht Jahren auftreten kann, ist durch fortschreitende Somnolenz gekennzeichnet. Störungen der Thermoregulation führen zu Hypo- und Hyperthermie. Weiterhin kommt es zu choreiformen und parkinsonoiden Zustandsbildern, Krampfanfällen und Verwirrtheitszuständen. Im Endstadium führt die Krankheit im tiefen Koma zum Tode.

2.) Ostafrikanische, rhodesische Schlafkrankheit: Die ostafrikanische Schlafkrankheit ist die akut und auch schwerer

verlaufende Form. Die Symptome setzen in der Regel wenige Tage nach dem Stich der Tsetsefliege ein.
Bei Afrikareisenden beginnen Fieber, Unbehagen und Kopfschmerzen häufig schon während der Reise. Tachykardie, Arrhythmien und Extrasystolen sind Symptome der fast immer auftretenden Myokarditis. Die Lymphknotenschwellung ist sehr diskret, das Winterbottom-Zeichen fehlt. Das ZNS wird früh befallen, die Symptome sind gravierend und verschlimmern sich rapide. Die Krankheit führt innerhalb von Wochen bis Monaten zum Tode.
Diagnose: Der direkte und mikroskopische Trypanosomennachweis mittels Giemsa-Färbung gelingt im Blut, Liquor- und Lymphknotenpunktat.
Eine Eiweißvermehrung im Liquor, vornehmlich der IgM-Fraktion, ist für den Trypanosomen-Befall des ZNS pathognomonisch.
Antikörpernachweis durch Komplementbindungsreaktion und Immunfluoreszenztest ergänzen die diagnostischen Möglichkeiten.

Schlafkrankheit
Therapie
Zur Behandlung des Frühstadiums, vor Befall des ZNS, eignet sich Suramin (Bayer 205). Besteht nach einer Initialdosis von 0,2 g intravenös keine Überempfindlichkeit, wird jeweils am 1., 3., 7., 14. und 20. Krankheitstag 1 g Suramin intravenös injiziert. Als Alternative steht Pentamidin zur Verfügung; es wird in der Dosierung 3–4 mg/kg Körpergewicht täglich über einen Zeitraum von zehn Tagen intramuskulär verabfolgt. Im zweiten Stadium (liquorpositive Fälle) müssen Arsenverbindungen oder Nitrofurazon-Präparate, die die Blut-Hirn-Schranke passieren können, verabreicht werden.

Sepsis / Septikämie

Definition: Die Sepsis wird als eine bakterielle Allgemeininfektion mit ausgeprägten Krankheitserscheinungen und Keimnachweis im Blut definiert (Siegenthaler et al., 1972). Für die Entstehung und die klinische Manifestation sind drei Faktoren wichtig:
1. die Art der Erreger
2. die Eintrittspforte
3. eine ggf. vorliegende Grunderkrankung bzw. Immunstörung

Ist keine Eintrittspforte nachweisbar, liegt eine „kryptogene“ Septikämie vor.
Es gibt eine Reihe von Sonderformen, wie bakterielle Endokarditis, hämatogene Meningitis, hämatogene Osteomyelitis sowie Infusionsseptikämie und Infektionen intravasaler Fremdkörper.

Sepsis / Septikämie

Ätiologie: Im Prinzip können alle Bakterien und Pilze in die Blutbahn einbrechen; die Frequenz der einzelnen Erreger hängt in hohem Maße vom Patientengut und den invasiven Eingriffen einer Klinik ab.

Epidemiologie: Genaue Zahlen über die Frequenz septikämischer Infektionen sind nicht bekannt. Schätzungen von 0,5–1,0 Fällen pro Krankenbett und Jahr erscheinen zumindest für internistische Stationen mit gemischtem Krankengut realistisch.

Pathophysiologie: Der Eintritt des Erregers in die Blutbahn erfolgt häufig über eine septische Thrombophlebitis im Wundgebiet oder im Bereich eines regionären Lymphknotens. Von Hohlorganen ausgehend (Galle, Harnwege) kann es aber auch zu direkter Einschwemmung in die Blutbahn kommen; septikämische Absiedlungen können ihrerseits zum erneuten Streuherd werden. Die endogene Herkunft aus der eigenen Darm- und Rachenflora ist bei neutropenischen Patienten vermehrt zu beobachten.

Klinik: Ein klinisches Hauptsymptom ist Fieber, welches häufig remittierenden Charakter aufweist. Fieber kann bei Schwerkranken und bei sehr alten Patienten gelegentlich auch fehlen. Bei längerem Verlauf entwickelt sich meist eine große, weiche (septische) Milz, die nicht einfach zu palpieren ist. Bei Ausgangsherden im Abdomen besteht oft eine schmerzhafte Leberschwellung, selten Ikterus. Hämorrhagische oder pustulöse Hautherde kommen bei Meningokokken, Gonokokken, Staphylokokken, A-Streptokokken, nicht aber bei Enterobakterien vor. Pseudomonas-Absiedlungen bei myeloischer Insuffizienz können als große hämorrhagische Nekrosen ein recht typisches Bild bieten. Mikroembolien (Finger, Fingernägel, Augenhintergrund, Niere) sind ein Hinweis auf eine bakterielle Endokarditis, evtl. auch auf eine Candidaseptikämie. Der Ausgangsherd einer Septikämie kann einfach zu finden sein, gelegentlich wird er jedoch erst nach ausgiebiger Untersuchung entdeckt. Häufige Eintrittspforten sind: Hautinfektionen, Venenkatheter, Lymphangitis, Lymphadenitis, Harnwegsinfektionen, Prostatitis, Adnexitis, Cholangitis, Divertikulitis, Colon-Carzinom, Abszesse im Mundbereich. Septische Absiedlungen erfolgen bevorzugt in Hirnhäute (Lumbalpunktion), Lunge (Röntgenbild), Leber (Transaminasen, Vergrößerung, Scan, Ultraschall), Niere (Erythrocyturie, Klopfschmerz, Niereninsuffizienz), Knochen und Gelenke (Schmerz, Röntgenbild). Auch die erstmalige Manifestation eines Herzgeräusches (Endokarditis) sowie Augenveränderungen (septische Retinitis, Ophthalmitis) sollten beachtet werden. Die Entwicklung eines septischen Schocks spricht für eine Infektion mit gramnegativen Stäbchen. Es verschlechtert die Prognose einer Septikämie erheblich.

Diagnose: Die wichtigste diagnostische Maßnahme ist die Anlage von mindestens drei Blutkulturen. Generell sollten gleichzeitig eine aerobe und eine anaerobe Blutkulturflasche beimpft werden. Da Enterobakterien nur kurze Zeit im Blut zirkulieren, ist eine Entnahme von Blutkulturen im Schüttelfrost bzw. Fieberanstieg sinnvoll. Eine 3–5malige Wiederholung von Blutkulturen erhöht die Nachweisrate. Bei Verdacht auf Pilz-Sepsis sollten entsprechende mikrobiologische Nachweisverfahren eingesetzt werden. Bei Staphylokokken-Septikämie, Endokarditis und Endoplastitis besteht meist eine Dauerbakteriämie, so daß die Entnahme jederzeit sinnvoll ist. Der Nachweis fakultativ pathogener Bakterien bei klinisch typischem Krankheitsbild ist beweisend für eine Septikämie. Ein Erreger-

Sepsis/Septikämie
Therapie
Die Auswahl des Antibiotikums richtet sich nach den angezüchteten Erregern und ihrem Antibiogramm, daneben aber auch nach dem klinischen Bild, der Eintrittspforte, sowie eventuellen Organschädigungen. Generell sollten bakterizide Substanzen – in erster Linie ß-Laktam-Antibiotika und Aminoglykoside – verabreicht werden. Bei Infektionen durch weniger empfindliche oder schwer erreichbare Erreger ist eine synergistische Kombinationstherapie, in erster Linie mit Aminoglykosiden, notwendig. Die Behandlung muß über längere Zeit parenteral in hoher Dosis durchgeführt werden. Insbesondere bei Formen, die zur Abszedierung führen, treten häufig

Rezidive auf. Bei Pilzsepsis erfolgt zumeist eine kombinierte Therapie mit Amphotericin B plus Flucytosin (Ancotil). Größere Sepsis-Ausgangsherde müssen durch Punktion oder Drainage saniert werden. Eine sorgfältige Überwachung – insbesondere auf Nebenwirkungen der Therapie – sowie unspezifische Behandlungsmaßnahmen wie Schocktherapie, Bluttransfusion, Ausgleich von Elektrolytstörungen sind wichtig.

nachweis ist auch in Ausgangsherden und Absiedlungen möglich.

Anamnestisch müssen resistenzmindernde Grundkrankheiten und typische Vorerkrankungen erfragt werden. Meist besteht eine deutliche Leukozytose mit Linksverschiebung und toxischer Granulation. Bei Pseudomonas-Infektionen, aber auch bei foudroyanten Infektionen durch andere Erreger kann die Leukozytose, nicht aber die Linksverschiebung, fehlen. Gelegentlich wird Leukopenie beobachtet. Die Blutsenkungsgeschwindigkeit ist stark bis maximal erhöht. In der Elektrophorese besteht eine Vermehrung der α_2-Globuline.

Septischer Schock

Definition und Ätiologie: Bei einer Sepsis durch gramnegative Erreger entwickelt sich häufig ein septischer Schock. Eine E.-coli-Sepsis ist häufiger (30–40%) von einem Schock begleitet als Septikämien durch Klebsiellen, Proteus oder Pseudomonas. Selten kann ein septischer Schock auch als Folge einer Pneumokokken-, Staphylokokken- oder Clostridien-Infektion auftreten. Der septische Schock des Menschen hat viele Gemeinsamkeiten mit einem tierexperimentellen Schockmodell nach Zufuhr von Endotoxin abgetöteter Enterobakterien.

Klinik: Ein septischer Schock läßt sich deutlich in eine Früh- und eine Spätphase unterteilen. Er beginnt als Ausdruck der bakteriellen Einschwemmung nahezu immer mit Schüttelfrost, der oft von Übelkeit, Erbrechen und Durchfall begleitet ist. Direkt anschließend kommt es meist zu einem steilen Fieberanstieg. Während des Schüttelfrostes und des Fieberanstieges sind Bakterien im Blut kulturell nachweisbar. Nach einem unterschiedlich langen Intervall (2–18 Std.) nach dem Schüttelfrost entwickelt sich ein Schockzustand mit kalter schweißbedeckter Haut, schwerem Krankheitsgefühl, z.T.

Septischer Schock
Therapie
Entsprechend der unklaren Pathogenese kann die Therapie des septischen Schocks nicht einheitlich beurteilt werden. Bewährte Maßnahmen sind: hoch-

Benommenheit und Koma. In dieser Phase besteht meist eine Hypotonie, eine Leukozytose mit starker Linksverschiebung sowie eine Laktatazidose mit erniedrigtem $PaCO_2$. Der klinisch wichtigste Mechanismus im septischen Schock ist eine lang anhaltende Vasokonstriktion. Warum nur ein Teil der Patienten mit einer gramnegativen Sepsis einen septischen Schock bekommt, ist letztlich unklar. Es erscheint naheliegend, daß quantitative Aspekte eine Rolle spielen – so ist ein septischer Schock bei einer Bakteriämie mit geringen Keimzahlen kaum vorstellbar. Es gibt aber auch Hinweise auf unterschiedliche dispositionelle Entgiftung von Endotoxinen durch das RES. Klinisch ist auffällig, daß bevorzugt Patienten mit schweren Grundkrankheiten einen septischen Schock bekommen. Die Letalität eines septischen Schocks ist hoch – etwa zwei Drittel der Patienten versterben. Mit adäquaten intensivmedizinischen Maßnahmen läßt sich die Letalität etwas senken. Limitierende Komplikationen bleiben jedoch das Nierenversagen (Schockniere), die Entwicklung einer Schocklunge sowie eine sekundäre Verbrauchskoagulopathie.

dosierte, massive intravenöse Gabe von bakterizid wirkenden Antibiotika, Digitalisierung bei Herzinsuffizienz, Gabe von Sauerstoff bzw. frühzeitige Beatmung bei respiratorischer Insuffizienz, sorgfältige Allgemeinpflege und Überwachung mit Substitution von Elektrolyten bzw. Blutbestandteilen; gezielte Behandlung von Spätmanifestationen wie Schockniere, Schocklunge, Lungenödem, Verbrauchskoagulopathie.

Von bisher ungesichertem Wert beim septischen Schock sind hochdosierte Glukokortikoide, Heparin, Dopamin, Dobutamin, Orciprenalin, Proteinasehemmer, Immunglobuline, α-Rezeptorenblocker.

Die Vielzahl der möglichen Therapieformen zeigt, daß es bis jetzt keine überlegene Therapie des septischen Schocks gibt.

Sinusitis

Definition: Akute oder chronische Entzündung der Nasennebenhöhlen, bei denen „banale" Entzündungen weitaus überwiegen – spezifische Entzündungen kommen vor allem als fortgeleitete Erkrankungen der Nasenhaupthöhle vor, sind aber selten. Am häufigsten ist beim Erwachsenen die Kieferhöhle betroffen, in abnehmender Reihenfolge gefolgt von Siebbein, Stirnhöhle und Keilbeinhöhle. Beim Kind ist das Siebbein am häufigsten erkrankt; sind mehrere Sinus betroffen, handelt es sich um eine Polysinusitis; sind alle erkrankt, liegt eine Pansinusitis (ein- und beidseitig) vor.

Ätiologie: Vor allem Pneumokokken und Hämophilus influenzae, aber auch Viren, hämolysierende Streptokokken, Staphylokokken, E. coli und Anaerobier, sehr oft Mischinfektionen. Verlaufsbestimmend sind zum Teil auch immunologische Faktoren (z. B. Allergien) sowie die Art der Interaktion zwischen Entzündungserregern (Virulenz) und Abwehrprinzipien (z. B. Infektallergie, superinfizierte Allergie, sinubronchiales Syndrom). Ausgangspunkt für Kieferhöhlenentzündungen sind zu 10% auch erkrankte Zahnwurzeln (Wurzelspitzengranulome vor allem des 2. Prämolaren und des 1. Molaren; dentogene Sinusitis maxillaris). Die Erreger sind dann vorwiegend Anaerobier, das Sekret ist charakteristischerweise fötide (pathognomonisch), der Verlauf ist chronisch – ohne Zahnsanierung keine Ausheilung der Sinusitis!

Pathophysiologie: Die oberen und unteren Atemwege müssen als anatomische und funktionelle Einheit beurteilt werden, so daß hereditäre oder erworbene Defektbildungen des Respirationstraktes auch die Nasennebenhöhlen obligat mitbetreffen – wie z. B. bei Mukoviszidose oder beim Kartagener-Syndrom. Die häufigste Ursache einer Sinusitis ist die Fortleitung einer Erkrankung der Nasenhaupthöhle in die Sinus; schon jede einfache Rhinitis zieht prinzipiell auch die Schleimhaut der Nasennebenhöhlen in Mitleidenschaft („Begleitsinusitis"), sehr oft allerdings ohne klinische Zeichen.

Epidemiologie: Rund 5% der mitteleuropäischen Bevölkerung sollen an einer chronischen Sinusitis leiden. In engem zeitlichen Zusammenhang mit Schwimmen und Tauchen tritt die akute Badesinusitis auf; weiterhin nach Flugreisen durch Luftdruckwechsel als „Aerosinusitis". Patienten mit Bronchiektasen haben eine besondere Prädisposition (in 50% Sinusitis).

Klinik: Charakteristische Gesichts- und Kopfschmerzen, die beim Bücken, Husten, Heben etc. – d.h. bei erhöhtem Druck in den Nebenhöhlen – stärker werden. Bei akuter Sinusitis stärkere Schmerzen als bei chronischem Verlauf, bei dem Schmerzen ganz fehlen können. Charakteristisch für Nasennebenhöhlenschmerzen: Druckgefühl und/oder stechende, bohrende, auch pulsierende Schmerzen vor allem im vorderen Schädel. Es findet sich gelegentlich eine nervale Reizung einzelner Trigeminusäste. Das Sekret kann farblos und von wechselnder Viskosität sein, ist jedoch meist gefärbt (eitrig, gelb, grün, auch Blutbeimengungen). Es tritt auch als geballter Eiter oder als „sandiges" bzw. „bröckeliges" Sekret, häufig nahezu geruchlos, seltener fötide (Anaerobier!) auf. Der Abfluß erfolgt nach vorn durch die Nase sowie nach hinten zum Rachen. Behinderung der Nasenatmung. Nicht selten Hyposmie bis Anosmie. Bei Kindern häufig Naseneingangsekzem und Konjunktivitis. Allgemeinsymptome sind Fieber (nur selten) und Abgeschlagenheit.

Diagnose: Rhinoskopie, anterior und posterior; Nasenendoskopie, Röntgen evtl. mit Kontrastmittelfüllung, Tomographie, Ultraschalldiagnostik, Sondierung bzw. Punktion und Probespülung, Sinuskopie bzw. Beck'sche Bohrung; bakteriologische Untersuchung des Sekrets nur nach Punktion der Nebenhöhle und Aspiration sinnvoll. Die Untersuchung von Nasensekret ist unzuverlässig.

Streptokokkeninfektionen

Ätiologie/Klassifizierung: Streptokokken sind ovale, grampositive, in Paaren oder Ketten angeordnete Kokken. Sie sind unbeweglich, nicht sporenbildend und verhalten sich fakultativ anaerob. Innerhalb der Gattung Streptococcus sind 21 Spezies bekannt.

Die pathogenen Streptokokken verursa-

Sinusitis

Therapie

Akute Sinusitis: Mehrfach täglich schleimhautabschwellende Nasentropfen, besonders auch Abschwellen der Sinusostien. Wärmeapplikation, Kopfdampfbäder und bei Krankheitsgefühl Bettruhe. Antibiotika nach entsprechendem Antibiogramm; vorwiegend Ampicillin, Amoxicillin und Cotrimoxazol (z.B. Bactrim Roche).

Subakute Sinusitis

Wenn innerhalb einer Woche mit obigen Maßnahmen keine Besserung erreicht wurde, Sinuspunktion – und Spülung mit einem schleimhautverträglichen Desinfiziens (z.B. PVP-Jod). Je nach Verlauf auch systemische Gabe von Antibiotika. Falls nach 6–10 Spülungen der Dauereffekt unbefriedigend ist, muß operativ behandelt werden (z.B. Fensterung, Septumdeviationskorrektur). Bei allergischer Komponente Kombination der oben genannten Maßnahmen mit antiallergischer Behandlung (Dinatriumcromoglicicum lokal, Antihistaminika).

chen ein breites Spektrum lokaler und generalisierter Infektionen.
Für die Differenzierung der heterogenen Gruppe der Streptokokken existiert keine einheitliche Einteilung; neben Wachstumsverhalten und biochemischen Reaktionen sind für die Beurteilung der Pathogenität Hämolyseverhalten und immunologische Gruppenzugehörigkeit ausschlaggebend. Bei der Kultivierung auf Blut-Agar-Platten zeigen Streptokokken in ihrem Hämolyseverhalten drei verschiedene Muster.
Streptokokken mit α-Hämolyse werden von einer partiellen hämolytischen Zone umgeben; die Bildung eines grünen Farbstoffs führte zu der Bezeichnung Streptococcus viridans oder vergrünende Streptokokken.
Zu dieser Gruppe gehören Streptokokken mit potentieller Pathogenität, die als Saprophyten den Nasen-Rachen-Raum und Gastrointestinaltrakt des Menschen besiedeln (Str. mitis; Str. faecalis, Str. milleri; Str. sanguis).
Streptokokken mit ß-Hämolyse werden von einem vollständigen hämolytischen Hof umgeben; zu ihnen gehören Str. pyogenes (Gruppe A) mit über 60 serologischen Typen, sowie andere für den Menschen pathogene Streptokokken.
Streptokokken der γ-Gruppe zeigen keine Hämolyse, zu ihnen gehört u. a. Str. salivarius, der saprophytär im Mund und Nasen-Rachen-Raum vorkommt. Für die präzise Identifizierung der Streptokokken dient die antigene *Gruppeneinteilung nach Lancefield.* Sie basiert auf unterschiedlichen spezifischen Kohlenhydratantigenen (C-Antigene) in der Zellwand der Streptokokken, die mit gruppenspezifischen Immunseren in der Präzipitationsreaktion bestimmt werden. Es werden die Gruppen A bis H und K bis U unterschieden. Die überwiegende Mehrheit der für Menschen pathogenen ß-hä-

molysierenden Streptokokken gehört den Gruppen A bis D, F und G an, wobei die größte Bedeutung der Gruppe A zukommt. Aufgrund typenspezifischer Proteine (M+T-Antigene) können die ß-hämolysierenden Streptokokken in über 60 Serotypen unterschieden werden. Das M-Protein der Zellwand ist der überwiegend verantwortliche Virulenzfaktor, in dem es die Resistenz gegenüber phagozytierenden polymorphkernigen Leukozyten erhöht.

Eine erworbene Immunität gegenüber Streptokokkeninfektionen basiert auf der Bildung opsonierender Antikörper gegen den M-Proteinanteil mit antiphagozytärer Eigenschaft.

Daneben produzieren einige Serotypen M-Protein-assoziierte Antigene, u.a. den sogenannten „Opacityfactor“ (OF), eine α-Lipoproteinase, die ebenfalls der Serotypen-Klassifizierung ß-hämolysierender Streptokokken der Gruppe A dient.

Die Immunantwort, d.h. Antikörperproduktion auf Streptokokken-M-Protein nach pharyngealen Infektionen durch OF-positive Serotypen, ist dabei deutlich schwächer als nach Infektionen mit OF-negativen Stämmen. Vermutlich sind opacity factor-negative Stämme Ursache für das Auftreten des rheumatischen Fiebers.

Neben den erwähnten Antigenen sind extrazellulär gebildete Substanzen wie Streptokinase, Streptodornase, Streptolysin O, Hyaluronidase und erythrogenes Toxin am pathogenetischen Geschehen beteiligt.

Obwohl das Lancefield-Gruppen-System ursprünglich nur der Identifizierung ß-hämolysierender Streptokokken diente, besitzen einige α-hämolysierende und nichthämolysierende Streptokokken ebenfalls gruppenspezifische Antigene. Die wichtigsten Vertreter sind Streptokokken der Gruppe D, darunter die Enterokokken (Str. faecalis) – normalerweise nichtpathogene Darmsaprophyten. Zu den nicht nach der Lancefield-Methode klassifizierbaren Streptokokken gehören die Peptostreptokokken (Str. foetidus; Str. anaerobis; Str. putridus; Str. micros; Str. intermedius). Sie sind obligat anaerob oder mikroaerophil und werden häufig bei Puerperalsepsis und bei gangränösen Entzündungen isoliert.

Klinische Manifestationen: ß-hämolysierende Streptokokken der Gruppe A (pyogene Streptokokken) sind Erreger von akuten Anginen, Scharlach, Erysipel, Otitis media, Impetigo, Endometritis, von Sekundärinfektionen bei Diphtherie und Tuberkulose und von sekundären Bronchopneumonien bei Influenza und Masern. Sie sind ätiologischer Faktor des akuten rheumatischen Fiebers und der akuten hämorrhagischen Glomerulonephritis. Diese beiden sogenannten Streptokokken-Folgekrankheiten sind gefürchtete Komplikationen, die nach einem zeitlichen Intervall sowohl nach pharyngealen als auch nach kutanen Streptokokken-Infektionen auftreten können. Bei beiden Krankheitsbildern handelt es sich um hyperergische Entzündungen, vermutlich auf dem Boden einer Antigen-Antikörper-Reaktion. Streptokokken der Gruppe B sind häufig Ursache einer Puerperal- und Neonatalsepsis sowie eines Amnioninfektionssyndroms. Streptokokken der Gruppe C und G werden bei Infektionen des oberen Respirationstraktes vermehrt nachgewiesen.

Die von Streptokokken verursachten Gewebsentzündungen zeigen einen phlegmonösen, diffusen Charakter und gehen häufiger mit Gewebsnekrosen einher, im Gegensatz zu den zirkumskripten, eitrigen Staphylokokkenläsionen.

Durch die Gegenwart der keimeigenen Streptokinase (Fibrinolysin) und Streptodornase (Streptokokken-Desoxyribonuklease) ist für Streptokokken im Gegensatz zu Staphylokokken ein dünnflüssiger Eiter charakteristisch. Der Verlauf der pyogenen Streptokokken-Infektionen ist akut und unterscheidet sich von den subakuten oder chronischen Infektionen durch nichthämolysierende Streptokokken und Enterokokken.

Bei Fehlen einer erworbenen Immunität sind sie strikt pathogen.

Die Übertragung der A-Streptokokken erfolgt in der Regel durch Tröpfcheninfektion; Infektionen durch kontaminierte Milch oder Gebrauchsgegenstände sind möglich.

Nichthämolysierende und α-hämolysierende Streptokokken (Viridansgruppe und Anaerobier) und die *Enterokokken* sind in der Regel Saprophyten, die nur unter bestimmten Voraussetzungen pathogen werden.

Bei mechanisch oder infektiös lädierten Stellen gelangen sie durch Haut und Schleimhäute in das darunterliegende Gewebe und verursachen dort, vielfach als mischinfizierende Keime – im Gegensatz zu den ß-hämolysierenden Streptokokken – mehr subakut oder chronisch verlaufende Entzündungen fötiden, putriden, granulierenden oder gangränösen Charakters.

Sie spielen bei latenten Fokalherden eine dominierende Rolle, sind Entstehungsursache für die Plaquebildung an den Zahnhälsen sowie für die Zahnkaries und werden häufig bei chronischen Infektionen von Tonsillen, Zahngranulomen, Nebenhöhlen, Mittelohr, Endokard, Gallen- und Harnwegen, Appendix, weiblichen Genitalorganen und bei Gangrän der verschiedensten Organe nachgewiesen.

Streptokokken der Viridansgruppe sind die häufigsten Erreger einer subakuten bakteriellen Endokarditis (Endokarditis lenta).

Diagnose: Die Diagnose einer akuten

Streptokokken-Infektion erfolgt durch kulturellen Erregernachweis und aufgrund des Lokalbefundes; die Keime werden aus Abstrichen, Blut oder Eiter isoliert. Hämolyseverhalten und Gruppeneinteilung durch immunfluoreszierende Antikörper oder Präzipitationstechnik erlauben die genaue Identifizierung. Positive Kulturen ermöglichen keine Differenzierung zwischen Streptokokken-Trägern (10%) und Kranken, jedoch erübrigen negative Kulturergebnisse eine Therapie.

Fragliche negative Kulturen sollten wiederholt werden. Der Antistreptolysintest dient dem Nachweis von Antikörpern im Blut und zeigt eine überstandene Streptokokken-Infektion an.

Das Streptolysin O wird von fast allen Streptokokken der Gruppe A und von vielen Stämmen der C- und G-Gruppe gebildet.

Wegen der hohen Durchseuchung der Bevölkerung gelten erst Antistreptolysintiter $\geq$ 300 IE oder signifikante Titerbewegungen als aussagekräftig. Höchste Titerwerte werden bei akutem rheumatischem Fieber und akuter hämorrhagischer Glomerulonephritis gefunden. Andere, für die Serodiagnostik wichtige Antikörper sind:

- Anti-Hyaluronidase
- Anti-Desoxyribonukleotidase B
- Anti-Nikotinamid-Adenin-Di-Nukleotidase
- Anti-Streptokinase
- Anti-Streptozym

Streptokokkeninfektionen
Therapie
Unter Berücksichtigung von Sensibilität und Toxizität ist für die Behandlung der akuten Streptokokken-Infektion Penicillin G das Mittel der Wahl. Bei bestimmten subakuten und chronischen Streptokokken-Infektionen (Endokarditis, Sepsis) sollten wegen des synergistischen Effekts von Penicillin G und Streptomycin bzw. anderen Aminoglykosiden beide Präparate in Kombination verabreicht werden.
Eine Therapie mit bakteriziden Antibiotika verkürzt die Krankheitsdauer, verhindert eitrige Komplikationen und dient der Prophylaxe gegen rheumatisches Fieber und seine Folgen; inwieweit sie einen Schutz gegen das Auftreten der akuten hämorrhagischen Glomerulonephritis bildet, ist noch unklar.

Tetanus

Definition/Ätiologie: Erkrankung, die durch ein Exotoxin des anaeroben Erregers Clostridium tetani hervorgerufen wird.

Pathophysiologie: Eine Infektion mit Clostridium tetani ist immer auf lokale Gewebsbereiche beschränkt. Nur unter strikt anaeroben Bedingungen – begünstigt durch Gewebsnekrosen und Fremdkörper – kann der Erreger das hochwirksame Toxin produzieren. Erst die Ausbreitung des Toxins auf neuralem Wege ins ZNS verursacht den Tetanus. Es führt durch Angriff an der Synapsenfunktion zu einer Enthemmung des afferenten und efferenten Schenkels des $\alpha + \gamma$-motorischen Systems.

In der Folge kommt es im Bereich der willkürlich innervierten Muskulatur zu krampfartigen, tonischen Kontraktionen, die meist im Gesicht beginnen und später in Form schwerster Dauerkrämpfe auch die restliche Muskulatur erfassen. Das Vollbild des Tetanus ist durch Muskelstarre geprägt.

Epidemiologie: Clostridium tetani ist in oberflächlichen Erdschichten und als Saprophyt auch im Intestinaltrakt von Mensch und Tier zu finden. In den Industrienationen tritt ein Tetanus meist nach Hautverletzungen oder Brandwunden, selten nach Operationen auf. Relativ häufig ist er unter Heroinabhängigen durch verunreinigte Geräte und Beimischungen zum Heroin. In Entwicklungsländern ist der Tetanus neonatorum für ca. 10% der Todesfälle bei Neugeborenen infolge von Nabelstumpfinfektionen verantwortlich.

Klinik: Die Inkubationszeit beträgt 2–14 Tage. Erste klinische Symptome sind Schmerzen und Steifheit im Kiefer, Abdominalbeschwerden, Rückenschmerzen und Schluckschwierigkeiten. Im weiteren Krankheitsverlauf verstärkt sich die Muskelsteife; es kommt zur Kiefersperre und

Tetanus
Therapie
Ein Tetanuspatient ist stets intensivpflegebedürftig und sollte in einem ruhigen Raum untergebracht werden. Nekrotische Gewebe und Fremdkörper müssen umgehend entfernt werden. Patienten mit schwerem Krankheitsverlauf befinden sich in einer stark katabolen Stoffwechsellage und werden parenteral ernährt. Die erheblichen Flüssigkeitsverluste müssen frühzeitig parenteral ersetzt werden.
Durch möglichst frühzeitige Gabe (einmalige Dosis von 3000–10000 I.E.) des Tetanus-Antiserum läßt sich die Letalität erheblich senken, das Antiserum neutralisiert jedoch nicht das schon im ZNS gebundene Toxin. Muskelrelaxantien und Sedierung sind die entscheidenden Therapiemaßnahmen.
Bei künstlicher Beatmung werden curareartige Muskelrelaxantien mit Barbituraten oder Chlorpromazin kombiniert. Auch Tranquillantien wie Diazepam sind geeignet.
Eine Tracheotomie

zu einem verzerrten Gesichtsausdruck (Risus sardonicus).
24–72 Stunden nach den ersten Symptomen entwickeln sich Reflexspasmen, die durch eine starke Zunahme afferenter Impulse aus der Peripherie und einer daraus resultierenden gleichzeitigen starken Kontraktion von Agonisten und Antagonisten entstehen. Bei zunehmender Progredienz genügen kleinste Reize, um immer längere und intensivere Spasmen auszulösen.
Die Atmung kann im Verlauf durch Laryngospasmus und die toxische Kontraktion der Atemmuskulatur soweit eingeschränkt sein, daß die entstehende Hypoxie zu schweren Schäden am Zentralnervensystem und schließlich zum Tode führt.
Die Patienten sind bis zu diesem Stadium meist vollständig bei Bewußtsein; geringes Fieber, Tachykardie und ein instabiler Hochdruck sind häufig.
Diagnose: Die Diagnose des Tetanus ist aufgrund der klinischen Symptomatik leicht zu stellen. Laborchemische Veränderungen sind selten und geben keine genaueren Hinweise. Eine Erregerisolierung gelingt nur selten.
Differentialdiagnose: Meningitis, Enzephalitis, Tetanie sowie Strychninvergiftung.

Tollwut

Syn.: Lyssa, Hundswut, Rabies.
Definition: Es handelt sich um eine akute Viruserkrankung des zentralen Nervensystems, die alle Säugetiere und Menschen befallen kann. Sie kann durch infizierte Sekrete – normalerweise Speichel – oder Gewebe übertragen werden. Die häufigste Übertragung erfolgt durch Bisse von erkrankten Tieren. Rabies ist eine typische Anthropozoonose, die stets zum Tode führt.
Ätiologie: Das Tollwutvirus ist ein RNA-Virus aus der Rhabdoviren-Gruppe; es

erleichtert die maschinelle Beatmung und sollte frühzeitig in Erwägung gezogen werden (Laryngospasmus!); es sollten zumindest alle Vorbereitungen für einen solchen Eingriff getroffen werden.
Prophylaxe
Die einzig wirksame Prophylaxe ist die aktive Immunisierung. Sie besteht aus einer Grundimmunisierung durch 3 in ca. 4–6wöchigen Abständen vorgenommenen Applikationen. Alle 5–10 Jahre sollte dann eine Booster-Impfung erfolgen. Impfreaktionen bestehen meist in lokaler Schwellung, Erythem, Lymphadenopathie und Fieber. Ernste Überempfindlichkeitsreaktionen sind selten. Nach Verletzungen bei unklarem Impfschutz sollte aktiv und passiv immunisiert werden.

Meldepflicht besteht bei Erkrankung und Tod.

Tollwut
Therapie und Prophylaxe
Eine spezifische Therapie der manifesten Tollwut ist bislang nicht möglich; immerhin ist ein versuchsweiser Einsatz von Virustatika, Hyperimmunglobulinen, Interferon sowie eine aktive Immunisierung gerechtfertigt. Bei Impfung ist eine korrekte Indikationsstellung besonders wichtig. Dabei muß die Art des Kontak-

ist im Tierversuch relativ leicht anzüchtbar.

Epidemiologie: Haupterregerreservoir für Rabies in Europa stellen wildlebende Carnivoren (Füchse, Marder, Wölfe) dar. Von ihnen wird das Virus bevorzugt durch Biß auf andere Säugetiere, gelegentlich auch auf den Menschen übertragen. Die starke Ausbreitung der Tollwut nach dem 2. Weltkrieg in Mitteleuropa war in erster Linie durch Füchse bedingt. Tiere erkranken stets manifest an Rabies. Symptomlose Träger gibt es allenfalls bei blutsaugenden Fledermäusen in Amerika.

Pathophysiologie: Das Virus dringt zum peripheren Nervengewebe vor, wo es bis zu 96 Stunden stationär bleibt, bis es sich in Richtung Zentralnervensystem ausbreitet. Hat das Virus das ZNS erreicht, vermehrt es sich fast ausnahmslos in der grauen Substanz. Von dort breitet es sich über das autonome Nervensystem aus.

Klinik: Inkubationszeit: 20–100 (–300) Tage nach einem Biß oder einer Kratzverletzung durch ein infiziertes Tier erkranken Menschen an Schmerzen und Hyperästhesien im Bereich der Verletzung. Innerhalb weniger Tage breiten sich die Schmerzen und Parästhesien aus; es kommt zu Lähmungen der betroffenen Extremitäten. Im Laufe weniger Tage entwickelt sich eine Enzephalitis mit Schlafstörungen, Angst, Muskelkrämpfen, Tremor und Atemstörungen. Ein wichtiges Symptom stellen dabei Schlundkrämpfe dar. Der Patient ist nicht imstande, Flüssigkeiten zu schlucken (Hydrophobie). An ein derartiges Excitationsstadium kann sich ein paralytisches Stadium anschließen. Ohne Intensiv-Behandlung sterben die Patienten meist zwischen dem 5.–10. Tag der Erkrankung, mit intensiver Behandlung um den 20. Tag. Das Bewußtsein kann dabei bis in die Spätphase der Erkrankung erhalten

tes und der Status des infizierten Tieres genau defniiert werden, was nur in Zusammenarbeit mit Tierärzten möglich ist. Die Impfindikation sollte nach den internationalen Empfehlungen der WHO gestellt werden. Die hier geltenden, z.T. komplizierten Regeln überfordern im allgemeinen den nicht spezialisierten Arzt. Die Rolle des niedergelassenen Arztes beschränkt sich auf eine Desinfektion der Wunde mit quarternären Ammoniumbasen, auf Benachrichtigung des zuständigen Amtsarztes sowie auf eine umgehende Überweisung in die nächste Spezialabteilung. Ein verdächtiges Tier sollte zur Diagnosesicherung nach Möglichkeit zunächst beobachtet werden; bereits getötete Tiere müssen unverzüglich einem Veterinärsuntersuchungsamt überstellt werden.

Impfung

Während früher Tollwut-Impfstoffe wenig effektiv waren und schwere Nebenwirkungen hatten, ist das Risiko moderner Vakzinen heute geringer. Die Patienten erhalten je eine Ampulle Impfstoff am 1., 3., 7., 14. und 30. Tag. Bei schweren Bissen durch erkrankte Tiere ist eine gleichzeitige Gabe von Hyperimmunglobulin ratsam. Die gutverträglichen Impfstoffe gestatten auch eine prophylaktische Impfung besonders exponierter Personen (Tierärzte, Personal von Tollwutlaboratorien, Jäger). Die beste Prophylaxe besteht aus einer Vermeidung jeglichen Kontakts mit verdächtigen Wild- und Haustieren.

Erkrankungen an Tollwut, aber auch Tollwut-Impfungen sind meldepflichtig. Meldepflicht besteht bei Verdacht, Erkrankung und Tod.

bleiben. Die Letalität beträgt bei ungeimpften Patienten 100%.
Diagnose: Das Virus läßt sich im Speichel- und Korneal-Abstrich der Patienten nachweisen. Bei der Autopsie finden sich typische Einschlußkörperchen (Negri-Körperchen) im Gehirn. Die Diagnose bei klinischem Vollbild und typischer Anamnese ist nicht schwierig. Isolierte Einzelfälle ohne auffällige Tierbißanamnese können jedoch für eine Tetraplegie anderer Genese, für Botulismus, Tetanus oder eine Vergiftung gehalten werden.

Tonsillitis

Definition: Akute oder chronische Entzündung, die das lymphoepitheliale Gewebe im Bereich des Isthmus faucium (Rachenenge) betrifft („Angina"). Die Hauptsymptome betreffen die Gaumenmandeln.
Ätiologie: Die akute Form ist eine Infektion mit ß-hämolysierenden Streptokokken (seltener: Staphylokokken, Pneumokokken, Hämophilus influenzae, Anaerobier).
Pathophysiologie: Die Schwere der Symptomatik deutet gelegentlich auf eine Allgemeinerkrankung des Organismus mit besonderer Ausprägung an den lymphoepithelialen Organen hin. Allerdings gibt es auch Tonsillitiden, bei denen nur die lokale Reaktion erkennbar ist. Das Tonsillarparenchym ist infiltriert mit Leukozyten (kleine Abszesse im Parenchym und in den Krypten). Von derartigen „Kryptenabszessen" Ausbreitung der Infektion über Epitheldefekte bzw. über retikuliertes Epithel ins Tonsillenparenchym (Krypten-Parenchym-Tonsillitis) und/oder Eindringen in kryptennahe Kapillaren (schubweise oder kontinuierliche Einschwemmung von Toxinen und Erregern in den Kreislauf). Bei rezidivierendem oder chronischem Verlauf Fibrosierung und Untergang des Tonsillarparenchyms.

Klinik: Die akute Tonsillitis beginnt vor allem bei Kindern mit hohen Temperaturen (auch mit Schüttelfrost). Bei Kindern mit ungeklärtem Fieber immer Racheninspektion! Symptomatik: Rachenbrennen, Dauerschmerzen im Oropharynx, besonders Schluckbeschwerden und eventuell ins Ohr ausstrahlende Schmerzen. Mundöffnen oft erschwert und schmerzhaft. Foetor ex ore. Kopfschmerzen; kloßige, zumindest leicht behinderte Sprache; starkes subjektives Krankheitsgefühl; Schwellung und Schmerzhaftigkeit der regionalen Lymphknoten. Beide Gaumenmandeln (sowie die Umgebung samt Rachenhinterwand) sind hochrot und geschwollen.
Bei der Angina catarrhalis keine Tonsillenbeläge! Etwas später zeigen sich auf den Gaumentonsillen gelbe Stippchen oder gelbe Flecken (Angina lacunaris).
Bei der chronischen Tonsillitis ergeben sich anamnestisch häufig rezidivierende Anginen. Sie sind aber nicht obligat, die klinische Symptomatik ist milder als bei der akuten Form; oft findet man vergrößerte Kieferwinkellymphknoten.
Diagnose: Bei der akuten Form ist die plötzlich auftretende Symptomatik und der Lokalbefund diagnostisch beweisend. Bei Verdacht auf Diphtherie: Abstrich; bei Verdacht auf Mononukleose: Blutbild. Bei der chronischen Form: anamnestisch rezidivierende akute und subakute Tonsillitiden. Der Lokalbefund ist hier ausschlaggebend, die Tonsillenoberfläche ist „zerklüftet“, auch narbig; die Tonsillen sind auf der Oberfläche mehr oder weniger fixiert. Laborchemisch zeigt sich evtl. ein erhöhter Antistreptolysintiter. Die Abklärung ist von größter Bedeutung wegen der Möglichkeit der Zweiterkrankungen (Nephritis, Karditis, rheumatisches Fieber).

Tonsillitis
Therapie
Bei der akuten Tonsillitis mit Fieber Bettruhe, Analgetika, weiche oder flüssige Kost, Eis; hochdosiert Penicillin für 10 Tage. Lokal: Mund- und Zahnpflege; keine Antibiotika lokal, wohl aber analgesierende Medikamente. Feuchte Halswickel. Auch die chronische Tonsillitis ist behandlungsbedürftig, unabhängig davon, ob sie lokale Beschwerden verursacht oder nicht. Konservative Maßnahmen sind wegen der möglichen Zweiterkrankungen problematisch. Bei rezidivierenden Infektionen muß eine Tonsillektomie erwogen werden – insbesondere jenseits des Kindesalters.

Toxinschock-Syndrom oder
Syndrom des Toxischen Schocks
Definition: Die Befundkonstellation des Toxinschock-Syndroms (TSS) wurde erstmals von Todd et al. 1978 beschrieben und kennzeichnet eine mit Staph. aureus-Toxinen assoziierte multisystemische Erkrankung, die überwiegend bei jungen Frauen während der Menstruation auftritt. Tampongebrauch erhöht das Erkrankungsrisiko statistisch signifikant. Fieber, Erbrechen, wäßrige Diarrhöen, Schocksymptomatik und ein scarlatiniformes Exanthem der Haut mit Desquamation in der Heilungsphase sowie Schleimhautmanifestationen sind obligate Leitsymptome.
Das nicht-menstruelle TSS weist ein breiteres Altersspektrum auf und betrifft auch Männer und Kinder. Bei grundsätzlich gleicher klinischer Symptomatik sind als Eintrittspforte der Infektion oft Haut- oder Operationswunden nachweisbar.
Epidemiologie: Schon 1927 wurden Fälle von Staphylokokkenerkrankungen mit ähnlichem Verlauf beschrieben, nachdem 12 Kinder nach Vakzination mit einem Diphtherie-Antitoxin, das durch Staph. aureus kontaminiert war, gestorben waren. Aktuelle Beschreibungen des TSS beschränkten sich fast ausschließlich auf in USA gesammelte Daten. Öffentliches Interesse erregte das gehäufte Auftreten bei jungen, zuvor gesunden Frauen, bei denen die Erkrankung mit der Menstruationsblutung in Zusammenhang stand. Nach Einführung von Überwachungsprogrammen wurden im Zeitraum November 1979 – April 1982 1660 TSS-Erkrankungen registriert. In 96% der Fälle waren Frauen betroffen; bei mindestens 92% dieser Patientinnen fielen Erkrankungsbeginn und Menstruation zusammen. Das Zeitintervall zwischen Menstruation bis Krankheitsbeginn betrug 0–8 Tage (Mittel 3,6 Tage). Ein erhöhtes

Risiko für TSS bei Tampongebrauch wurde in fünf von sieben Fall-Kontrollstudien belegt. Dabei zeigte sich ein besonderes Risiko bei der Verwendung von Rely®-Tampons, die sich in Deutschland nicht im Handel befinden.
Seit der Identifikation der potentiellen Risiken der Rely®-Tampons und dem Marktverzicht des Herstellers im September 1980 ist die Krankheitsfrequenz drastisch gesunken.
Erste Publikationen aus der Bundesrepublik Deutschland sind 1981 als Fallberichte erschienen.
Ätiologie / Pathogenese: Der kulturelle Nachweis von Staph. aureus im Vaginal- und Zervikalabstrich gelingt in der überwiegenden Mehrzahl der Fälle, so daß Staph. aureus als ätiologisches Agens gesichert erscheint.
Aufgrund des Fehlens von Bakteriämie, Prodromalstadium und der Ähnlichkeit zu anderen Staphylokokkentoxinerkrankungen postulieren Todd und seine Mitarbeiter in ihrer Erstbeschreibung, daß Toxine für die systemischen Effekte verantwortlich sind. Die Beteiligung verschiedener Staphylokokken oder anderer Bakterien kann nicht ausgeschlossen werden.
Neben dem nicht immer nachweisbaren pyrogenen Exotoxin A+B (PEA/PEB) und dem Endotoxin F (SEF) gelang der Nachweis der Produktion eines pyrogenen Exotoxin C (PEC) in 100% bei Staph. aureus-Stämmen von TSS-Patienten. Tierexperimentell wurden nach Injektion von Exotoxin C pyrogene Eigenschaften, erhöhte Empfänglichkeit für einen lokalen Endotoxinschock sowie IgM-Suppression nachgewiesen.
In vitro zeigten sich mitogene Effekte des PEC auf menschliche T-Lymphozyten.
Die genaue pathologische Bedeutung der genannten Toxine ist nicht vollständig geklärt. Die Tatsache, daß auch Kontrollstämme von gesunden Frauen das

Exotoxin C produzieren, macht es wahrscheinlich, daß erst die Interaktion eines der erwähnten Toxine oder eines bislang unbekannten Toxins mit dem Exotoxin C zur Auslösung des Syndroms führt; Endotoxine als Mediatoren wären ebenso denkbar.
Die Bedeutung von Tampons für das TSS ist bislang spekulativ. U.a. werden günstiges Staphylokokkenwachstum durch vaginale Okklusion und eine durch Mikroulzerationen begünstigte Toxinabsorption diskutiert.
Klinik: Das klinische Bild reflektiert die multisystemische Beteiligung dieser lokalen, nicht-invasiven Infektion. Charakteristisch ist eine akute Symptomatik mit hohem Fieber, Hypotonie, Erbrechen, wäßrigen Diarrhöen, Myalgien, Desorientiertheit, Agitation, Entzündung der Schleimhäute sowie ein diffuses makuläres Hautexanthem.
Die groblamelläre Hautschuppung tritt meistens während der Heilungsphase in der zweiten Krankheitswoche auf und betrifft häufig nur Hände und Füße.
Nicht-exsudative Schleimhautentzündungen finden sich vermehrt in Form einer Pharyngitis mit „Himbeerzunge", Konjunktivitis und Vaginitis.
Als diagnostisches Kriterium gilt die Beteiligung von mindestens drei Organsystemen. So werden reversibles Nierenversagen und hepatische Insuffizienz beschrieben; kardiopulmonale Befunde umfassen Lungenödem, ARDS (Adult respiratory distress syndrome), Pleuritis, Herzinsuffizienz und EKG-Veränderungen im Sinne einer Myokarditis sowie Rhythmusstörungen und reversible Kardiomyopathien.
In ca. 30% der Fälle kommt es zu Rezidiverkrankungen, für die offenbar eine fehlende Antikörperbildung verantwortlich ist. Rezidive zeigen in der Regel einen klinisch milderen Verlauf. Bei nicht-men-

struellem TSS sind Rezidive bisher nicht beschrieben worden.

Diagnose: Die Diagnose des TSS basiert auf klinischen Kriterien. Der Nachweis von Staph. aureus der Gruppe I oder III sowie der zeitliche Zusammenhang mit der Menstruation sollten auch bei leichten Verlaufsformen an ein TSS denken lassen.

Andererseits schließt fehlender Staphylokokken-Nachweis die Krankheit nicht aus.

Wichtige diagnostische Kriterien:

- Fieber > 38,9° C
- Haut: diffuses makuläres Exanthem, Desquamation insbesondere der palmaren und plantaren Haut ca. 1–2 Wochen nach Krankheitsbeginn
- Kreislauf: Hypotension <90 mm Hg, Orthostase
- Organbeteiligung: (Nachweis von mindestens drei der folgenden Manifestationen)
- Gastrointestinaltrakt: Erbrechen; Diarrhöen
- Muskeln: Myalgien; ↗CPK
- Nieren: ↗Harnstoff-N, ↗Kreatinin, Oligurie, Leukozyturie ohne begleitende Harnwegsinfektion
- Leber: ↗Bilirubin, ↗Transaminasen
- ZNS: Desorientiertheit; Agitation; Somnolenz, Kopfschmerzen
- Schleimhäute: Hyperämie von Oropharynx, Konjunktiven, Vagina
- Hämatologie: Thrombozytopenie (< 100.000/µl), Anämie, Leukozytose; Linksverschiebung, Lymphopenie

Fast regelmäßig werden Hypokalzämie, Hyponatriämie, Hypalbuminämie, Hypophosphatämie und leichte metabolische Azidose gefunden. In 50% können verlängerte Prothrombinzeit und PTT nachgewiesen werden.

Disseminierte intravaskuläre Koagulation und manifeste Blutungen sind eher selten.

Toxinschock-Syndrom

Therapie

Therapeutische Maßnahmen umfassen die sofortige Schockbekämpfung, sowie Lokalbehandlung und systemische Gabe eines Staphylokokken-wirksamen Antibiotikums.

Kulturen von Nase, Rachen, Urin, Blut und Vagina oder Wunde sind vor Therapiebeginn abzunehmen; bei Staphylokokkenisolierung sollte ein Toxinnachweis unbedingt erfolgen. Ein liegender Tampon sollte entfernt und mikrobiologisch untersucht werden. Der genaue Einfluß von β-Laktamase-resistenten Antibiotika auf den Krankheitsverlauf ist nicht bekannt, jedoch gilt der Einfluß hinsichtlich einer Senkung des Rezidivrisikos als gesichert.

Generell sollte die

Verwendung von Tampons für einige Monate unterbleiben; nach negativen Kontrollkulturen von Vaginalabstrichen kann ein diskontinuierlicher Gebrauch von Tampons gestattet werden.

Differentialdiagnostisch müssen Scharlach, Leptospirose, Rickettsiose, Masern, Fleckfieber, Zytomegalie, Arzneimittelexanthem, mukokutanes Lymphknotensyndrom (Kawasaki-Krankheit) sowie septischer Schock ausgeschlossen werden.

Toxoplasmose

Definition: Die Toxoplasmose ist eine weitverbreitete, überwiegend klinisch inapparent verlaufende Protozoen-Infektion von Mensch und Tier. Manifeste, akute Toxoplasmoseerkrankungen werden seltener beobachtet, zeigen sehr unterschiedlich ausgeprägte Krankheitserscheinungen und können bei immunsupprimierten Patienten fulminante Verläufe nehmen.

Bei Erstinfektion während der Schwangerschaft sind schwere kongenitale Defekte des Kindes möglich.

Ätiologie und Pathogenese: Der Erreger der Toxoplasmose ist Toxoplasma gondii, ein zu den Protozoenarten gehörender Parasit, der im Verlauf eines Entwicklungszyklus unterschiedliche morphologische Formen aufweist. Als Trophozoiten (Endozoiten) werden sichel- oder halbmondförmige Proliferationsformen bezeichnet. Nach ihrer Aufnahme über Rachen- und Darmschleimhaut vermehren sie sich während der akuten Phase der Infektion intrazellulär durch Endodyogenie (asexuelle Vermehrung), führen zur Lyse der Wirtszelle und zum erneuten Befall der benachbarten Zellen. Durch Wiederholung dieses Vorganges entstehen im Gewebe lokale Schädigungen in Form von fokalen Nekrosen, die von entzündlichen Reaktionen umgeben sind. Die Veränderungen werden vor allem im Gehirn, in der Herz- und Skelettmuskulatur, in der Leber und im Auge gefunden, können aber auch jedes andere Organ betreffen. Die Dauer der intrazellulären Vermehrung und die Ausbreitung extrazellulärer Trophozoiten auf dem Lymph-

Diagnostik bei Toxoplasmoseinfektionen **Tabelle 4**
Serologische Testverfahren

	Serofarbtest Sabin-Feldmann	Indirekter Fluoreszenz-Antikörper-test (IFA)	IFA-IgM	Indirekter Hämaggluti-nationstest IHA	Komple-mentbin-dungsreak-tion KBR	Agglutina-tionstest	ELISA IgG	DS-IgM-ELISA	IgM-Immunosor-bent-Test IgMISA
Art der Antikörper	IgG	IgG	IgM	IgG	IgG	IgG	IgG	IgM	IgM
Zeitpunkt des Reaktionsaus-falls	nach 1 Woche; Maximum nach 6–8 Wo., persi-stiert lebens-lang	wie Sabin-Feldmann-Test	5 Tage nach Infektion	später als IFA und Sabin-Feldmann-Test	mehrere Wo. nach Erschei-nen v. AK im IFA u. Sabin-Feldmann-Test	wie KBR	korreliert mit Titern im Sa-bin-Feld. IHA, IFA u. KBR	sensitiver und spezifischer als IgM-IFA	
pos. Titerwerte bei akuter Infek-tion	1:1000	1:1000	1:80 bis 1:1000	1:1000	laborabhän-gig*	**	**	**	**
Titer bei chron. Infektionen	1:4 bis 1:125 (1:2000)	1:8 bis 1:1200	negativ bis 1:20	1:16 bis 1:256	negativ bis 1:8	**	**	**	**
Persistenz der Titer	Jahre	Jahre	Wo.–Monate	Jahre	Jahre	Jahre	Jahre	Wochen bis Monate	
Bemerkungen	keine Kreuzre-aktionen oder falsch positive Ergebnisse bei Menschen be-kannt	falsch posi-tive Resultate in Seren, die antinukleäre AK enthalten	falsch posi-tive Ergeb-nisse in Seren mit antinukle-ären AK oder Rheumafak-toren; falsch negativ in 75% bei do-kumentierten kongenitalen Defekten	nicht sinnvoll für Schwan-gerschafts-Screening, ebenfalls häu-fig falsch ne-gativ bei nachgewiese-nen kongeni-talen Defek-ten	*AG noch nicht standar-disiert	falsch posi-tive Ergeb-nisse in Seren mit hohem unspez. IgM-Titer; geeig-net für Screening-Programm bei Schwan-geren	zur Zeit noch aufwendiges und an-spruchsvolles Verfahren	sensitiver und spezifischer als IgM-IFA, empfohlen für Schwan-gerschafts-Screening; hohe Treff-sicherheit bei kongenitalen Defek-ten; keine falsch positiven Ergeb-nisse in Seren mit Rheumafaktoren	

** Titer für die Praxis noch nicht genügend gesichert.

und Blutweg ist von der Immunitätslage des Organismus abhängig.
Das Auftreten von Antikörpern beendet die Parasitämie, die freien und intrazellulären Trophozoiten verschwinden, und es bilden sich die *Gewebszysten*. Die von einer Membran umgebenen Zysten können mehrere Tausend Zystozoiten enthalten und mitunter lebenslang in verschiedenen Organen persistieren.
Sie verursachen die weitaus häufigere klinisch inapparente Toxoplasmose-Infektion.
Eine dritte Form, die bisher nur bei Katzenarten nachgewiesen wurde, bilden die *Oozyten*. Diese rundlichen, mit einer resistenten Hülle ausgestatteten Dauerstadien entstehen als Endprodukte eines im Darmepithel der Tiere ablaufenden, geschlechtlichen Zyklus und werden mit dem Kot ausgeschieden.
Innerhalb von drei bis vier Tagen nach Ausscheidung erfolgt die Sporulation; erst die versporten Oozyten sind infektiös und können in feuchter Umgebung bis zu 18 Monate überleben.
Durch trockene Hitze und kochendes Wasser werden sie abgetötet.
Epidemiologie: Toxoplasma gondii ist ubiquitär in der Natur verbreitet. Die geringe Wirtsspezifität des Erregers führt zur Infektion eines breiten Spektrums warmblütiger Vertebraten; neben der Infektion des Menschen konnten die Erreger bei Schweinen, Rindern, Schafen, Hunden, Katzen, Wildtieren und verschiedenen Vogelarten nachgewiesen werden. Dabei sind Katzen die einzigen definierten Endwirte und primären Überträger der Erreger; der Mensch und empfängliche Tierarten sind nur als Zwischenwirte einzustufen.
Hauptansteckungsquelle für den Menschen ist die orale Aufnahme zystenhaltigen Fleisches infizierter Tiere (überwiegend Schaf- und Schweinefleisch);

Übertragungen erfolgen ferner auf diaplazentarem Weg, durch Blut- oder Leukozytentransfusionen, Organtransplantationen, Katzenkontakte und Laborunfälle.
Innerhalb einer Bevölkerung ist die Durchseuchungsrate sehr hoch; Untersuchungen (z.B. in Paris) haben ergeben, daß etwa 85% der über 20jährigen seropositiv sind. Von epidemiologischer und klinischer Bedeutung ist die Tatsache, daß die Mehrzahl der Infizierten keine oder nur eine relativ unspezifische Symptomatik aufweisen.
Durch Früherkennung und optimale Therapie können bei Patienten mit erhöhtem Risiko (hämatologische Erkrankungen, AIDS, Schwangerschaft, Kinder mit angeborenen Defekten) schwere Folgeerscheinungen vermieden werden.
Klinik: Häufigste Verlaufsform der *akuten Toxoplasmoseerkrankung* ist die Lymphadenopathia toxoplasmotica; es werden überwiegend die zervikalen Lymphknoten betroffen, aber auch die subokzipitalen, axillären, inguinalen und mediastinalen Lymphknoten können beteiligt sein. Die Lymphknoten sind derb, geschwollen, meist druckschmerzhaft, jedoch nicht-eitrig. Uncharakteristische Symptome wie Kopfschmerzen, Mattigkeit, Muskel- und Gelenkschmerzen, Hepatosplenomegalie, Fieber und eine reaktive (atypische) Lymphozytose können auftreten. Gelegentlich erscheint ein makulopapulöses Exanthem. Bei Beteiligung mesenterialer und retroperitonealer Lymphknoten kommt es häufig zu abdominellen Beschwerden und Temperaturen bis 40° C.
Lymphadenopathie ist in der Regel ein selbstheilender Prozeß, jedoch können die Symptome über Monate persistieren.
Bei *immunkompetenten* Patienten sind Pneumonie, Myokarditis, Perikarditis, Hepatitis, Polymyositis, Enzephalitis oder

Meningoenzephalitis sehr seltene Manifestationen.

Toxoplasmoseerkrankungen bei immunsupprimierten Patienten verlaufen unbehandelt häufig fulminant und haben eine signifikante Letalitätsrate.

Toxoplasmose des Auges: Die Chorioretinitis des Kindes und Erwachsenen ist eine häufige Folgeerkrankung des Auges (ca. 35% der Fälle) nach kongenital erworbener Toxoplasmose-Infektion und kann zur Erblindung führen.

Neben den bereits erwähnten Krankheitserscheinungen ist die *Toxoplasmose des ZNS* die häufigste Manifestation. Es kommt zu Meningoenzephalomyelitiden mit Kopfschmerzen, neurologischen Ausfällen und Krämpfen. Im Liquor finden sich Druckerhöhung, Zell- und Eiweißvermehrung bei normalen Glukosewerten.

Toxoplasmoseerkrankungen und -infektionen während der Schwangerschaft: Bei erstmaliger Infektion der Mutter während der Schwangerschaft besteht eine Gefährdung des Kindes – dabei ist unbedeutend, ob eine asymptomatische Infektion oder eine Erkrankung mit klinischen Zeichen (nur ca. 10% der Fälle) bei der Mutter vorliegt.

Offenbar besteht keine Gefährdung, wenn die Mutter bereits vor der Konzeption infiziert war.

Im ersten Trimenon der Schwangerschaft führen Toxoplasmainfektionen häufig zu Aborten und Frühgeburten. Die Inzidenzrate der Infektion bei nicht-immunen Schwangeren beträgt ca. 17%. Neugeborene zeigen als Zeichen intrauteriner Infektionen postenzephalitische Schäden mit Hydrozephalus, intracerebraler Verkalkung und chorioretinitische Narben.

Im zweiten und dritten Trimenon der Schwangerschaft beträgt die Inzidenz 21–45% bzw. 59–67%, häufig sind die Kinder bei der Geburt erscheinungsfrei, und erst nach Wochen oder Monaten fallen cerebrale Symptome auf. Nach Jahren können Chorioretinitis, Strabismus, Blindheit, Epilepsie, psychomotorische und mentale Retardation als Folgeerscheinungen einer kongenitalen Infektion auftreten.

Diagnose: Möglichkeiten für die Diagnostik der akuten Toxoplasmose sind gegeben durch:

- Isolierung von Toxoplasmen im Blut und anderen Körperflüssigkeiten
- histologischen und zytologischen Nachweis von Tachyzoiten in bioptischem Material
- charakteristische Lymphknotenhistologie
- Demonstration von Toxoplasma-Zysten in Plazenta und Fetus
- serologische Testverfahren mit unterschiedlicher Aussagekraft (Tabelle 4).

Die Sicherung der akuten Toxoplasmoseinfektion mit Hilfe der Isolierungsverfahren ist selten von unmittelbarem klinischem Nutzen, die Untersuchungen sind aufwendig, teuer, und Ergebnisse liegen in der Regel erst nach 4–6 Wochen vor. Bei immunsupprimierten Patienten sind – aufgrund der insuffizienten Antikörperproduktion – Biopsie-Untersuchungen häufig die einzigen Nachweismethoden. Der Nachweis von Trophozoiten, nicht aber von Zysten, in Körperflüssigkeiten und Geweben beweist eine akute Toxoplasmoseinfektion.

Den größten praktischen Stellenwert in der Diagnostik besitzen die serologischen Testverfahren. Überwiegend stützen sie sich auf den Antikörpernachweis, während der Nachweis spezifischer Antigene mit Hilfe der ELISA-Technik (enzymelinked immunosorbent assay) nur Speziallaboratorien zur Verfügung steht. Angaben zu den einzelnen serologischen Testverfahren finden sich in der Tabelle. Die Entscheidung darüber, ob eine chro-

Toxoplasmose
Therapie
Einsatz und Dauer einer medikamentösen Therapie sind abhängig von der Symptomatik und der klinischen Situation des Patienten. Immunkompetente Patienten, bei denen eine Lymphadenopathie einziges klinisches Zeichen einer akuten Toxoplasmose ist, sind in der Regel nicht behandlungsbedürftig; Ausnahmen bilden schwere und länger persistierende Verlaufsformen.
Indikationen für eine medikamentöse Behandlung sind in jedem Fall:
- Infektionen durch Laborunfälle oder Bluttransfusionen, da sie meist schwerere Verläufe nehmen als natürlich erworbene Infektionen.
- Organbeteiligungen (Hirn, Herz u. a.)
- Chorioretinitis
- akute Infektionen während der Schwangerschaft
- Kinder mit kongenital erworbenen Defekten.

Die Therapie der akuten Toxoplasmose besteht z. Z. in der kombinierten Gabe von Pyrimethamin plus Sulfadiazin. Pyrimethamin: Anfangsdosis 100–200 mg täglich, dann reduzieren auf 25 mg täglich; Sulfadiazin: 75–100 mg/kg täglich; Behandlungsdauer 3–4 Wochen.

Pyrimethamin – ein Folsäure-Antagonist – kann eine dosisabhängige Knochenmarksuppression verursachen. 2wöchentliche Blutbildkontrollen sind daher angezeigt. Durch zusätzliche Gaben von Folinsäure kann das Risiko der unerwünschten Nebenwirkungen gesenkt werden. Bei Schwangeren und Kindern mit kongenitalen Defekten hat sich die Gabe des weniger toxischen Spiramycin bewährt, da Pyrimethamin zumindest in der Frühschwangerschaft umstritten ist. Die medikamentöse Therapie bei Schwangeren mit akuter Toxoplasmose eliminiert nicht die fetale Infektion, jedoch kann deren Inzidenz gesenkt werden.
Angeborene Toxoplasmose:

Meldepflicht besteht bei Erkrankung und Tod.

nische (latente) oder akute Toxoplasmoseinfektion vorliegt, ist häufig nur aus Titerverläufen abzulesen; sie ist eindeutig bei Serokonversion von negativen zu positiven Titerwerten. Die Höhe der Antikörper-Titer korreliert nicht mit der Schwere der Erkrankung.
Hohe Titer eines einzelnen Tests sind nicht beweisend, dagegen sprechen z. B. Titer von 1:1000 oder höher im Sabin-Feldmann-Test oder IFA und ein gleichzeitig hoher IgM-Antikörpertiter für eine akute Infektion.
Die Abwesenheit von IgM-Antikörpern im DS-IgM-ELISA oder IgM-ISA schließen eine akute Infektion aus, nicht jedoch die Abwesenheit von IgM-AK im IgM-IFA-Test, da ca. 25% der Erwachsenen mit akuter Toxoplasmose negative Werte im IgM-IFA-Test zeigen.
Im Rahmen der Screening-Programme bei Schwangeren wird bei seronegativen Frauen eine monatliche serologische Kontrolle empfohlen.
Bei Schwangeren mit negativem IgM-Antikörpertiter im IgM-ISA-Test und stabilen Titern im Sabin-Feldmann- oder IFA-Test oder Titern kleiner als 1:1000 erübrigen sich weitere Kontrollen.

Tuberkulose

Definition: Es handelt sich um eine klassische, meldepflichtige Infektionskrankheit, die durch bestimmte Mykobakterien verursacht wird (Robert Koch, 1882). Unterschieden werden die progrediente Primärtuberkulose und die postprimäre Tuberkulose. Eine Primärtuberkulose manifestiert sich als Krankheit in direktem Anschluß an die Infektion. Die postprimäre Tuberkulose tritt zumeist mehr als zwei Jahre nach der Erstinfektion auf und ist eine endogene Reinfektion aus dem sogenannten Primärkomplex.
Ätiologie: In Mitteleuropa entstehen 90% der Tuberkulose-Erkrankungen durch Mycobacterium tuberculosis. Tuberku-

lose-Erkrankungen durch Mycobacterium bovis sind nach Ausrottung der Rindertuberkulose sehr selten geworden.
Weiterhin gibt es Lungenkrankheiten, die durch atypische Mykobakterien hervorgerufen werden, in Mitteleuropa sind dies:
Mycobacterium avium
Mycobacterium intracellulare
Mycobacterium kansasii
Mycobacterium fortuitum
Von 100 Mykobakteriosen der Lunge entfallen in Deutschland drei auf Infektionen durch atypische Mykobakterien. Sie gehen mit schwacher Tuberkulinreaktion einher.
Epidemiologie: Weltweit ist die Tuberkulose eine der häufigsten und die am häufigsten zum Tode führende Infektionskrankheit. Die jährliche Zahl der Erkrankungen an Tuberkulose wurde 1982 auf 7,7 Mio., die der jährlichen Sterbefälle auf 3,3 Mio. geschätzt. Wegen der Explosion der Bevölkerungszahl in vielen Ländern ist die Tuberkulose weltweit wahrscheinlich noch im Zunehmen begriffen. Deutschland gehörte 1980 mit 42 jährlichen Neuerkrankungen je 100000 Einwohnern – bei großen regionalen Unterschieden – zu den Ländern mit niedriger Inzidenz; die größte Erkrankungshäufigkeit besteht bei aus dem Ausland kommenden Asylbewerbern, Gastarbeitern und deren Angehörigen. Jährlich gibt es in Deutschland 25000 Neuerkrankungen mit jedoch abnehmender Tendenz.
Pathophysiologie: Voraussetzung für die Erkrankung ist die Infektion zumeist des Lungenparenchyms und eine darüber hinausgehende Vermehrung sowie Ausbreitung der Tuberkulosebakterien im Organismus. Die Keimvermehrung kann auf primär massiver Infektion mit Bakterienaussaat vor Eintritt der relativen Immunität und/oder schlechter organischer Resistenz zu jedem Zeitpunkt nach der

Infektion beruhen. Charakteristische Ausbreitungswege sind:
1.) Lymphogene Streuung über lokoregionäre Lymphbahnen und -knoten. Prototyp dieser Ausbreitung ist die Tuberkulose bronchopulmonaler Lymphknoten.
2.) Hämatogene Aussaat über den Angulus venosus nach zuvor lymphogener Ausbreitung im Mediastinum oder nach direktem Einbruch in das Gefäßsystem. Prototypen einer solchen Aussaat sind allgemeine Miliartuberkulose, hämatogene Lungen-Oberlappenspitzen-Tuberkulose, hämatogene periphere isolierte Bronchialtuberkulose und extrapulmonale Organtuberkulose.
3.) Örtliche Ausbreitung per continuitatum. Sie kommt bei schubweise entstandener Organtuberkulose jeder Lokalisation vor.
4.) Kanalikuläre Aussaat bei verkästen und eingeschmolzenen Prozessen; Prototypen sind bronchogene Streuung durch Aspiration mit bronchogenen Lungenherden sowie Aussaat mit dem Harn bei destruierender Nierentuberkulose mit konsekutiver Ureter- und Blasentuberkulose. Charakteristisch ist die Tbc-Histologie mit Epithelzellen, Lymphozyten, Riesenzellen und käsigen Nekrosen.
Klinik: Bei der intrathorakalen Lymphknotentuberkulose handelt es sich in der Regel um eine Primärtuberkulose und einen einseitigen Befall bronchopulmonaler und tracheobronchialer Lymphknoten (Hilus-Lymphknotentuberkulose). Röntgenologisch läßt sie sich nur bei deutlicher Vergrößerung der Lymphknoten erfassen. Im Kindesalter kann die Kompression der dann noch weichen Bronchien zu Atelektasen führen (Mittellappensyndrom!). Die Allgemeinsymptome sind oft unspezifisch und Kranke mit Minimaltuberkulose sind meist symptomfrei. Der Krankheitsbeginn ist meist akut mit Fieber, mäßig schwerem Krankheits-

gefühl, Schwäche, Bettlägerigkeit und plötzlichem Gewichtsverlust. Laborchemisch bestehen eine Leukozytose mit Linksverschiebung, stark beschleunigte BSG, Vermehrung der α_2-Globuline. Manifestiert sich die Tuberkulose in einer chronischen Phase, finden sich oft subfebrile Temperaturen, Abgeschlagenheit, Leistungsschwäche, Erschöpfbarkeit, Krankheitsgefühl, Magenbeschwerden, schlechter Appetit, Gewichtsabnahme und/oder Nachtschweiß, begleitet von relativer Lymphozytose, beschleunigter BSG und Vermehrung der γ-Globuline. Pathognomische Tuberkulose-Symptome gibt es jedoch nicht. Außer den angeführten Allgemeinsymptomen kann die Lymphknotentuberkulose einen trokkenen Husten ohne Auswurf verursachen. Verkäsende und einschmelzende Lymphknoten, die in das Lumen großer Bronchien einbrechen, können zu pneumonischer, bronchopneumonischer oder kleinknotiger Lungentuberkulose führen. Das Bild der hämatogenen Tuberkulose hängt ab: 1.) von der Beziehung zwischen Zeitpunkt der Bakterienaussaat und Eintritt der relativen Immunität sowie 2.) von der gestreuten Bakterienmenge. Massenaussaat bedeutet Miliartuberkulose. Die Pleuritis exsudativa tuberculosa tritt überwiegend im Jugendlichen- und frühen Erwachsenenalter auf und gehört meist zur Primärtuberkulose. Sie beginnt als fibrinöse, trockene Pleuritis, die mehr oder weniger schnell in eine exsudative Pleuritis mit kleinem bis großem Exsudat übergeht.

Diagnose: Hinsichtlich der potentiellen Infektionsmöglichkeit kann die Familien- und Arbeitsanamnese Hinweise geben. Generell wird mit Umgebungsuntersuchungen nach der Infektionsquelle gesucht. Bei eruierbarer Infektionsquelle ist es wichtig, die Sensibilitätsverhältnisse dieser Erreger zu erfahren.

Tuberkulose
Therapie
Jede aktive Tuberkulose muß behandelt werden. Das Ziel der Allgemeinbehandlung ist die Erhöhung der allgemeinen Widerstandskraft. Sie besteht aus Bettruhe in den ersten 4–6 Wochen. Die Ernährung sollte normokalorisch und vitaminreich sein. Die tuberkulostatische Therapie erfolgt in 3er oder 4er Kombination mit den Mitteln der ersten Wahl:
Isoniazid (= INH) (5 mg/kg KG),
Rifampicin (10 mg/kg KG),
Ethambutol (initial 25 mg/kg KG, später 20 mg/kg KG),
Streptomycin (initial 15 mg/kg, maximal 1 g/d i.m., später 3 × 1 g wöchentlich),
Pyrazinamid (25–30 mg/kg KG).
Von den insgesamt 15 antituberkulösen Mitteln haben diese fünf die größte praktische Bedeutung. Nur bei Multiresistenz muß auf andere Stoffe zurückgegriffen werden. Abgesehen von Fällen einer Primärresistenz gegen INH, ist auch heute noch INH das Basis-Tuberkulostatikum; stets aber werden mindestens drei Tuberkulostatika der ersten Wahl miteinander kombiniert, um eine sekundäre Resistenzentwicklung zu verzögern. Eine Behandlungsdauer von 12 Monaten bei 3er

Kombinationen und von 9 Monaten bei 4er Kombinationen ist ausreichend. Eine initiale 3er Kombination muß zumindest so lange durchgeführt werden, bis der Patient bakteriologisch negativ ist und die exsudative Phase überwunden ist.
Prophylaxe
BCG-Impfung: Besonders in Ländern, wo noch eine hohe Infektionsmöglichkeit besteht; außerdem exponiertes Tuberkulin-negatives Pflegepersonal. Es besteht jedoch nur eine relative Immunität für einige Jahre, und der Tuberkulintest ist nicht mehr als Suchtest verwertbar. In Ländern, wo der Tuberkulinkataster sehr gering ist (= geringe Durchseuchung mit Tbc), wird die BCG-Impfung mehr und mehr verlassen (z.B. USA). An ihre Stelle tritt die Chemoprophylaxe mit INH für ein Jahr mit 5–7 mg/kg KG pro Tag bei Erwachsenen und 10 mg/kg KG pro Tag bei Kindern (nicht mehr als 300 mg Gesamttagesdosis). Sie ist indiziert bei frischen Tuberkulinkonvertoren und Patienten mit erhöhtem Tuberkulose-Risiko.

Meldepflicht besteht bei Erkrankung und Tod.

Die Allgemeinsymptome sind oft unspezifisch, sollten aber trotzdem beachtet werden. Die körperliche Untersuchung muß umfassend vorgenommen werden und darf sich auch bei intrathorakaler Tuberkulose nicht auf eine Lungenuntersuchung beschränken. Die radiologische Diagnostik wurde auf den jeweiligen Organbefall ausgerichtet. Stets erforderlich ist eine Thoraxübersichtsaufnahme. Bei intrathorakaler Tuberkulose gehören Aufnahmen in zwei Ebenen zum Standard; häufig werden ergänzende Schichtaufnahmen zur Erfassung von Lymphknotenvergrößerung und Einschmelzungshöhlen (Kavernen) erforderlich. Die Tuberkulinhauttestung ist aus differentialdiagnostischen Gründen unumgänglich, möglichst in Form einer Reizschwellenbestimmung. Bei dringendem Verdacht auf Tuberkulose sollte die Testung mit 0,1 und 1 TE beginnen, weil bei einem Testbeginn mit 10 TE sehr starke, zur oberflächlichen Nekrose führende Reaktionen auftreten können. Je nach Organbefall sind färberische und stets auch kulturelle Untersuchungen der zugehörigen Ausscheidungen erforderlich; ein zusätzlicher Tierversuch ist beim Liquor unerläßlich, beim Harn, Pleuraexsudat und Gelenkpunktat wünschenswert. Bei positivem Ausfall der Kultur sind Typenbestimmungen und Sensibilitätstestung notwendig, um entsprechend behandeln zu können. Der morphologisch erhebbare Befund einer epitheloidzelligen Granulomatose oder einer Mykobakteriose hat – wie der färberische Nachweis von Mykobakterien – den Vorteil, daß er in kürzester Zeit vorliegt.

Tularämie

Definition/Ätiologie: Es handelt sich um eine Zoonose, die durch Francisella tularensis – ein gramnegatives Stäbchenbakterium – hervorgerufen wird. Infektionen

des Menschen gehen oft von Hasen und Kaninchen aus.
Epidemiologie/Pathogenese: Die Erkrankung kommt nur in der nördlichen Hemisphäre vor (Japan, Rußland, Nordamerika). Zahlreiche Wild- und Haustiere kommen als Erregerreservoir in Frage (Nagetiere, Vögel, Insekten). Die Übertragung erfolgt meist durch direkten Kontakt mit infizierten Tieren (Enthäuten etc.) oder durch beißende Insekten (Zecken), seltener durch Inhalation bakterienhaltigen Staubs oder durch Verzehr von ungenügend gekochtem Fleisch. Dementsprechend gehören zu den Patienten häufig Personen, die beruflich exponiert sind (Jäger, Farmer etc.).
Klinik: Bei Eintritt der Erreger über die Haut- oder Schleimhautläsionen kommt es nach einer Inkubationszeit von etwa drei Tagen zu einem charakteristischen Primärkomplex an der Eintrittspforte. Diese sogenannte ulzero-glanduläre Form macht etwa 80% aller Tularämie-Erkrankungen aus.
Die lokale Symptomatik besteht aus einer ulzerierenden Papel sowie einer Lymphangitis und Adenitis der regionären Lymphknoten.
Bei fast allen Patienten besteht hohes Fieber, das plötzlich auftritt und mehrere Wochen anhält. Nicht selten kommt es zu einer Pneumonie mit unproduktivem Husten und zur Splenomegalie.
Bei der okulo-glandulären Form (Eintrittsstelle: Bindehaut) bestehen Konjunktivitis, Schwellung der Augenlider und regionale Lymphknotenvergrößerung. Weitere klinische Verlaufsformen (Tonsillitis, typhöse Krankheitsbilder) kommen selten vor.
Diagnose: Die Diagnose kann durch Erregerzüchtung aus Blut und Sputum erfolgen. Der zuverlässigere Erregernachweis im Tierversuch (Meerschweinchen)

Tularämie
Therapie
Streptomycin ist das Mittel der Wahl (15 mg/kg/Tag). Das Antibiotikum wird 7 bis 10 Tage lang intramuskulär verabreicht. Tetrazykline und Chlorampheni-

col sind ebenfalls wirksam.

Meldepflicht besteht bei Verdacht, Erkrankung und Tod.

ist relativ aufwendig. Am häufigsten wird die Diagnose serologisch durch Titeranstieg agglutinierender Antikörper gestellt.

U

Urethritis

Definition: Infektion der Urethra. Es wird unterschieden zwischen unspezifischer und gonorrhoischer Urethritis. Die Erkrankung tritt als akute und chronische Form auf.
Ätiologie: Ca. 30% Gonokokken, die restlichen 70% werden durch Mykoplasmen, Chlamydien, Pilze, Viren, Trichomonaden und gramnegative Bakterien verursacht. In 30–50% der unspezifischen und in 50–70% der postgonorrhoischen Urethritis kommt Chlamydia trachomatis als Erreger in Betracht.
Epidemiologie und Pathologie: Die Erkrankung nimmt zahlenmäßig beträchtlich zu – insbesondere beim Mann; in den USA werden pro Jahr 400 000 Urethritiden diagnostiziert. Die Erkrankung wird durch verbesserte kulturelle und serologische Nachweismethoden heute häufiger festgestellt. Die Übertragung von Chlamydien durch den Geschlechtsverkehr ist häufig, so daß eine Behandlung der Sexualpartner erforderlich ist.
Klinik: Dysurie, Pollakisurie und vermehrte Urethralsekretion. Neigung zu Chronizität und Gefährdung der Fertilität durch begleitende Entzündung der Prostata und Samenblasen. Chlamydia trachomatis kann bei Frauen eine Vulvovaginitis und Cervicitis verursachen.
Diagnose: Aussehen und Beschaffenheit des urethralen Fluors, initiale oder terminale Miktionsbeschwerden, frühere Geschlechtskrankheiten, Diabetes mellitus, Tuberkulose und Sexualanamnese sind zu beachten.
Meatusinspektion (Eiter, glasiges Sekret), Inspektion der Glans (Entzündung, Erosionen, luetische Primäraffekte!), Penisschaft-, Prostata- und inguinale Lymphknotenpalpation führen zur Diagnosestellung.
Bei der Frau ist die Inspektion des äußeren Genitale, des Vestibulum vaginae, die

Urethritis
Therapie
Mittel der Wahl sind Tetrazykline. Wegen

des verlängerten Generationszyklus der Chlamydien sollte die Behandlung zumindest 2–3 Wochen lang durchgeführt werden. Alternativsubstanzen sind Erythromycin und Rifampicin. Bei frischer Trichomonaden-Urethritis: Metronidazol/ Ornidazol (Tiberal); bei Soor-Urethritis: Antimykotikum.

Spekulumeinstellung der Scheide und die bimanuelle Adnexpalpation unerläßlich. Bei den entsprechenden Abstrichen soll auf jeden Fall eine Erreger- und Resistenzbestimmung durchgeführt werden, denn eine falsch anbehandelte Urethritis ist äußerst schwierig abzuklären und kaum gezielt weiter zu behandeln.
Morphologische Veränderungen und psychogene Hintergründe müssen ausgeschlossen werden.

V

Varizellen (Windpocken)

Definition: Die Varizellen sind eine hochinfektiöse, meist gutartige Viruserkrankung mit charakteristischem Ausschlag und Fieber, die bevorzugt im Kindesalter auftritt.
Während die Varizellen als Erstinfektion anzusehen sind, kommt es durch Reaktivierung des Varizella-Zoster-Virus, bei zumeist älteren, teilimmunen Menschen, zur Herpes-Zoster-Erkrankung.
Ätiologie: Das Varizella-Zoster-Virus (VZV) ist DNA-haltig und gehört zur Gruppe der Herpesviren. Der Erreger kann elektronenmikroskopisch identifiziert und vom Pockenvirus unterschieden werden.
Pathogenese: Die Infektion wird in der Regel durch direkten Kontakt mit Erkrankten in den ersten Krankheitstagen erworben. Ansteckung ist vom 1. prae- bis 7. postexanthematischen Tag möglich. Wahrscheinlich erfolgt die Übertragung durch Tröpfcheninfektion, obwohl das Virus im Nasen-Rachen-Sekret nicht nachgewiesen werden konnte. Das Virus breitet sich über den Blutweg aus und befällt im Organstadium die Haut. Die Krankheit hinterläßt, unter Persistenz des Virus in den Spinalganglien bzw. den hinteren sensiblen Wurzeln, eine lebenslange Immunität. Bei geschwächter Immunitätslage kann es bei Trägern des latenten Virus zu einer Reaktivierung, d. h. zu einer Herpes-Zoster-Erkrankung kommen.
Epidemiologie: Die Varizellen sind weltweit verbreitet und treten gehäuft während der kalten Jahreszeit auf. Durch den sehr hohen Kontagionsindex erkranken Nichtimmune nach Exposition fast ausnahmslos klinisch manifest. Epidemien kommen vor. Der Häufigkeitsgipfel der Erkrankung liegt zwischen dem 5. und 10. Lebensjahr. Über 90% der Erwachsenen besitzen Antikörper gegen das Virus.

Varizellen

Klinik: Nach einer Inkubationszeit von 10–21 Tagen kommt es bei meist fehlenden Prodromalsymptomen zum plötzlichen Fieberanstieg und Auftreten des stark juckenden Exanthems. Der typische Ausschlag zeigt zahlreiche, ziemlich weit auseinanderstehende Effloreszenzen und durchläuft rasch mehrere Stadien: Makula, Papula, Vesikula mit Krustenbildung. Während der ersten 3–4 Tage kommt es zum wiederholten Auftreten neuer Exanthemschübe. Durch das Nebeneinander aller Entwicklungsstadien entsteht das charakteristische pleomorphe Bild des Varizellenausschlags. Die Bläschen sind linsengroß, liegen oberflächlich und werden von einem roten Hof umgeben. Sie sind nicht gekammert und zerplatzen leicht. Der Ausschlag beginnt am Rumpf, breitet sich auf Gesicht und behaarter Kopfhaut aus und geht dann auf die Extremitäten über. Mundschleimhaut und Konjunktiven können ebenfalls befallen sein. Nach ein bis zwei Wochen sind alle Bläschen eingetrocknet, und die Krusten fallen ohne Narbenbildung ab.
Komplikationen: Eine bakterielle Sekundärinfektion der Varizellen mit Staphylococcus aureus kann einen bullösen Impetigo mit weitreichendem Befall der Hautoberfläche nach sich ziehen. Das Eindringen von virulenten Staphylokokken in tiefere Schichten der Haut und des Unterhautzellgewebes kann zu Zellulitis mit Gangrän und tiefer Geschwürsbildung führen. Eine Meningoenzephalitis und andere Beteiligungen des ZNS, wie akute cerebellare Ataxie und Polyradikuloneuritis (Guillain-Barré-Syndrom), werden selten beobachtet. Die Prognose ist meist gut. Seltener bei Kindern, jedoch bei 15% der erkrankten Erwachsenen tritt eine primäre Varizellenpneumonie auf. Röntgenologisch finden sich diffuse knötchenförmige Lungeninfiltrate über-

wiegend im Hilusbereich. Die Diffusionsvorgänge können über Monate gestört sein; Zyanose und Atemnot bei geringer Anstrengung sind typische Zeichen.
Trotz langer Rekonvaleszenz ist die Prognose günstig. Nach Ausheilung sieht man im Röntgenbild charakteristische miliare Verkalkungen der Lungenläsionen.
Besonders gefährdet sind Kinder und Erwachsene mit malignen Erkrankungen, Zytostatikabehandlung und länger andauernder Steroidtherapie. Sie entwikkeln häufiger eine progressive Form der Varizellen mit hämorrhagischen Verläufen und Organbeteiligungen. Pneumonien, Meningoenzephalitis und Hepatitis werden beobachtet; die Mortalität liegt bei 20%. Bei hämorrhagischen Varizellen ist die Thrombozytenzahl stark erniedrigt, die Prothrombinzeit verlängert, und es können Zeichen eines starken Verbrauchs der Gerinnungsfaktoren vorhanden sein. Ausgedehnte Blutungen in Haut und Schleimhäuten können von Nasenbluten, Hämatemesis und Hämaturie begleitet sein.
Während der Schwangerschaft können Varizellen von der erkrankten Mutter auf das Kind übertragen werden.
Bei Erkrankung im ersten Trimenon kann es zum kongenitalen Varizellen-Syndrom mit geistiger Retardierung, Erkrankung der Augen, Störungen in der Zahnentwicklung sowie zu Atrophien an den Extremitäten kommen. Infektionen im späteren Verlauf der Schwangerschaft zeigen häufig keinen Einfluß auf das Neugeborene. Diese Kinder entwickeln jedoch postnatal häufiger eine Herpes-Zoster-Erkrankung als Erstmanifestation einer Infektion mit dem Varizella-Zoster-Virus.
Diagnose: Die klinische Diagnose bereitet in der Regel keine Schwierigkeiten.

Varizellen
Therapie
Die Behandlung der unkomplizierten Varizellen ist rein symptomatisch. Bakterielle Sekundärinfektionen müssen antibiotisch behandelt werden. Bei Risikopatienten kann durch frühzeitige

Varizellen

Gabe von Varizella-Zoster-Immunglobulin eine Varizellenerkrankung verhindert bzw. abgeschwächt werden. Lebendimpfstoffe werden z. Z. erprobt, stehen aber noch nicht zur Verfügung.

Das Virus läßt sich im Bläscheninhalt und bei Vorliegen einer Varizellenpneumonie im Sputum nachweisen. Serologische Nachweismethoden wie Komplementbindungsreaktion und indirekter Immunfluoreszenztest objektivieren die Diagnose.

Wolhynisches Fieber

Syn.: Fünftagefieber; Febris quintana

Definition: Das Wolhynische Fieber ist eine durch Läuse von Mensch zu Mensch übertragene, meist gutartige Allgemeininfektion und geht mit periodisch auftretenden Fieberschüben, Schmerzen und protrahiertem Verlauf einher.

Ätiologie / Epidemiologie: Der Erreger (Rickettsia quintana) vermehrt sich im Magen-Darm-Trakt der Laus extrazellulär, im Gegensatz zu anderen pathogenen Rickettsien, die sich ausschließlich intrazellulär vermehren. Außerhalb des Menschen ist keine Anzüchtung möglich. Der Mensch ist das einzige bekannte Erregerreservoir; Überträger ist die Laus, sie überlebt die Infektion. Der Mensch infiziert sich durch Inokulation des kontaminierten Kots über die Haut, seltener aerogen. Die Rickettsien bleiben in trokkenen Läusefäces monatelang virulent. Nach überstandener Krankheit kann das Blut des Menschen noch über mehrere Jahre erregerhaltig sein. Die Krankheit tritt nur unter schlechten hygienischen Bedingungen und bei starker Verlausung auf (Weltkriege).

Klinik: Die Infektion kann mit einer Vielfalt klinischer Erscheinungen einhergehen; Verläufe unterschiedlichen Schweregrades werden beobachtet. Nach einer Inkubationszeit von 10–30 Tagen kommt es bei schweren Krankheitsverläufen zum plötzlichen Fieberanstieg, Kopf- und Gliederschmerzen. Charakteristisch, aber nicht immer vorhanden, sind Schienbeinschmerzen. Das Fieber kann einmalig ansteigen, eine Kontinua von fünf bis sieben Tagen aufweisen oder in Intervallen auftreten. In 70–80% der Fälle sind eine Milzvergrößerung sowie ein makulöses Hautexanthem nachweisbar. Jedes Fieberrezidiv wird von Schmerzen und Sensibilitätsstörungen begleitet. Auch während der fieberfreien Intervalle

Wolhynisches Fieber
Therapie
1. Tetrazykline und Chloramphenicol sind schlechter wirksam als bei anderen Rickettsiosen; sie müssen in höherer Dosierung langfristig verabfolgt werden.

2. Bettruhe und symptomatische Behandlung.
3. Langfristige Beobachtung.
Prophylaktisch sind die Läusebekämpfung und verbesserte Lebensumstände von entscheidender Bedeutung.

Wundinfektionen
Therapie
Vorherrschend ist die chirurgische Versorgung. Die gezielte Therapie richtet sich nach Erreger und Antibiogramm (siehe Tabelle). Bei der ungezielten Therapie von postoperativen Wundinfektionen muß in erster Linie eine Staphylokokken-Infektion berücksichtigt werden. Die Behandlung kann mit einem penicillinasefesten Penicillin erfolgen. Bei schweren Wundinfektionen (häufig Mischinfektionen) kommen zur ungezielten Therapie folgende breitwirkende Kombinationen in Betracht: Cefotaxim oder Ceftriaxon (Rocephin) und Clindamycin oder Flucloxacillin plus Mezlocillin. Neuere Cephalosporine sind zur Monotherapie von schweren Wundinfektionen wegen schwacher Wirksamkeit auf Bacteroides, Staphylokokken und Pseudomonas weniger geeignet. Auch Tetrazykline eignen sich nicht zur ungezielten Behandlung von Wundinfektionen.

besteht eine Rickettsiämie, die über Monate bis Jahre persistieren kann. Spätrezidive zehn Jahre nach Erstinfektion wurden beobachtet; chronische Verläufe finden sich in 5% der Fälle.
Diagnose: Die Diagnose muß symptomatisch gestellt werden, da serologische Nachweismethoden nicht zur Verfügung stehen.

Wundinfektionen

Definition: Wundinfektionen kommen auch heute noch in großer Zahl als postoperative Infektionen und als Infektionen nach Verletzungen vor.
Ätiologie: Überwiegend Staphylokokken und Streptokokken, zunehmend auch gramnegative Bakterien (Pseudomonas aeruginosa, Proteus, E. coli) sowie Anaerobier der Bacteroides-Gruppe, seltener (aber um so gefährlicher) Clostridien. Mischinfektionen sind häufig.
Klinik: Es wird unterschieden zwischen oberflächlichen und tiefen Infektionen. Meist liegen deutliche Entzündungszeichen vor (Rötung, Schwellung, Schmerz, Sekretbildung, Retention), und es kann zur lokalen Ausbreitung (Lymphangitis) kommen.
Diagnose: Orientierend durch gramgefärbten Wundabstrich. Außerdem kulturelle Anzüchtung und Sensibilitätsbestimmung der Erreger. Prinzipiell sollte jede eiternde Wunde bakteriologisch untersucht werden. Wiederholte bakteriologische Kontrollen unter der Therapie sind wegen der Möglichkeit von Superinfektionen durch resistente Erreger für die Behandlung wichtig. Siehe Tabelle 5.

Tabelle 5: Gezielte Antibiotika-Therapie bei Wundinfektionen

Erreger	Antibiotika der Wahl	Antibiotika der Reserve
Staphylokokken	Penicillinasefestes Penicillin	Clindamycin, Fusidinsäure, Vancomycin, ältere Cephalosporine
Streptokokken	Penicillin G, Oralpenicilline	Cephalosporine, Erythromycin
Pseudomonas aeruginosa	Azlocillin, Tobramycin	Gentamicin, Amikacin, Piperacillin, Apalcillin
Klebsiella	Cefotiam; Gentamicin, Netilmicin	Amikacin
E. coli	Ampicillin; Cephalosporine	Aminoglykoside; Mezlocillin; Co-trimoxazol
Enterokokken	Ampicilline	Erythromycin; Tetrazyklin; Mezlocillin
Pasteurella multocida	Penicillin G	Tetrazykline u. a.
Bacteroides fragiles	Clindamycin; Cefoxitin; Latamoxef	Metronidazol
Clostridium perfringens	Penicillin G	Tetrazykline, Cephalosporine; Metronidazol

Zystitis

Definition: Entzündung der Harnblase; stimmt weitgehend mit dem heute üblicheren Begriff der unkomplizierten „Infektion der unteren Harnwege" überein.

Ätiologie: Meist gramnegative Erreger (vorwiegend E. coli), die aszendierend in die Harnblase gelangen.

Spezielle Formen sind die Zystitis bei allergischer Diathese oder die tuberkulöse Zystitis. Während der Therapie mit Cyclophosphamid und ähnlichen Zytostatika kommt es häufig zu einer toxisch bedingten hämorrhagischen Zystitis. Im Kindesalter tritt gelegentlich eine Candida-Zystitis oder Virus-Zystitis (Adenoviren) als akute hämorrhagische Zystitis auf.

Pathophysiologie: Die bakterielle Zystitis befällt – wie sich zystoskopisch feststellen läßt – die gesamte Blase diffus oder bleibt auf bestimmte Schleimhautareale beschränkt (Trigonum-Zystitis). Flächenhafte Blutungen, eine möglicherweise mit Koagel gefüllte Blase und terminale Makrohämaturie kennzeichnen die hämorrhagische Zystitis, die eine perakute Verlaufsform der Zystitis darstellt.

Epidemiologie: Aufgrund anatomischer (kurze Harnröhre) und hormoneller Besonderheiten sind Entzündungen der Harnblase bei Frauen sehr viel häufiger als bei Männern. Die Bedeutung weiterer disponierender Faktoren – z. B. vermehrte Bakterienhaftung am Uroepithel – werden z. Z. intensiv wissenschaftlich untersucht.

Auch Geschlechtsverkehr scheint Infektionen des unteren Harntraktes zu begünstigen. Empirisch gesichert sind die „Flitterwochen-Zystitis" sowie die größere Zystitishäufigkeit bei verheirateten Frauen.

Klinik: Die Patienten klagen über Pollakisurie, Dysurie, Algurie, imperativen Harndrang, terminalen Urethraschmerz sowie Blasenorgangefühl. Eine

Zystitis
Therapie
Die erstmalige bakterielle Zystitis kann ohne Antibiogramm und Resistenztestung chemotherapeutisch behandelt werden.
In den letzten Jahren hat sich mehr und mehr die antibakterielle Kurzzeittherapie z. B. mit 3 g Amoxicillin oder drei Tabletten Co-trimoxazol forte (z. B. Bactrim forte Roche) durchgesetzt. Sie ist

terminale Hämaturie kann vorliegen. Ein allgemeines Krankheitsgefühl wird meist nicht angegeben; bei Fieber muß an eine Begleitinfektion parenchymatöser Organe gedacht werden.
Im Urin finden sich Leukozyten, Erythrozyten, vermehrter Schleim und Zelldetritus sowie meist eine signifikante Bakteriurie (> 10^5/ml). In der Frühphase der radiogenen Zystitis, Zytostatika-Zystitis und der tuberkulösen Zystitis wird die signifikante Bakteriurie vermißt.
Diagnose: Primär anhand der klinischen Symptomatik; Urethritis und Vaginitis sind häufig schwer abzugrenzen. Keimbestimmung im Katheter- oder Mittelstrahlurin. Eventuell Zystoskopie, die jedoch nicht im akuten Stadium durchgeführt werden sollte. Leider gibt es bis heute kein absolut zuverlässiges Verfahren, um eine Mitbeteiligung des Nierengewebes bei einem „unkomplizierten" Infekt der unteren Harnwege sicher auszuschließen. Ein diagnostischer Ansatzpunkt besteht in der Bestimmung der „antibody-coated-bacteria" (ACB) im Urin.

Zytomegalie

Definition: Häufig inapparent verlaufende Virusinfektion durch das Zytomegalievirus. Klinische Manifestationen treten ganz überwiegend bei Personen mit geschwächtem Immunsystem auf. Der gegenwärtige medizinische Wissensstand über die Erkrankung ist noch lückenhaft und unzureichend.
Ätiologie/Pathologie: Das etwa 100 nm große Zytomegalievirus enthält DNS und gehört zur Gruppe der Herpesviren. Es verursacht durch Auflösung der Zwischenzellwände infizierter Zellen die Bildung der Riesenzellen und Synzytien. In dem vergrößerten Zellkern läßt sich ein azidophiler Einschlußkörper erkennen.
Epidemiologie: Das Virus ist weltweit verbreitet. In den Entwicklungsländern wer-

bei unkomplizierten Harnwegsinfektionen ohne Parenchymbeteiligung ebenso wirksam – und dabei nebenwirkungsfreier – wie eine mehrwöchige Chemotherapie. Bei der hochdosierten Einmaltherapie werden die Patientinnen schnell symptom- und beschwerdefrei – andernfalls ist eine eingehende Diagnostik notwendig. Die Chemotherapie kann wirkungsvoll durch spasmolytische Medikamente ergänzt werden. Externe Wärmeapplikation sowie ausreichende Trinkmengen mit harnverdünnendem Effekt wirken symptomlindernd. Bei der eosinophilen Zystitis sollte eine allergische Genese ausgeschlossen oder typisiert werden. Bei Candida-Zystitis ist eine gezielte antimykotische Therapie indiziert.

den die Kinder während des ersten Lebensjahres infiziert. In den Industrieländern konnte ein zweiphasiger Durchseuchungsverlauf nachgewiesen werden: etwa 30% der Einwohner werden innerhalb des ersten Lebensjahres, weitere 30% zwischen dem 15. und 25. Lebensjahr infiziert. Das Virus wird im Speichel, Urin und in der Milch ausgeschieden und durch Schmierinfektion übertragen. Eine diaplazentare Übertragung ist ebenfalls möglich: etwa 1% aller Neugeborenen scheiden das Virus aus; damit ist die Zytomegalie die häufigste angeborene Infektion. Klinische Bedeutung hat auch die Übertragung durch Bluttransfusionen.

Etwa 75% aller Patienten mit einer Nierentransplantation entwickeln eine Zytomegalie. Ähnlich häufig ist die Infektion nach Knochenmarktransplantationen. Dabei spielt die Unterdrückung der zellulären Abwehr durch Einsatz immunsuppressiv wirksamer Medikamente offensichtlich eine ätiologische Rolle.

Klinik: Die kongenitale Zytomegalie ist durch Hepatosplenomegalie, Ikterus und flächenhafte Blutungen charakterisiert. Sie ist die häufigste Ursache der angeborenen Mikrocephalie. Weitere Symptome sind geistige Retardierung und intrakranielle Verkalkungen.

Beim Erwachsenen kommt es zu Syndromen, die einer Enzephalitis, Hepatitis oder interstitiellen Pneumonie entsprechen. Oft besteht nur unklares Fieber, das mehrere Wochen anhält.

Diagnose: Im Urin, Speichel und Liquor lassen sich die charakteristischen zytomegalen Zellen nachweisen. Das Virus kann aus Urin und Blut isoliert und mit Hilfe von Gewebekulturen nachgewiesen werden. Die Bestimmung der Antikörper besitzt Bedeutung in der Routinediagnostik.

Zytomegalie
Therapie
Die Therapie erfolgt symptomatisch. Behandlungsversuche mit Virustatika, z. B. mit Cytosin-Arabinosid, verliefen bisher nicht überzeugend.
Angeborene Zytomegalie:
Angeborene Zytomegalie:

Meldepflicht besteht bei Erkrankung und Tod.

Literatur

1. HOEPRICH, P. D.:
Infectious Diseases. III. Edition, Harper a. Row, Philadelphia 1983
2. KNOTHE, H., G. A. DETTE:
Antibiotika in der Klinik, Aesopus-Verlag, Basel 1980
3. MANDELL, G. L., R. G. DOUGLAS, J. E. BENETT:
Principles and Practice of Infectious Diseases.
Vol. I und II. J. Wiley a. Sons, New York 1979
4. PETERSDORF, R. G., R. D. ADAMS, E. BRAUNWALD, K. J. ISSELBACHER, J. B. MARTIN, J. D. WILSON:
Harrisons Principles of Internal Medicine. 10th Edition McGraw – Hill Book Company New York 1983
5. SIMON, C., W. STILLE:
Antibiotika-Therapie in Klinik und Praxis. 5. Auflage, Schattauer Verlag, Stuttgart 1982
6. YOUMANS, G. P., P. Y. PATERSON, H. M. SOMMERS:
The Biologic and Clinical Basis of Infectious Diseases.
W. B. Saunders Co., Philadelphia 1975

Wiederzulassung zu Schulen und sonstigen Gemeinschaftseinrichtungen (aus Bundesgesundheitsblatt 24, 145, 1981)

Krankheit	Zulassung nach Krankheit	Zulassung von Ansteckungsverdächtigen, bezogen auf den Beginn der Erkrankung des letztbetroffenen Mitgliedes der Wohngemeinschaft
Ansteckende Borkenflechte (Impetigo contagiosa)	Nach klinischer Heilung	Sofort
Cholera	Nach negativem bakteriologischem Befund	5 Tage nach Absonderung des Erkrankten, Desinfektion und negativem bakteriologischem Befund
Diphtherie	Nach Abklingen der klinischen Symptome und negativem bakteriologischem Befund	1 Woche nach Absonderung des Erkrankten, Desinfektion und negativem bakteriologischem Befund
Enteritis infectiosa a) Salmonellose	Nach Abklingen der klinischen Symptome und negativem bakteriologischem Befund	Sofort
b) übrige Formen, einschl. mikrobiell bedingter Lebensmittelvergiftung	Nach Abklingen der klinischen Symptome	Sofort
Keuchhusten	Nach Abklingen der klinischen Symptome, spätestens nach 3 Wochen	Erwachsene sofort, Kinder unter 3 Jahren nach früher überstandener Krankheit oder bei ausreichendem Impfschutz sofort: sonst nach 1–2 Wochen
Krätze	Nach klinischer Heilung	Sofort nach Behandlungsbeginn bei Erkrankten und ärztl. Überwachung des Ansteckungsverdächtigen während der Inkubationszeit
Masern	Nach Abklingen der klinischen Symptome	Erwachsene sofort; Kinder nach früher überstandener Krankheit oder mit Impfschutz sofort; sonst nach 2 Wochen
Meningitis/Enzephalitis		
a) Meningokokken-Meningitis	Nach Abklingen der klinischen Symptome	5 Tage
b) andere bakterielle Meningitiden	Nach Abklingen der klinischen Symptome	Sofort
c) Virus-Meningoenzephalitis	Nach Abklingen der klinischen Symptome	Sofort

Krankheit	Zulassung nach Krankheit	Zulassung von Ansteckungsverdächtigen, bezogen auf den Beginn der Erkrankung des letztbetroffenen Mitgliedes der Wohngemeinschaft
d) übrige Formen	Nach Abklingen der klinischen Symptome	Sofort
Milzbrand	Nach Abklingen der klinischen Symptome	Nach Absonderung des Erkrankten und Desinfektion
Mumps	Nach Abklingen der klinischen Symptome, frühestens nach 10 Tagen	Erwachsene sofort; Kinder nach früher überstandener Krankheit oder Impfung sofort, sonst nach 18 Tagen
Ornithose	Nach Abklingen der klinischen Symptome	Sofort
Paratyphus A, B und C	Nach klinischer Heilung und negativem bakteriologischen Befund	Nach Absonderung des Erkrankten, Desinfektion und negativem bakteriologischen Befund
Pest (Lungenpest)	Nach Abklingen der klinischen Symptome	1 Woche nach Absonderung des Erkrankten, Desinfektion und Entrattung
Pocken (inzwischen weltweit getilgt)	Nach dem Urteil eines Pockensachverständigen	18 Tage nach Absonderung des Erkrankten und Desinfektion
Poliomyelitis	Frühestens 3 Wochen nach Krankheitsbeginn	3 Wochen; bei ausreichendem Impfschutz sofort
Q-Fieber	Nach Abklingen der klinischen Symptome	Sofort
Röteln	Nach Abklingen der klinischen Symptome	Sofort
Scharlach	Nach antibiotischer Behandlung und Abklingen der klinischen Symptome, ohne antibiotische Behandlung nach 3 Wochen	1 Tag nach Absonderung des Erkrankten und Desinfektion oder 1 Tag nach Beginn der antibiotischen Behandlung des Erkrankten
Shigellenruhr	Nach Abklingen der klinischen Symptome und negativem bakteriologischem Befund	1 Woche nach Absonderung des Erkrankten, Desinfektion und negativem bakteriologischem Befund
Tuberkulose der Atmungsorgane (Aktive Form)	Nach ärztlichem Zeugnis unter Beachtung landesrechtlicher Vorschriften	Nach Absonderung des Erkrankten, Desinfektion und Untersuchung des Ansteckungsverdächtigen
Tularämie	Nach Abklingen der klinischen Symptome	Sofort

Krankheit	Zulassung nach Krankheit	Zulassung von Ansteckungsverdächtigen, bezogen auf den Beginn der Erkrankung des letztbetroffenen Mitgliedes der Wohngemeinschaft
Typhus abdominalis	Nach Abklingen der klinischen Symptome und negativem bakteriologischem Befund	Nach Absonderung des Erkrankten, Desinfektion und negativem bakteriologischem Befund
Virusbedingtes hämorrhagisches Fieber	Nach dem Urteil eines Sachverständigen	Nach dem Urteil eines Sachverständigen
Virushepatitis a) Hepatitis A	4 Wochen nach Krankheitsbeginn	Nach NIG-Prophylaxe[1] oder anti-HAV-Nachweis, sonst nach 4 Wochen
b) Hepatitis B	4 Wochen nach Krankheitsbeginn, bzw. nach Abklingen der klinischen Symptome	Sofort
c) übrige Formen, Nicht A- nicht B-Hepatitis	4 Wochen nach Krankheitsbeginn, bzw. nach Abklingen der klinischen Symptome	Sofort
d) Durch andere hepatotrope Viren	Je nach Erreger	Sofort
Windpocken	Nach Abklingen der klinischen Symptome	Sofort
Verlausung	Nach erfolgreicher Entlausungsbehandlung	Bei negativem Inspektionsbefund

[1] NIG = Normales Immunglobulin

Antibiotika/Chemotherapeutika

Generic	Reg. Warenzeichen (z. B.)
Acyclovir	Zovirax
Adenin-Arabinosid	s.: Vidarabin
Amantadin	Symmetrel
Amikacin	Biklin
Amoxicillin	Amoxypen, Clamoxyl, Infectomycin
Amphotericin B	Ampho-Moronal Amphotericin B „Squibb“ zur lokalen u. systemischen Anwendung
Ampicillin	Ampi-Tablinen, Amblosin, Binotal u. a.
Apalcillin	Lumota
Azidamphenicol	Leukomycin-N
Azidocillin	Nalpen, Syncillin
Azlocillin	Securopen
Bacampicillin	Penglobe, Ambacamp
Bacitracin	in: Nebacetin u. a.
Benzalkoniumchlorid	Quartamon, Zephiron u. a.
Benzathin-Benzylpenicillin	Tardocillin
Benzathin-Phenoxymethylpenicillin	Ospen
Capreomycin	Ogostal
Carbenicillin	Anabactyl, Microcillin
Carindacillin	Carindapen
Cefacetril	Celospor
Cefaclor	Panoral
Cefadroxil	Bidocef, Cephamox
Cefalexin	Ceporexin, Oracef
Cefaloridin	Cepaloridin, Kefspor
Cefalotin	Cephalotin, Cepovenin
Cefamandol	Mandokef
Cefapirin	Bristocef
Cefazedon	Refosporin
Cefazolin	Elzogram, Gramaxin
Cefmenoxim	Tacef
Cefoperazon	Cefobis

Cefotaxim	Claforan
Cefotiam	Spizef
Cefoxitin	Mefoxitin
Cefradin	Sefril, Forticef
Cefsulodin	Pseudocef
Ceftazidim	Fortum
Ceftizoxim	Ceftix
Ceftriaxon	Rocephin
Cefuroxim	Zinacef
Chloramphenicol	Duraphenicol, Paraxin u. a. lokal: Leukomycin
Chlorhexidin	Chlorhexamed
Chloroquin	Resochin
Chlortetrazyklin	Aureomycin
Ciclacillin	Ultracillin
Ciclopiroxolamin	Batrafen
Clavulansäure	in: Augmentan
Clemizol-Penicillin G	Megacillin
Clindamycin	Sobelin
Clotrimazol	Canesten, Eparol
Cloxacillin	in der BRD nicht im Handel
Colistin	Colistin
Co-trimafol	Supristol
Co-trimoxazol	Bactrim, Eusaprim, Co-Trim-Tablinen u. a.
Co-trimoxazin	Triglobe
Co-tetroxazin	Sterinor, Tibirox
Cycloserin	Cycloserin
Dapson (DDS)	in der BRD nicht im Handel
Demeclocyclin	Ledermycin
Dibekacin	Orbicin
Dicloxacillin	Dichlor-Stapenor
Dihydrostreptomycin	Solvo-Strept, Entera-Strept u. a.
Diloxanidfuroat	in der BRD nicht im Handel
Doxycyclin	Doxy-Tablinen, Doxitard, Vibramycin, Vibravenös u. a.
Econazol	Epi-Pevaryl, Gyno-Pevaryl
Epicillin	Spectacillin
Erythromycin-Base	Erycinum
Erythromycin-Äthylsuccinat	Erythrocin, Paediathrocin, Erythromycin „Ratio“

Erythromycin-Estolat	Neo-Erythromycin, Togiren u. a.
Erythromycin-Stearat	Dura-Erythromycin, Erythrocin-Filmtabletten
Ethambutol	Myambutol u. a.
Ethionamid	in der BRD nicht im Handel
Flucloxacillin	Staphylex
Flucytosin (5-Fluorocytosin)	Ancotil
Fosfomycin	Fosfocin
Framycetin	Framycetin, Tuttomycin
Fusidinsäure	Fucidine
Gentamicin	Refobacin, Sulmycin
Griseofulvin	Fulcin S, Likuden M
Haloprogin	Mycanden
Hexetidin	Hexoral, Glypesin u. a.
Hydroxymethyl-nitrofurantoin	Urfadyne
Idoxuridin	Synmiol, Virunguent
Isoconazol	Travogen
Isoniazid (INH)	Isoniazid, Neoteben
Josamycin	Josamycin „Mack“
Kanamycin	Kanabristol, Kanamytrex u. a.
Ketoconazol	Nizoral
Latamoxef	Festamoxin, Moxalactam
Lincomycin	Albiotic, Cillimycin
Mebendazol	Vermox
Methenamin	Hiprex, Mandelamine
Methicillin	in der BRD nicht im Handel
Metronidazol	Clont, Flagyl u. a.
Mezlocillin	Baypen
Miconazol	Daktar, Epi-Monistat
Minocyclin	Klinomycin

Nalidixinsäure	Nogram
Natamycin	Pimafucin
Neomycin	Bykomycin, Myacyne u. a.
Netilmicin	Certomycin
Niclosamid	Yomesan
Nifuratel	Inimur
Nimorazol	Acterol forte u. a.
Nitrofural	Furacin
Nitrofurantoin	Cystit, Furadantin, Uro-Tablinen u. a.
Nystatin	Biofanal, Moronal
Oleandomycin	Oleandocyn
Ornidazol	Tiberal
Oxacillin	Cryptocillin, Stapenor
Oxolinsäure	Nidantin
Oxytetrazyklin	Macocyn, Terramycin, Tetra-Tablinen u. a.
Para-Aminosalicylsäure (PAS)	Pas-Heyl u. a.
Paromomycin	Humatin u. a.
Penicillin G (Benzylpenicillin)	Penicillin G „Hoechst" u. a.
Penicillin V Kalium (Phenoxymethylp.)	Beromycin, Isocillin, Ospen, P-Mega-Tablinen u. a.
Pheneticillin	in: Palliopen
Pipemidsäure	Deblaston
Piperacillin	Pipril
Piromidsäure	Septural
Pivampicillin	Berocillin
Pivmecillinam	Selexid
Polymyxin B	Polymyxin-B „Pfizer" u. a.
Polyvidon-Jod	Betaisodona, PVP-Jod u. a.
Procain-Penicillin G	Penicillin-Heyl (Aqua-Packg.)
Propicillin	Baycillin, Oricillin u. a.
Protionamid	Ektebin, Peteha
Pyrantel	Helmex
Pyrazinamid	Pyrafat u. a.
Pyrimethamin	Daraprim u. a.; in: Fansidar
Pyrviniumsalze	Molevac

Rifampicin	Rifa, Rimactan u. a.
Rolitetracyclin	Reverin
Salazosulfapyridin	Azulfidine
Sisomicin	Extramycin, Pathomycin
Spectinomycin	Stanilo
Spiramycin	Rovamycine, Selectomycin
Sulfacarbamid	Euvernil
Sulfadiazin	siehe: Co-trimoxazin Co-tetroxazin
Sulfadoxin	in: Fansidar
Sulfalen	Longum
Sulfamethoxypyridazin	Lederkyn
Sulfamethoxazol	siehe: Co-trimoxazol
Sulfametrol	in: Lidaprim
Sulfamethoxydiazin	Durenat
Sulfamoxol	Sulfuno, in: Co–trimafol
Sulfisomidin	Aristamid u. a.
Sulfisoxazol	Gantrisin
Tetrazyklin-HCl	Achromycin, Hostacyclin, Tetracyclin „Sanorania“ u. a.
Tetroxoprim	in: Co-tetroxazin (Tibirox, Sterinor) (als Monsubstanz in der BRD nicht im Handel)
Tetroxoprim/Sulfadiazin s. Co-tetroxazin	Sterinor, Tibirox
Thiamphenicol	Urfamycine
Ticarcillin	Aerugipen
Tinidazol	Simplotan
Tioconazol	Fungata
Tobramycin	Gernebcin
Tolnaftat	Tonoftal
Trimethoprim	Trimanyl, Wellcoprim
Trim/Sulfamethoxazol s. Co-trimoxazol	Bactrim, Eusaprim, Co-Trim-Tablinen u. a.
Trim/Sulfamoxol	Supristol
Trim/Sulfametrol	Lidaprim
Vancomycin	Vancomycin-HCl
Vidarabin	Vidarabinphosphat 500 Thilo
Viomycin	Viocin, Vionactan

TIBERAL® ROCHE
Ampullen

Wirksame Prophylaxe
und Therapie
bei Infektionen
mit anaeroben Keimen

Produktbeschreibung

ANCOTIL® ROCHE

Zusammensetzung: 1 Tablette enthält 500 mg Flucytosin. 1 Flasche (250 ml) enthält 2,5 g Flucytosin in isotonischer Infusionslösung mit 2 g Natriumchlorid. **Indikationen:** Generalisierte Kandidose, Kryptokokkose, Chromoblastomykose. **Kontraindikationen und Anwendungsbeschränkungen:** Ancotil Roche darf nicht angewandt werden bei Patienten, die gegen das Präparat überempfindlich sind. Die Unschädlichkeit von Ancotil Roche in der Schwangerschaft konnte bisher nicht nachgewiesen werden, deshalb sind mögliche Risiken gegen die erwartete therapeutische Wirkung abzuwägen. Ancotil Roche muß bei Patienten mit Niereninsuffizienz mit Vorsicht angewendet und die Nierenfunktion auch während der Therapie kontrolliert werden. Bei eingeschränkter Nierenfunktion ist eine Modifizierung des Dosierungsschemas erforderlich. **Nebenwirkungen:** Ancotil Roche ist in der angegebenen Dosierung im allgemeinen gut verträglich. Beobachtete Nebenerscheinungen betreffen den Gastrointestinaltrakt, die Hämatopoese und die Leberfunktion. Diese Nebenerscheinungen entstehen vorwiegend als Folge einer Überdosierung und sind bei Therapieunterbrechung oder Dosisanpassung in der Regel rasch reversibel. Außerdem können Exantheme vorkommen.
Hinweise: Resistenzentwicklung bei zunächst empfindlichen Stämmen wurde während der Therapie mit Ancotil Roche gelegentlich beobachtet. Es wird deshalb empfohlen, vor Beginn und in regelmäßigen Abständen während der Behandlung, Sensibilitätsprüfungen vorzunehmen. Während der Behandlung mit Ancotil ist eine regelmäßige Überwachung des hämatopoetischen Systems und der Leberfunktion angezeigt. **Darreichungsformen, Packungsgrößen, Preise:** 100 Tabletten N3 DM 234,20. Außerdem Packungen für Krankenhausbedarf; Infusionslösung 1% 5 Flaschen zu 250 ml (nur für Krankenhausbedarf).

BACTRIM® ROCHE

Zusammensetzung: 1 Tablette, 5 ml Sirup f. Erw., 1 Ampulle 5 ml (i.v.) enthalten 80 mg Trimethoprim (TMP) + 400 mg Sulfamethoxazol (SMZ). 1 Kindertablette: 20 mg TMP + 100mg SMZ; 5 ml Sirup f. Kinder: 40 mg TMP + 200 mg SMZ; 1 Tablette „forte", 1 Ampulle 3 ml (i.m.): 160 mg TMP + 800 mg SMZ. Sirup (Erw. + Kinder): in 5 ml 2,5 g Zucker. **Anwendungsgebiete:** Bakterielle Infektionen durch sensible Erreger, vorwiegend der Luft- und Harnwege und des Magen-Darmtraktes. **Gegenanzeigen:** Überempfindlichkeit gegen Trimethoprim und -analoge sowie Sulfonamide (auch Sulfonylharnstoffe beachten). Schwere Leber- und Nierenschäden, Blutbildveränderungen, Schwangerschaft, Stillzeit, Früh- und Neugeborenenperiode. Keine i. m. Injektionen bei Kindern unter 6 Jahren. **Nebenwirkungen:** Übelkeit, Erbrechen, Hautveränderungen können auftreten, vereinzelt auch reversible Blutbildveränderungen.
Hinweise: Dosisreduktion bei eingeschränkter Nierenfunktion. Kontrolle bei Schilddrüsenstörungen erforderlich, desgl. regelmäßige Blutbildkontrollen. Bei Exanthem sofort absetzen. Interaktion mit oralen Antikoagulantien oder blutzuckersenkenden Sulfonylharnstoffen möglich. Gleichzeitige Einnahme von Pyrimethamin, Hexamethylentetramin oder Procain vermeiden. Vorsicht bei Folsäuremangel, evtl. Folinsäure geben. **Packungen und Preise:** 10 Tabletten N 1 DM 11,05; 20 Tabletten N2 DM 19,47; 50 Tabletten DM 41,80; 10 Tabletten (forte) N1 DM 17,61; 20 Tabletten (forte) N2 DM 32,43; 10 Kindertabletten N1 DM 3,43; 20 Kindertabletten N2 DM 6,05; 50 Kindertabletten DM 13,83; 100 ml Sirup für Erwachsene DM 20,87; 100 ml Sirup für Kinder DM 13,10; 5 Ampullen (3 ml) „i.m." DM 50,62; 20 Ampullen (5 ml) „i.v." DM 92,88. Außerdem Packungen für Krankenhausbedarf. Stand bei Drucklegung.

FANSIDAR®

Zusammensetzung: 1 Tablette enthält 500 mg Sulfadoxin und 25 mg Pyrimethamin. **Anwendungsgebiete:** Vorbeugung und Behandlung der Malaria, auch in Gebieten mit chloroquinresistenten Plasmodien. **Gegenanzeigen:** Überempfindlichkeit gegen Sulfonamide. Früh- und Neugeborene während der ersten Lebenswochen. Keine prophylaktische Anwendung in der Schwangerschaft. Während der Prophylaxe muß eine Empfängnis ausgeschlossen werden. Niereninsuffizienz, schwere Leberschädigung, vorbestehende Blutbildveränderungen. **Nebenwirkungen:** Hautreaktionen und gastrointestinale Störungen können auftreten, bei Hautreaktionen ist die Therapie abzubrechen. Sehr selten kann es zu Blutbildveränderungen kommen.
Hinweise: Fansidar läßt sich mit anderen Malariamitteln kombinieren. Keine gleichzeitige Anwendung mit Arzneimitteln, die Sulfonamide, Trimethoprim oder Trimethoprim-Analoga (z. B. Tetroxoprim), Hexamethylentetramin, Procain, Procainamid, Benzocain, Butacain oder Tetracain enthalten. Verstärkte Wirkung oraler Antikoagulantien kann nicht ausgeschlossen werden. Bei längerer Anwendung zur Prophylaxe regelmäßige Blutbildkontrollen. **Dosierung:** Prophylaxe, Erwachsene: 1 Tablette pro Woche. Beginn 1 oder 2 Tage vor der Abreise, Ende 6 Wochen nach Verlassen des Malariagebietes. Therapie, Erwachsene: Einmaldosis 3 Tabletten. **Packungen und Preise:** 10 Tabletten N1 DM 18,72; 20 Tabletten N2 DM 35,16. Außerdem Packung für Krankenhausbedarf. Stand bei Drucklegung.

Produktbeschreibung

ROCEPHIN®

Zusammensetzung: Rocephin zur Infusion (2 g) enthält 2,386 g Ceftriaxon-Dinatrium 3,5 H_2O, entspr. 2 g Ceftriaxon; Rocephin 1 g enthält 1,193 g Ceftriaxon-Dinatrium 3,5 H_2O, entspr. 1 g Ceftriaxon; Rocephin 500 mg enthält 596,5 mg Ceftriaxon-Dinatrium 3,5 H_2O, entspr. 500 mg Ceftriaxon. Das der Pakkung Ceftriaxon i.m. 1 g beigegebene Lösungsmittel enthält in 3,5 ml: 37,31 mg Lidocainhydrochlorid 1 H_2O, entspr. 35,0 mg Lidocainhydrochlorid. **Anwendungsgebiete:** Infektionen mit Ceftriaxon-empfindlichen Erregern wie z. B. Infektionen der Atemwege, im HNO-Bereich, des Urogenitaltraktes, venerische Infektionen einschl. Gonorrhoe, des Magen-Darmtraktes und der Gallenwege, Peritonitis, Meningitis, Sepsis, Osteomyelitis; perioperative Infektionsprophylaxe und -therapie; Infektionen bei Patienten mit reduzierter Abwehr. **Gegenanzeigen:** Überempfindlichkeit gegen Cephalosporine; bei Penicillin-Überempfindlichkeit ist Kreuzallergie möglich. Obwohl keine Hinweise auf Mißbildungen oder fruchtschädigende Wirkungen existieren, sollte Rocephin bei bekannter Schwangerschaft, besonders in den ersten drei Monaten, nur bei zwingendem Grund eingesetzt werden. In der Stillzeit darf Rocephin nicht angewendet werden. Lidocain-haltiges Solvens zur i.m. Injektion nicht bei Überleitungsstörungen oder akut dekompensierter Herzinsuffizienz verwenden. **Nebenwirkungen:** In seltenen Fällen treten nach i.v. Gabe entzündliche Reaktionen der Venenwand auf. Sie können durch langsame Injektion (2 bis 4 Minuten) vermieden werden. Die i.m. Injektion ohne Lidocain kann schmerzhaft sein. Wie bei anderen Cephalosporinen können auch bei Rocephin die folgenden Nebenwirkungen auftreten: allergische Erscheinungen wie z. B. Hautreaktionen, Eosinophilie, Arzneimittelfieber, Anaphylaxie (Schock!), passager erhöhte Serumenzymwerte (GOT, GPT). Selten Diarrhoe; ein Absetzen der Therapie ist im allgemeinen nicht erforderlich. Gelegentlich Schwindel, Erbrechen nach i.m. Injektion (Lidocain!).
Handelsformen und Packungen: Rocephin zur Infusion (2 g): 5, 25, 100 Ampullenflaschen; Rocephin zur Infusion (2 g): 5, 25, 100 Ampullenflaschen + isotonische Natriumchlorid-Lösung (40 ml); Rocephin 1 g: 5, 25, 100, 250, 500 Ampullenflaschen; Rocephin i.v. 1 g: 1, 5, 25, 100, 250, 500 Ampullenflaschen + Lösungsmittel; Rocephin i.m. 1 g:1, 25, 50, 100, 250, 500 Ampullenflaschen + Lösungsmittel; Rocephin 500 mg: 5, 25, 100, 250, 500 Ampullenflaschen; Rocephin i.v. 500 mg: 5, 25, 100, 250, 500 Ampullenflaschen + Lösungsmittel. Stand bei Drucklegung.

TIBERAL® ROCHE

Zusammensetzung: 1 Tablette enthält 500 mg Ornidazol. 1 Vaginaltablette enthält 500 mg Ornidazol. 1 Ampulle Infusions-Konzentrat enthält 500 mg Ornidazol. **Indikationen:** Infektionen der Harn- und Geschlechtswege mit Trichomonas vaginalis bei Frau und Mann, alle Infektionen des Darmtraktes mit Entamoeba histolytica, einschließlich Amöbenruhr, alle Formen der Amöbiasis außerhalb des Darmtraktes, vor allem Leberamöbiasis mit Abszeßbildung. Lambliasis (Giardiasis).Prophylaxe und Therapie anaerober Infektionen. **Gegenanzeigen:** Tiberal Roche darf nicht angewendet werden bei Patienten mit Erkrankungen des zentralen Nervensystems sowie bei bekannter Überempfindlichkeit gegenüber dem Präparat oder anderen Nitroimidazolderivaten. Tiberal Roche sollte während der Schwangerschaft außer bei zwingender Indikation nicht verabreicht werden. **Nebenwirkungen:** leichtere Nebenwirkungen wie Schwindel, Kopfschmerz, Magen-Darmstörungen, Übelkeit, Erbrechen und Hautreaktionen können auftreten. Bei der intravenösen Infusion von Tiberal Roche wurde gelegentlich lokaler Schmerz und in seltenen Fällen Venenentzündung beobachtet. Bei Überschreiten der therapeutisch empfohlenen Dosierung (d. h. Anwendung von 2 g über mehrere Tage) wurde in einzelnen Fällen über starke Übelkeit und Ohrenklingen berichtet. Bei Patienten mit Erkrankungen des zentralen Nervensystems kann es unter der Behandlung mit Ornidazol zu zerebralen Krampfanfällen kommen (siehe Abschnitt „Gegenanzeigen").
Hinweise: Wichtig: Das Infusionslösungs-Konzentral von Tiberal Roche darf nicht unverdünnt injiziert werden. **Packungen und Preise:** 5 Ampullen DM 144,87; 3 Tabletten DM 12,96; 6 Tabletten DM 24,11; 20 Tabletten DM 66,43; Kombinationspackung mit 2 Tabletten + 1 Vaginaltablette DM 13,52. Außerdem Packungen für Krankenhausbedarf. Stand bei Drucklegung.

Sicher im

Abi

Kompakt-Wissen

Englisc

Landeskunde

Mit Lern-Videos onli

Sarah Nowotny

bearbeitet von
Elisabeth Mäule (Political System, Education, Religion)
Johannes Wahl (Social Structure, Social Welfare, Economy, International Relations)

Klett Lerntraining

Sarah Nowotny kommt aus London und hat langjährige Erfahrung als Lehrerin für Englisch als Fremdsprache. Sie ist als freie Autorin und Übersetzerin tätig.

Johannes Wahl ist Gymnasiallehrer für Englisch, Deutsch und Geschichte in Baden-Württemberg.

Elisabeth Mäule ist Gymnasiallehrerin für Englisch und Latein in Bayern und in der Lehrerfortbildung tätig. An der Universität Würzburg ist sie Zweitprüferin im Staatsexamen für das Fach Englisch.

Bibliografische Information der Deutschen Nationalbibliothek
Die Deutsche Nationalbibliothek verzeichnet diese Publikation in der Deutschen Nationalbibliografie; detaillierte bibliografische Daten sind im Internet über http://dnb.dnb.de abrufbar.

1. Auflage 2019

www.klett-lerntraining.de
Hinweis: Der Online-Zugang zu den Videos ist mindestens bis drei Jahre nach Ersterscheinen des Buches gewährleistet.
Zeichnungen: S. 52, 54, 55, 68, 69, 72, 84, 96, 100, 108, 121, 192
Dr. Martin Lay, Breisach am Rhein
Titelillustration: Shutterstock (WINS86), New York
Umschlaggestaltung: Anne Helbich, Stuttgart
Satz: tebitron gmbh, Stuttgart
Druck: AZ Druck und Datentechnik GmbH, Kempten
Printed in Germany
ISBN 978-3-12-949594-0

INHALT

▶ = **Lern-Videos online**

CONTENTS

▶ = **Lern-Videos online**

Foreword

Liebe Abiturientin, lieber Abiturient,

in diesem Buch finden Sie alles, was Sie in der Oberstufe im Fach Englisch wissen müssen. Sie wollen schnell, gezielt und kompakt das Wichtigste lernen und sich optimal auf den Unterricht vorbereiten.

Dabei hilft Ihnen der **QUICK-FINDER**:
- Jedes Kapitel beginnt mit einer übersichtlichen Auflistung aller wesentlichen Themen.
- Prüfen Sie, ob Sie zu jedem Thema etwas sagen können.
- Wenn Sie zu einem Thema mehr wissen wollen, verweisen die Seitenzahlen auf den entsprechenden Abschnitt im Buch.
- Damit Sie den Abschnitt schneller finden, ist das Thema farbig markiert.

SPECIAL TOPICS vertiefen besonders wichtige Aspekte, damit Sie im Unterricht punkten können.
Im **STICHWORTVERZEICHNIS (INDEX)** finden Sie zusätzlich alle wichtigen Lernbegriffe.
Besonders schwierige Themen können Sie sich über kostenlose **LERN-VIDEOS** erklären lassen. Auf der vorderen Umschlag-Klappe wird genau erklärt, wie Sie zu den Videos gelangen. So haben Sie Ihren persönlichen Nachhilfelehrer immer in der Tasche.

Viel Erfolg im Abitur wünscht Ihnen

Ihr Klett Lerntraining-Team

1 Political System

British Political System

QUICK-FINDER

QUICK-FINDER

The British system of government

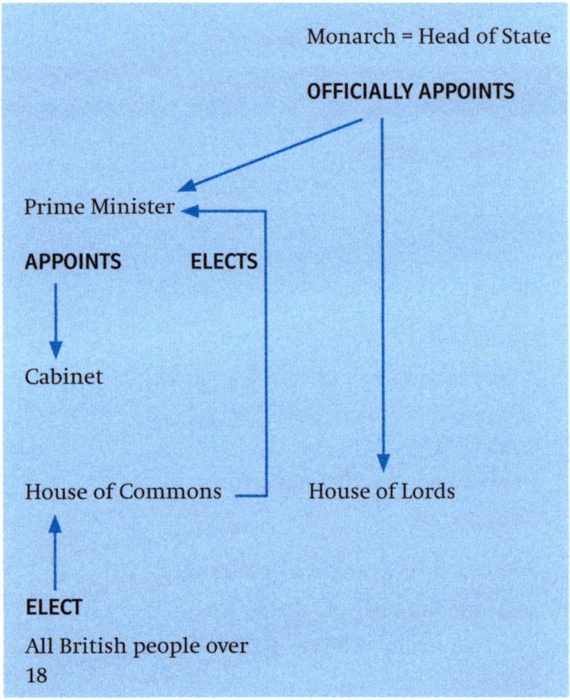

The British constitution

THE UNWRITTEN CONSTITUTION The British constitution does not consist of one written document as in the USA, but is something that has evolved throughout the centuries and continues to evolve today as new laws are passed. Some of its documents go back to the Middle Ages. The most important documents are:

- **the Magna Carta (1215)**, which defined the relationship between the king and his nobles and the king and the church. The most relevant principles of the charter:
  - no taxes may be raised without the consent of the common council (parliament)
  - no free man may be imprisoned without fair trial by his peers

(Most English peasants were not free men, but these principles could later be applied to all people.)

- **the Petition of Rights (1628)**, which – among other things – provided against
  - taxation without the consent of parliament
  - arbitrary imprisonment (i.e. imprisonment for no (fair) reason)
  - the billeting of soldiers (i.e. soldiers had to be accommodated in civilian lodgings)

- **the Bill of Rights (1689)**, which affirmed that
  - legislation and taxation should be subject to the consent of parliament
  - raising or keeping a standing army required the consent of parliament
  - the Members of Parliament were to be chosen in free elections
  - everybody should have the right to free speech
  - excessive fines or cruel and unusual punishments must not be imposed
  - parliament should be held frequently

- everyone should have the right to petition the king
- no Roman Catholic could hold the throne.

- **the First, Second and Third Reform Acts (1832, 1867 and 1884)** Up to 1832, suffrage was restricted to landowners and thus even wealthy manufacturers and merchants of the new industrial middle class were excluded from elections. The three Reform Acts extended the right to vote to
  - members of the upper middle class (in 1832)
  - members of the lower middle class and industrial workers (in 1867)
  - farm workers (in 1884).

- **the Representation of the People Acts (1918, 1928 and 1969)**
  - Under the 1918 Representation of the People Act women over 30 were given the vote.
  - The 1928 Representation of the People Act extended the franchise (right to vote) to women over 21.
  - The voting age was lowered to 18 in 1969.

CONSTITUTIONAL LAW The constitutional law in Britain has four elements: statute law, common law, the royal prerogative and constitutional convention.

- **Statute law** means laws that have been formally approved and written down, and can be used in court. In Britain these laws are made in parliament. All laws passed are constitutional laws and can be amended by parliament. In this way, the constitution continues to evolve.

- **Common law** is founded on legal precedence, i.e. when judging cases, a judge has to comply with the decisions made in other, similar cases in the past. The majority of civil liberties cases fall into this category.

- **The royal prerogative** refers to the powers and rights of the Queen. An example is the summoning and dissolving of parliament, which officially has to be approved by the monarch. However, in practice the Queen always acts on the advice of the Prime Minister and does not act independently.

- **Constitutional conventions** are unwritten customs and practices which have developed over the centuries. One example is that the monarch sends for the leader of the largest political party in parliament after a general election and asks him/her to form a government. These conventions can also be changed by an Act of Parliament, but are not enforced in the law courts.

OTHER IMPORTANT POINTS REGARDING THE CONSTITUTION

- **Parliamentary sovereignty**, which means that only parliament can make laws for Britain. These laws cannot be overruled by any other authority.
- **Rule of law**, which is made up of three parts:
  1. Every person is innocent until proved guilty and cannot be punished unless convicted by a court.
  2. Everyone is equal in the eyes of the law.
  3. The general principles of the constitution are all based on decisions made in individual cases, not decided by a ruler.

The British monarch

THE ROLE OF THE MONARCH Although Britain is still a monarchy, the British Crown has lost most of its real political power, and today has a mainly symbolic or ceremonial function. The Queen's main duties are:

Representative role
- Head of State in the United Kingdom
- Ceremonial Head of the Commonwealth countries
- Head of the Church of England
- Commander-in-Chief of the British Armed Forces

Symbolic/ceremonial functions
- makes state visits overseas
- entertains foreign Heads of State when they visit Britain
- supports various charities and good causes
- performs various ceremonial duties during national celebrations
- visits parts of Britain, especially after disasters or tragedies
- confers peerages, knighthoods and other honours on people recommended by the Prime Minister

Political functions
- summons and dissolves parliament
- makes a speech (written by the Prime Minister) at the opening of parliament each year
- signs bills passed by parliament
- meets with the Prime Minister regularly to talk and give advice about current events
- officially appoints the Prime Minister and the Cabinet
- appoints judges, bishops and governors

THE MONARCHY TODAY The Royal Family is generally still popular in Britain today, despite a number of scandals during the 1990s such as those surrounding the marriage and divorce of Prince Charles and Princess Diana. Although there have been many discussions in Britain about abolishing the monarchy, there are currently no serious plans to do so. Above all, the popularity of the monarchy has significantly increased after the marriage of Prince William and Kate Middleton.

Those in favour of the system argue that in a time of rapid change, the Queen provides a sense of stability and continuity particularly as the Queen stands for Britain's traditional values and the pompous rituals of royal ceremony hold a special attraction for those who feel that it lends dignity to state occasions and brings many foreign visitors to Britain. For instance the changing of the guards is still a major tourist attraction.

Others hold against it that the institution of the monarchy stands for Britain's class-ridden society with its snobbery and its rigid sense of hierarchy and that the expenses of having to maintain the royal household with its palaces and the royal yacht are too high.

Parliament – the legislative body

A brief history of the british parliament

13th century	The name 'Parliament' was first given to meetings of the King's Council when Henry III met with church leaders and rich landowners to discuss political matters.

1265	2 commoners from each town joined the council.
1295	Model Parliament of Edward I, consisting of bishops, abbots, peers, 2 knights from each shire and 2 representatives of each town.
14th century	Parliament met at fixed times and had 2 houses: the House of Lords (the aristocracy and church leaders) and the House of Commons (rich country gentlemen). Parliament gained control over statutes and taxation.
Up to 1625	Parliament was controlled by the monarch.
1625 – 1649	Struggle for power between Charles I and Parliament.
1642 – 1648	Civil war between the Roundheads (Parliamentarians) and Cavaliers (supporters of the King) ending in the execution of Charles I (1649).
1688 – 1689	'Glorious Revolution' led to the country being governed by Parliament rather than the monarch.
Until 1832	Parliament had supreme authority.

PARLIAMENT TODAY The British Parliament consists of two chambers: the House of Commons and the House of Lords.

THE HOUSE OF COMMONS currently has 650 Members of Parliament (MPs) who are elected by the adult population of Britain. Each MP represents one constituency. The borders and number of constituencies are changed from time to time if the population of an area changes to ensure fair representation in all parts of the country. In the 2015 General Election there were 533 constituencies in England, 40 in Wales, 59 in Scotland and 18 in Northern Ireland.

Main functions

- to pass laws
- to control government policy and administration
- to debate current political issues
- to raise issues concerning the voters in their constituencies (the district they represent).

Seating arrangements

The Prime Minister and the Cabinet sit on the front bench facing the Leader of the Opposition and his Shadow Cabinet. The MPs who are not Cabinet members sit behind them (the 'backbenchers').

THE HOUSE OF LORDS To date there are about 822 members. The House of Lords consists of

- **life peers**, who are formally appointed by the Queen on the advice and recommendation of the House of Lords Appointments Commission (an independent body set up in 2000) on account of their expertise and achievement or on the advice and recommendation of the Prime Minister.
- **the Lords Spiritual**, a limited number of 26 Church of England archbishops and bishops, among them the Archbishops of Canterbury and York.

- **92 hereditary peers** who were elected internally to remain when the right of hereditary peers to sit and vote in the House of Lords was ended in 1999 by the House of Lords Act.

The Law Lords were also appointed by the Queen on the advice and recommendation of the Prime Minister. They used to carry out the judicial work of the House of Lords, which was the highest and final Court of Appeal until it was replaced by the UK Supreme Court in October 2009. The existing Lords of Appeal will only be allowed to sit in the House of Lords after their retirement.

The power of the House of Lords was greatly reduced in the Parliament Acts of 1911 and 1949. Before then, it was able to reject any legislation put forward by the House of Commons; now it is only able to delay the passing of new laws. Under the Constitutional Reform Act 2005 it then lost its function as the highest court in the land. This Act also ended the role of the Lord Chancellor as a judge and as Speaker of the House of Lords.

THE SUPREME COURT The Constitutional Reform Act 2005 provided for the introduction of a Supreme Court as a separate institution, with independently appointed law lords to stress the separation of powers between the judiciary and the legislative branch. This Supreme Court, which was newly established in October 2009, is the final court of appeal, except for criminal cases in Scotland. It also rules on devolution matters.

DEVOLUTION Devolution is the transfer of power from the central government in London to local authorities in Scotland, Northern Ireland and Wales to enable people in these regions to have more autonomy in running their own affairs. This process was initiated by the Labour Government under the premiership of Tony Blair in 1997. Since then Scotland, Wales and Northern Ireland have had their own legislative bodies in addition to the central parliament in London.

- **The Scottish Parliament** was elected in May 1999. It controls education, health, local government, the environment, economic development and the arts. Although the Scottish National Party fights for a complete independence of Scotland, in a referendum in 2014 a majority of the Scottish people voted for staying in the United Kingdom.

- **The National Assembly of Wales** was first elected in May 1999. It makes decisions in the fields of economic development, the environment, education, local government, health services, housing, transportation, the arts and language.

- **The first Northern Ireland Assembly** was elected in June 1998 and given authority over issues including agriculture and health. After a temporary suspension between 2002 and 2007 due to the breakdown of peace talks between Catholics and Protestants it was reinstalled in 2007 after leaders of the opposing parties pledged themselves to share the power.

MAKING LAWS

1 A new law is suggested by politicians, government departments, special interest groups or individuals.

2 The Cabinet agrees on the text of a law, which is called a bill.
3 The bill is debated in the House of Commons. A vote is taken on whether the bill should become law.
4 The bill is discussed in the House of Lords. The Lords can make changes, but cannot stop it from becoming law.
5 A final vote on the bill is taken in the House of Commons.
6 The Queen signs the bill and it becomes law.

Proceedings in both Houses normally take place in public. The minutes and the speeches are published daily, and proceedings are also recorded for radio and television. Some cable and digital TV channels televise live parliamentary debates.

The electoral system

FIRST PAST THE POST: THE BRITISH ELECTORAL SYSTEM

The current British electoral system is referred to as 'first past the post', i.e. the candidate with the largest number of votes in each constituency wins, no matter how small the majority. This system has obvious disadvantages for smaller parties, as well as not necessarily reflecting the votes cast in a particular constituency. For example, if a winning candidate receives 40% of the votes in a constituency, it means that 60% of the people, i.e. the majority, voted for other candidates. But their votes are simply discarded.
The results of the 2017 General Election in the UK clearly show the deficiencies of this electoral system: the num-

ber of seats each party has does not reflect the number of votes they received:

	The Conservatives	The Labour Party	The Liberal Democrats
Votes (%)	42.4	40.0	7.4
Seats (%)	48.8	40.3	1.8

The Liberal Democrats, for instance, received 7.4% of the votes cast, yet they only hold 1.8% of the seats in the House of Commons; their candidates came in first in only 12 constuencies.
Therefore it is little wonder that many smaller parties advocate the system of proportional representation which, by contrast, gives each party a number of seats in relation to the number of votes they receive. That means that if a party receives 22% of the votes, they consequently get 22% of the seats.

ARGUMENTS FOR AND AGAINST THE 'FIRST-PAST-THE-POST'-SYSTEM

For

It has often been pointed out that the main appeal of 'First-past-the post' lies in its simplicity.
'First-past-the post' naturally produces clear majorities. Thus it enables one strong party to govern efficiently without being forced to seek compromises in order to gain the support of others.
Coalition governments are also rare in nations using first past the post. This is considered an advantage by those who claim that coalition governments are not truly democratic: as can be seen in Germany, a larger

party usually forms a coalition with a smaller one, which, as a result, is given a disproportionate amount of power.

Against

Since the votes of those who voted against a certain candidate or party are simply disregarded, the small parties in particular may have more support than actual political influence. Aware that their votes will be disregarded if the candidate of their choice does not win the majority, some voters cast their ballot tactically in order to prevent a candidate they dislike from being elected, rather than supporting the candidate they prefer.
One condition of the coalition agreement between the Conservatives and the Liberal Democrats was a referendum on the British electoral system. However, the result of this referendum, held in May 2011, was that two-thirds of voters chose to keep the first past the post system.
According to law, the maximum duration of a parliament is 5 years, but it may be dissolved and a general elected called at any time during those 5 years.

Political parties

POLITICAL PARTIES IN BRITAIN The two main political parties in Britain are Labour and the Conservatives. Usually, one of these parties forms a government alone. However, since 2017 the conservative minority government under Theresa May has been dependent on the support of the Democratic Unionist Party.

Before Brexit, the UK Independence Party (UKIP) gained a lot of the votes and is presently the most influential political group in the European Parliament.
Some smaller parties also have a few seats in parliament, such as the Scottish National Party and Sinn Fein. The Green Party also won a seat in the 2017 election.

Labour and the Conservatives: an overview

	Conservatives	Labour
Colour	blue	red
Symbol	flaming torch	red rose
Regions of support	strongholds in the South of England	Midlands, North of England, Scotland
Votes	upper and middle classes, landowners, business people	working class, trade unions, 'New Labour' under Tony Blair began to attract the middle class vote
Economic policy	• low taxation (especially for high incomes) • low inflation • control of public spending • promotion of free enterprise	• mixed economy • low inflation • strict planning and government intervention in the economy • full employment

Educational policy	• privatisation • more parental choice • diversity in types of school • raising standards • teaching basic skills to every child	• egalitarian education system • more training programmes for the unemployed
Social welfare	• more emphasis on individuals taking care of themselves rather than relying on welfare	• improvement of social welfare • improving NHS, e.g. reduction of waiting lists
Attitude to Europe	• emphasis on British interests • fear of losing Britian's sovereignty • "hard" Brexit	• more sympathetic towards united Europe • protection of British interests • do not reject idea of single currency

NEW LABOUR AND THE THIRD WAY The term New Labour derives from a slogan adopted at a party conference in 1994 when the party's fourth successive defeat at the general election in 1992 seemed to confirm the necessity of revising the party programme and establishing Labour as a competent, modern party, with aims and principles distinctly different from those of the past.

Thus in the following year a statement of new aims and values was announced, with Tony Blair, the new and char-

ismatic leader of the party, defining Labour as a "democratic socialist party" and propagating "the third way":
In the past the Labour Party had unequivocally advocated
- the welfare state. When in power, Labour set up housing programmes.
- state ownership. Under the premiership of Clement Attlee (1945–1951) industries such as coal, electricity, and gas were nationalised.

This concept marked a sharp contrast to the policy of the Conservatives, who under Margret Thatcher had become a party of uncompromising reform. The 'Iron Lady' who was radically committed to free enterprise, cut down government expenditure regarding welfare, education and the National Health Service and privatised formerly nationalised industries.
With his new approach; the so-called 'third way', Tony Blair tried to combine left-wing values with right wing concepts. Thus the party's new policies was marked by
- abandoning the principle of nationalisation (state ownership)
- accepting the free market economy
- while at the same time investing heavily into
  - education
  - the National Health Service.

In accepting the forces of the free market as a part of the economy New Labour seems to have moved to the centre of the British political landscape.
This compromise is also reflected in the party's foreign policy. Blair was unquestionably pro-Europe – he was not even disinclined to join the monetary union – but like the Conservatives under Margaret Thatcher, Blair, too,

emphasised Britain's special relationship with the USA, as became apparent in the Iraq war.

UKIP The party
- fears that Brussels' bureaucracy dominates national affairs
- supports Britain's way out of the European Union

THE LIBERALS This party advocates:
- a written constitution in which the power of the government and the freedom of the individual is clearly defined
- a reform of the electoral system (proportional representation instead of first-past-the-post or majority vote)
- a policy of decentralisation and devolution
- EU membership

The government – the executive branch

THE GOVERNMENT The government is led by the Prime Minister and his/her Cabinet. They are responsible for running and managing the country's political affairs.

THE PRIME MINISTER There is no direct election in which the voters vote for the person that they want to see as prime minister. By convention, the leader of the strongest party in the House of Commons is appointed prime minister by the monarch. This mechanism is applied even if a prime minister resigns during his usual five-year term. For instance when David Cameron stepped down in 2016 after he failed to convince the people to remain in the EU, it was not necessary to call for an election: he was automatically succeeded by Theresa May, the new party leader.

The Prime Minister's powers and duties

- with the Cabinet, makes all the important decisions for governing the country
- appoints and dismisses Cabinet members
- controls Cabinet agenda meetings and committees
- leads and influences his/her own political party
- can choose when to hold a general election
- informs parliament of government activities
- informs the Queen of government policies
- advises the Queen about public appointments

Much of the Prime Minister's actual power depends on his strength and his authority as a party leader: As long as he/she enjoys the support of parliament, he/she can decisively shape the nation's policy.
Dominant Prime Ministers such as Margaret Thatcher and Tony Blair imposed a strict party discipline: they forced the members of their parties to invariably support the government's policies and proposals if they did not want to be excluded.

THE ROLE OF THE CABINET The Cabinet consists of about 20 senior MPs, called Ministers or Secretaries of State, all of which are head of a government department. The number varies and is decided by the Prime Minister. The most senior government ministers, e.g. the Chancellor of the Exchequer, the Foreign Secretary and the Home Secretary are always members; others, such as the Transport Minister, may or may not be a Cabinet member, depending how important the Prime Minister considers this post to be. This group of ministers is responsible for making important government decisions, with the Prime Minister as chairperson.

Cheat Sheet: British Political System

The Monarch	Ceremonial and representative role as Head of State, but no real political power.
Parliament House of Commons House of Lords	Passes laws; debates current political issues. Debate laws before they can be passed; highest Court of Appeal.
Making Laws	Proposed laws (bills) debated and voted on in both Houses; final decision made by House of Commons; signed by the Queen before becoming law.
Electoral system	'First past the post' system.
Main political parties	Convervatives, Labour, UKIP, Liberal Democrats
Prime Minister	The leader of the majority party in Parliament; makes important decisions for governing the country (with the Cabinet); controls many government appointments.

U.S. Political System

QUICK-FINDER

QUICK-FINDER

The American system of government

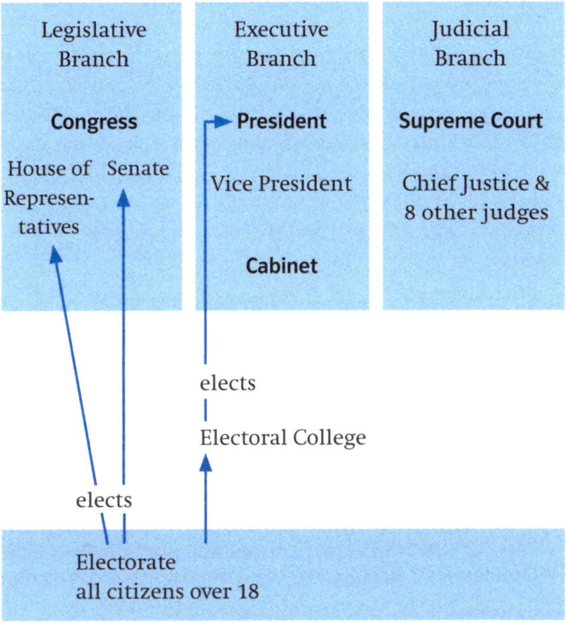

The American Constitution

THE CONSTITUTION The American Constitution is the oldest still in force. It is based on the idea expressed in the Declaration of Independence that a government should derive its power from the 'consent of the governed' and on this idea the American system of government is founded. The Constitution of the United States is one of the most important documents of western civilisation. It was drawn up in summer 1787 at the Constitutional Convention in Philadelphia and ratified in 1788. It replaced the 'Articles of Confederation' drawn up in 1781 between the 13 original states which had become independent from Britain in 1776. Under these 'Articles of Confederation' the central government had very little authority, making it difficult to resolve arguments between the separate states, control trade and so on. More power for the central government seemed essential if America was to become a united country.

Main ideas of the Constitution

- Government must have the agreement of the governed, i.e. the USA is ruled by all of its citizens, not a monarch or a group of politicians.
- Representative government, i.e. the people use their power to elect officials, who represent them at a local, state and national level. Political leaders are therefore answerable to the people who have elected them.
- The separation of powers. Governmental power is split into three branches: Congress (legislative), the President (executive) and the Supreme Court (judicial).
- The system of checks and balances, i.e. each of the three branches of power has some control over the other two to prevent one of them from becoming too powerful.
- Federalism, i.e. authority is split between the national government and the separate states, which means that neither can become too powerful.
- Flexibility, i.e. the Constitution, which is also the supreme law of the land, can be altered through adding amendments as it was done in the Bill of Rights.

Even today Americans identify with the principles laid down in a Constitution written 'by the people' and in stating the beliefs shared by many citizens the Constitution seems to create a bond holding together a nation which is otherwise characterised by its diversity.

THE BILL OF RIGHTS This is the name given to the first 10 Amendments to the Constitution, added in 1791. It specifies basic civil rights of individual people that the government cannot infringe. These civil rights include: freedom of speech, freedom of the press, freedom of religion, freedom of assembly (holding peaceful meetings), the right to a fair trial if accused of a crime, the right to demand action or a change in policy from the government, the right to be secure in one's home and the right to own and carry weapons for protection.

There are currently 27 Amendments, concerning matters such as the rights of blacks (Amendment 15) and the vote for women (Amendment 19). A change to the Constitution can be proposed either by Congress (needing a two-thirds vote from both houses) or by two-thirds of the states. It must then be ratified by three-quarters of the states. However, up to now all amendments have come from Congress. The President has no legal right to change the Constitution.

From Obama to Trump

A power transition from a Democratic to a Republican president is usually combined with major political changes. However, the difference between Barack Obama and Donald Trump could not be more striking.

Obama – the first coloured President of the USA

Born to a white American woman and black man from Kenya, Barack Obama seemed to represent the cultural diversity of America and his spectacular rise from his humble background to the oval office was seen as evidence for the existence of the American Dream.
Obama's political style, his aims and his legacy can be seen in economic policies, his historical health insurance and in foreign affairs.

Stabilizing American economy after 2008

Obama got into office at the climax of the financial crisis. He partly nationalized car manufacturers like General Motors to ensure their recovery after bankrupcy. Conservative Republicans harshly criticized him for intervening into the ecomony and blamed him for being socialist.

Obamacare

The President's Affordable Care Act (2014) made millions of Americans eligible for health insurance. Although it is considered as a historical breakthrough, Republicans want to abolish it again. So far, Trump has failed to gain the necessary majorities in Congress.

Foreign affairs

In contrast to George Bush's strategy of invasion (Iraq, Afghanistan), Obama focussed on diplomatic means. Very early in his first term he reconciled with the Muslim world (Speech in Cairo). He withdrew the American troops from Iraq und successfully negotiated a deal with Iran which agreed to an international control of its nuclear programme.
He normalized the American-Cuban relations, more than 50 years after the Cuban Missile Crisis.
To support his achievements, he was awarded the Nobel Peace Prize.

Donald Trump – a controversial president

Above all, Trump was voted by white males in the Midwest. His supporters appreciate his clear message (cf. his simple language) and his difference to the existing political establishment in Washington. As he is a successful businessman, Republicans expect a high competence in economy in him.

However, Trump's narcissistic personality as well as his populist and protectionist policy have roused international criticism and protest.

Trump's personality

During the election campaign there were allegations of sexual misconduct. Extremely chauvinist comments caused an outcry. Moreover, Donald Trump is regarded as unreliable in his political positions. Opponents miss political concepts and describe his style of government as chaotic. Last but not least, beyond doubt he sees politics through the eyes of a billionaire and applies principles of business to international politics.

"America first"

In foreign politics Trump aims at strengthening America's global role. He promised to spend more on defence.

- In his first visit to a foreign country he surprisingly chose Saudi Arabia (2017). It became clear that human rights issues were of less importance than the billion dollar deal with the U.S. military industry. Internationally the president was blamed for setting the wrong priorities.
- At the NATO summit (2017) Trump did not renew America' promise of defending all other member states in case of emergency and blamed the Europeans for not paying their share for international security. After the meeting Angela Merkel stated in a widely recognized speech that the Europeans have to rely on themselves in the future. The American-European relations seem to be at an unprecedented critical point.
- Protectionism up to the brink of an open trade war: Trump put tariffs on foreign steel and aluminium products.

Immigration

Trump is strongly criticized for planning to build a nine meter high wall at the American-Mexican border for which the Mexican government should pay.

In order to increase national security, he put up an immigration ban on people from seven Muslim countries. Despite international protests the Supreme Court upheld the president's final executive order in a close 5 to 4 decision as constitutional.

Backward environmental policy

On June 1, 2017, Trump announced to withdraw from the Paris Climate Agreement which was signed by all countries in the world (except for Syria and Nicaragua) to reduce carbon emissions. For him, environmental regulations are an obstacle to business. He promised to roll back many regulations installed by Obama.

"Fake news"

Donald Trump is in a constant battle with the (inter-) national press. Critical coverage of his government he often rejects as "fake news".

The three branches of government and the system of checks and balances

THE PRESIDENT (EXECUTIVE BRANCH) The functions of the American President are a combination of a ceremonial role as head of state and a political role similar to that of a Prime Minister. His main functions are:

- Head of State, a representative role similar to that of the Queen
- Chief Executive Officer of the federal government:
  - proposes legislation to Congress
  - has the power to veto laws
  - appoints federal judges (including those of the Supreme Court) with the Senate's approval
  - has a considerable influence on the economics of the country through tax and budget proposals
  - has a considerable influence on foreign policy as the highest U.S. diplomat
  - can appoint Cabinet members, heads of independent federal agencies, many federal employees and diplomats. These appointments need to be confirmed by a majority of the Senate.
- Commander-in-Chief of the U.S. armed forces, which gives him the authority to control military strategy and action. He is also responsible for the security of the country.
- Leader of his own political party.

CONGRESS (LEGISLATIVE BRANCH) This is the law-making branch of the United States government. It consists of two chambers: the Senate and the House of Representatives, both of which have equal power.

Senate

- 100 senators, 2 from each state: in the Senate all states are equally represented, regardless of their population.
- One-third of the Senate is elected every two years for six years: the six-year term allows the senators to support measures which though perhaps unpopular at the moment might prove beneficial in the long term.

House of Representatives

- 435 representatives, 1 for about 500,000 people. The number of representatives per state depends on the population of that state: a district with a large population such as California has more representatives than a sparsely populated state such as Delaware. In the House of Representatives each state is represented in proportion to the size of its population.
- Representatives serve 2-year terms, which means that they cannot risk displeasing their voters at home by supporting a scheme which might benefit the state as a whole (e.g. an environmental project) but endanger or cost thousands of jobs in their home district (e.g. in the oil or logging industry). They must represent the interests of the people who voted for them if they want to be re-elected.

Powers of Congress

- to declare war and make peace
- to maintain armed forces
- to control trade among the states and between the U.S. and foreign countries
- to control federal taxes and spending, to print money
- to make laws
- to investigate and oversee the executive branch and its agencies (e.g. Department of Defense)
- to impeach
- to print money

THE SUPREME COURT (JUDICIAL BRANCH) The Supreme Court is the highest court in the United States. It has nine judges: the Chief Justice of the United States and eight associate justices, all of whom are appointed for life. Decisions made by the court need only be majority decisions.

Functions of the Supreme Court

- Has the final word on most important constitutional and legal matters.
- Creates precedents which serve as guidelines for lower courts.
- As the final appeal court in the country, it hears appeals of cases from the Courts of Appeal and State Supreme Courts. More than 5,000 cases are appealed to the Supreme Court every year, but no more than 150 are heard there. The Supreme Court has the power to choose which cases to hear.
- Has complete authority over federal courts, all of which must follow the Supreme Court's rulings on federal laws and the Constitution. However, it has only limited power over state courts as it is not allowed to rule on state law or any matters concerning state constitutions.

Judicial Review

The Supreme Court's most important duty is deciding whether legislation or government actions go against the Constitution. This power, a vital part of the system of checks and balances, is called the judicial review, and makes the Supreme Court the highest authority for decisions about many of the nation's most important issues. Even though the findings of the Supreme Court are binding, the court itself might repeal a decision taken at an earlier time.

This happened for instance in the 1954 case Brown v. Board of Education when the Supreme Court stated that it was unconstitutional to have separate schools for children of different races. By doing so, it effectively removed the legal foundation for segregation, which the Supreme Court had declared constitutional in 1896 when it had ruled that segregation was legal as long as facilities were equal. This verdict became the starting point for desegregation of schools and other aspects of American society.

MAKING LAWS

1. A member of Congress introduces a bill to the Senate or the House of Representatives.
2. The bill is given to a committee which discusses it in detail and decides if there is a need for this law.
3. The committee approves or changes the bill and then passes it back to either the House of Representatives or the Senate. If the committee decides against the bill, it dies (no further action is taken).
4. The bill is debated and amended in one of the two chambers of Congress and a vote is taken. If the majority is in favour, the bill is sent to the other chamber where it undergoes a similar procedure.
5. Once the bill has passed both chambers, it has to be signed by the President, who can, however, also veto it.
6. A bill becomes law if the President signs it. If he vetoes it, it can still become law if both chambers of Congress pass it again with a two-thirds majority.
7. This rather complicated process is seen as an effective measure against rash legislation and it sometimes also requires compromise.

THE SYSTEM OF CHECKS AND BALANCES

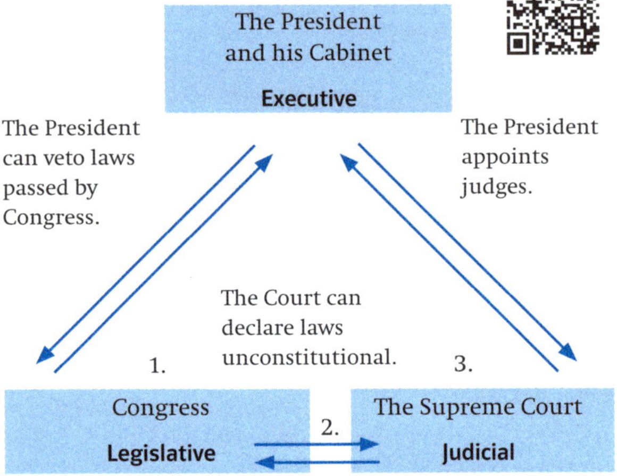

2. – Congress can impeach and remove judges from office.
   – It must confirm the President's judicial appointments.

1. – Congress controls the budget.
   – It must approve presidential appointments.
   – It can override the President's veto.
   – Congress can impeach and remove the President from office.
   – It must confirm the President's judicial appointments.

3. The Court can declare presidential acts unconstitutional.

The electoral system

ELECTIONS IN THE USA Presidential elections take place every four years, although campaigning may start as much as two years before the actual election. In addition to this there are state elections and elections for the two houses of Congress, which means that election campaigning in the USA can seem virtually non-stop. The campaigns themselves are expensive and colourful, relying heavily on media coverage and often appear to have more to do with show business than with politics.

MIDTERM ELECTIONS In the middle of each presidential term elections are held to elect some governors, some senators and the representatives.
The congressional elections are of great importance since they might change the balance of power in Congress considerably. A president who could count on the support of Congress might find it difficult to govern effectively if he suddenly has to face a hostile Congress with the opposing party holding the majority in one or even in both houses, the Senate and the House of Representatives. After all apart from simply rejecting a president's bill, Congress can also refuse to provide the money required to finance a particular programme.

PRESIDENTIAL ELECTIONS There are two different ways in which a person may be elected presidential candidate for his/her party. Some states have primary elections, where voters can select candidates to run in a general election. Other states have party conventions, which are meetings of party representatives to choose delegates for their party's National Convention. This is where the presidential candidate is nominated.

THE ELECTORAL COLLEGE This rather complicated, indirect system of electing the President was initiated by the authors of the Constitution. In the nation's early years, when both infrastructure and communications were poor, most people did not know much about the individual candidates. Therefore, local people with responsible positions were chosen as 'electors' to represent the presidential candidates in the area where they lived. The ordinary citizens would vote for one of the electors who would then give these votes to the candidate of their choice. Another reason for this system was that average citizens were not initially believed to be capable of making a good choice of President.

How the system works

- Each state has a number of presidential electors, the same number as the state's total of Senators and Representatives in Congress.
- Citizens vote for the presidential candidate of their choice, but candidates do not receive these votes directly.
- Instead, in almost all states the candidate with the most votes is given all of the electors' votes for that state (majority or 'winner-takes-all' system).
- To win, a presidential candidate needs a majority of 270 out of 538 electoral votes.

The controversy about the American electoral system

The American voting system has often been criticised as highly unfair since it does not necessarily reflect the popular vote. Five times in the history of the United States so far, the electoral college system has resulted in the election of a candidate who had received fewer popular votes nationwide than his principal opponent. The 2016 presidential election clearly showed the disadvantages of this system when Donald Trump (Rep) lost the popular vote to Hillary Clinton (Dem), but won the electoral vote, i.e. nationwide Trump received fewer votes than Clinton, but since he carried the majority in a larger number of states, Trump became the 45th president of the USA.

The 2016 Election in figures

	Hillary Clinton	Donald Trump
Votes	65,853,516	62,984,825
Percentage	48,18%	46,09%
States carried	20 + DC	30
Electoral votes	227	304

Reforming the electoral college system, for instance by introducing proportional representation, requires an amendment to the Constitution which might not be easily brought about. Therefore a group called National Popular Vote propagates another way of choosing the President by popular vote without amending the Constitution: Under the Constitution each state can choose its own electors. Thus this group called National Popular Vote suggests that several states form a compact under which they agree to give all their electoral votes to the candidate who receives the most votes in all 50 states and the District of Columbia – regardless of the election outcome in their own state. Advocates of this bill claim that under this compact every vote would be politically relevant and equal in presidential elections. Hawaii, Illinois, Maryland and New Jersey were the first to join the National Popular Vote (NPV) compact.

Political parties

REPUBLICANS AND DEMOCRATS The United States has always had a two-party system. The two major parties today are the Democrats and the Republicans.

Overview of the two main parties

	Republicans	Democrats
Nickname	GOP Grand Old Party	
Emblem	The elephant	The donkey
Colour	red	blue
Regions of support	rural Northeast areas, Midwest, Rocky Mountain states, suburbs	big cities, the South
Votes	middle class, the wealthy, rich farmers, WASPs (White Anglo-Saxon Protestants), big business, religious right, also target the votes of minorities	the poor, working-class people, immigrants, minorities, African-Americans, Jews, small farmers, labour unions, intellectuals, also target middle-class votes
Defence policy	• support strategic weapons and nuclear strength	• more supportive of conventional forces and reduction of nuclear weapons

Defence policy	• treaties to be made only if the USA is in a strong military position	• treaties through diplomacy and mutual understanding
Foreign policy	• support sending troops abroad • absolutely against communism	• usually more cautious about international political interference • not as hard-line about communism
Economy	• support big business, sometimes offering tax breaks which benefit the rich • minimal state interference in business	• traditionally support the poor and tax the rich heavily • in recent years have been more supportive of big business
Crime and social issues	• against gun control • generally support death penalty • anti-abortion • a traditional definition of marriage: no same-sex marriages	• stricter gun control • oppose death penalty • more liberal attitude to abortion • a more liberal stance on homosexuality: no federal ban of same-sex marriages

Crime and social issues	• cut-backs in some social welfare programmes (Medicare), and stress on the responsibility of the individual, more reliance on church and charity • favour prayer in schools • less public spending	• approve of more social welfare programmes • expansion of civil rights laws for minority groups • more liberal policies for fighting crime and drugs
Environment	• have cut back on spending for national parks and environmental protection • sometimes not very strict about pollution standards (connected with big business)	• increase spending for parks and environmental protection • tougher on big business with regard to the environment

Based on Oberstufen-Wissen Englisch Landeskunde, Klett Lerntraining, Stuttgart 2017, p. 34

Lobbies

Originally the term 'lobby' comes from the UK where it simply denoted the hallway between the Central Lobby and the House of Commons Chamber where members of

the House and members of the public meet. The term is now also used for those people who frequently go there to see legislators in order to influence law-making by directly appealing to the members of the legislature.
In the USA lobbyists regularly meet representatives, senators and their staff to provide material, to monitor and to anticipate legislation. Thus lobbies are often highly organised interest groups, sometimes even trying to exert political pressure.
There are lobbies to ensure the preservation of the wilderness, but there is also an Israel Lobby and an Arab Lobby. The power and influence of some lobbies, such as the National Rifle Association (NRA) is indeed considerable. This is why lobbies have also been called the 'fourth branch of government'. But lobbies also constitute an important means of grassroots activism since lobbies bring issues to public attention that concern the people and often these interest groups are better informed about the interests they represent than some politicians.

Cheat Sheet: U.S. Political System

Constitution	All areas of American government are based on this written document (1787). Establishes that the U.S. should have a representative government, a separation of government power and a system of checks and balances so that no one branch of government can become too powerful.

Bill of Rights	First 10 amendments to Constitution (1791). Specifies several basic civil rights for American citizens, e.g. freedom of speech, freedom of religion.
President (Executive Branch)	Head of State and Chief Executive of the government. Wide range of powers, e.g. proposing and vetoing laws, appointing judges and other state employees (with Senate approval), controlling military action.
Congress (Legislative Branch)	
Senate	100 senators, 2 from each state, serving 6-year-terms.
House of Representatives	435 members, serving 2-year terms. Both chambers have equal authority and functions including making laws, declaring war, controlling federal taxes and controlling trade.
Judicial Branch	Consists of a federal court system and a state court system.
Supreme Court	Highest court in the U.S., with 9 judges. Establishes precedents which all other federal courts must follow.

Judicial Review	Most important function of the Supreme Court: decides whether laws or government actions are unconstitutional.
Making laws	Laws are proposed, debated and passed in Congress. They also have to be signed by the President, who can veto them.
Electing a President	Indirect vote through the Electoral College. 'Winner takes all' system.
Main political parties	Republicans and Democrats.
Lobbies	(Often highly organized) interest groups trying to influence legislation.

2 Social Structure

Social Structure in Britain

QUICK-FINDER

General Facts

AGEING SOCIETY

- Britain has an increasingly ageing society: 1 in 3 people are over 50; 17.4% of the population are aged 65 and over. The number of people in this age group has risen by 17.3% since 2003.
- However, mainly driven by inward migration the birth rate has increased since 2002.
- Minority ethnic groups have a younger age structure than the white population, reflecting past immigration and fertility patterns.

Population of Great Britain by age and gender, 2011

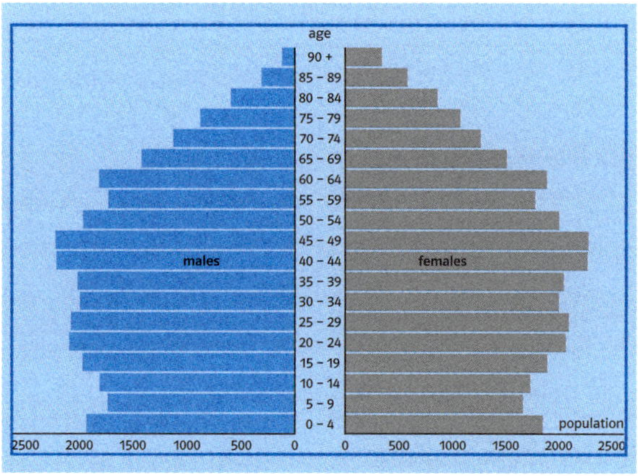

Source: www.ons.gov.uk

FAMILIES

- The nuclear family, consisting of a married couple (where the man goes out to work and the woman stays at home) and two children, is no longer an accurate reflection of life in Britain for many people.
- One quarter of all households are now one-person households.
- The divorce rate is one of the highest in Europe, a factor which has added to the number of single-parent families.
- There are many couples who have remarried and live with step-children as well as their own.
- The majority of couples, especially in their 20s and early 30s, now live together before marriage, if they marry at all.
- A paper published by the government in 1998 called 'Supporting Families' set out proposals for strengthening family life. It included a suggested programme to give families from poor areas better access to child-care, health care and early education opportunities.

Britain as a class society

SOME DISTINCTIONS BETWEEN THE CLASSES In the past, British society was characterised by a marked division of social classes. To what extent is this still true today? Although the boundaries of the middle classes in particular are much more fluid nowadays, an upper and lower class based on financial situation and position in society can certainly still be seen. Surveys suggest that the idea of a class system also still exists inside people's heads, the lower class having a sense of 'us' and 'them', for example with regards to their employers.

	Upper/ Middle Classes	Working Classes
Accent	'BBC' English: a neutral, south-eastern accent gives the impression of a good education.	Regional accents, especially those of large cities, seem uneducated.
Houses	Large, detached or semi-detached homes with large gardens	Terraced houses, council flats, rented accommodation
News-papers	'Quality' papers i.e. *The Daily Telegraph* *The Guardian* *The Times* *The Independent*	'Tabloid' papers i.e. *The Sun* *The Daily Mirror* *The Daily Mail*
Enter-tainment	Theatre, cinema, restaurants	Pubs

It should be noted, however, that these distinctions are generalised, and, in some cases, blurred (see below).

- As indicated above, accent is a marker of social status in Britain. Those in positions of power tend to speak in a more neutral, Southeast England accent associated with BBC news-readers. Many people associate a strong regional accent, especially one from a big city such as London (Cockney) or Liverpool (Scouse) with a lack of education and social skills: people who talk like this are therefore unlikely to get high-powered jobs, especially not in public life. The exception is politicians, some of whom retain their regional accents.

- Conversely, there is a trend amongst certain groups of young people, particularly those in the entertainment business, to adopt a more working-class accent despite their wealthy, middle-class backgrounds. This is referred to as 'estuary English', or sometimes as 'Mockney' (mock Cockney). These people perhaps have the feeling of appealing more to the 'man in the street' by speaking in this way.

THE UPPER CLASS This can be divided into the 'traditional' upper class, whose members are part of the aristocracy and inherit their wealth and position through titles and property, and the so-called 'business elite', who are separated from the middle class by property, wealth, power and connections.

- This top 1% of the wealth holders in Britain own about 33% of the country's wealth.
- The wealth is passed on from generation to generation, so they remain in control of the country.
- They hold key positions in public life and areas of the national economy e.g. as directors of the top British companies and banks. They therefore play an influential role in society.
- Their children go to public schools and usually Oxford or Cambridge University. There they form the networks that will help them both in their jobs and in their social lives.

- The exclusivity of family background is more important than new wealth, i.e. working- or middle-class entrepreneurs who have become millionaires are not accepted as members of this class: money alone is not enough.

THE MIDDLE CLASS This covers the widest spectrum of people in Britain, and is the one within which there is the most mobility.
Four main groups can be distinguished within the middle-class spectrum:

(a) **The higher professionals**: doctors, judges, lawyers, architects, accountants and business executives. These professionals have university degrees, usually including post-graduate degrees or professional qualifications. The benefits of their jobs include large pensions, long holidays, an expense account and generous sick pay. Since they have a high regard for education and qualifications, it is not unusual for children to follow their parents into the same professional fields.
(b) **The salaried professionals**: university lecturers, school teachers, local government officials, civil servants and social workers. They have also attended university and often obtained post-graduate degrees. They are generally not in a position to negotiate their salaries to the extent that the first group are, and normally earn less.
(c) **The 'white collar workers'** make up the third and largest group. These are people with desk jobs, and include a large percentage of women, mostly doing routine, clerical work. The pay for this 'lower middle

class' is generally modest, but they are still able to afford consumer goods and holidays abroad.

(d) **The self-employed:** This group comprises people who run their own small businesses, shopkeepers and so on. Many of these people do not earn very much, but have to work long hours and pay for their own pension schemes. Many small businesses also went bankrupt during the recession in the early 90s.

Today much of Britain's heavy industry has disappeared, and has been replaced by an increase in jobs in the service industries (such as hotels or banks), which provide more middle-class jobs. This has resulted in people from working-class backgrounds taking on these 'middle-class' jobs, and thereby achieving middle-class status.

THE WORKING CLASS

- The traditional working-class stereotype was of a manual worker who voted Labour, was a member of his trade union and whose social life revolved around the local pub. His wife stayed at home and did the housework.
- Such generalisations are no longer appropriate today. This can be seen in the growing lack of interest in politics (trade union membership has dropped) and the embracing of the consumer society. For example, a large proportion of working-class people own, or aim to own, their own homes, many having bought the council houses which they had previously rented.
- More than 50% of the working-class workforce are now women or are from ethnic minorities.

THE POOR There is a wide gap between those in work and the unemployed, although those living below the poverty line also often include old people, the disabled, single-parent families and those in very low-paid jobs (often members of ethnic minorities). While the rest of the population enjoys an increasingly higher standard of living, these people are forced to live off social security benefits and some of them even become homeless. Areas with high unemployment become breeding grounds for social problems such as violent crime and drug abuse, and the numbers of beggars on the streets and people sleeping rough are a daily reminder of those whom society has failed.

The role of women

WOMEN BETWEEN FAMILY AND PROFESSION

- As in most western societies today, fewer women are full-time housewives than in the past.
- Many women have obtained professional qualifications and want to have a career before starting a family, while others are forced to work for financial reasons.
- Today, over 70% of women are employed, an increase of 53% compared to 1971.
- Those doing non-professional work generally had low-paid jobs, or were only able to get a part-time position.
- Even women with good careers usually find it impossible to get the top jobs in their chosen profession, e.g. there are large numbers of women doctors, but very few surgeons who are women. About 25% of MPs are now women, an improvement on the situation in the last few decades, but still not a percentage that reflects the proportion of women in the country.

- There are still many areas of work which are considered 'typically male' or 'typically female'. Female jobs tend to be in areas such as administration, health and education, whereas male jobs are in areas of technology and industry.
- On average, women earn about 80% of what men in equivalent jobs earn. This is partly due to the fact that wages for 'typically female' jobs are lower.
- There is little provision of child-care for women wishing to return to work after having children, and it is often difficult for women returning to work to pick up their careers exactly where they left off.
- Surveys show that men are still reluctant to do their fair share of household chores, which means that working women additionally have to spend their evenings and weekends doing housework.
- The ageing population will make it necessary in the coming years to look for new sources of workers: women who wish to go back to work after having children are a natural solution to this problem. However, working conditions will have to be made more amenable to women with children if more women are to be encouraged to work.

Britain as a multi-racial society

ETHNIC MINORITIES There are a lot of ethnic minorities in British society. The following table shows the resident population of Britain by ethnic group in the year 2011:

Ethnic minorities in England and Wales – An Overview

	Minority ethnic population	
	%	%
White	86.0	
White British	80.5	
Irish	0.9	
Gypsy or Irish Traveller	0.1	
Other White (Polish . . .)	4.4	
Mixed (White and Black / Asian . . .)	2.2	17.2
Asian / Asian British	7.5	58.8
Indian	2.5	19.6
Pakistani	2.0	15.6
Bangladeshi	0.8	6.2
Chinese	0.7	5.4
Other Asian	1.5	11.7
Black / Black British	3.3	25.8
Black Caribbean	1.1	8.6
Black African	1.8	14.1
Other Black	0.5	3.9
Arab	0.4	3.1
Other	1.0	7.8
All minority ethnic population	*14.0*	*100*
All population	100	

www.statistics.gov.uk
(Census 2011, Office for National Statistics)

The size of the minority ethnic population was 7.8 million in 2011 or 14.0% of the total population of England and Wales.

PREDOMINANTLY OF ASIAN ORIGIN
Half of the total minority ethnic population were Asians of Indian, Pakistani, Bangladeshi or other Asian origin. A quarter of minority ethnic people described themselves as Black, that is Black Caribbean, Black African or Other Black.

IMMIGRATION REASONS People from all over the world have emigrated to Britain for a variety of reasons:

- to escape political or religious persecution
- to have better economic opportunities
- because of traditional connections to Britain (e.g. members of Commonwealth countries such as Australia, New Zealand or Canada).

Net Migration to the UK 1975 – December 2014

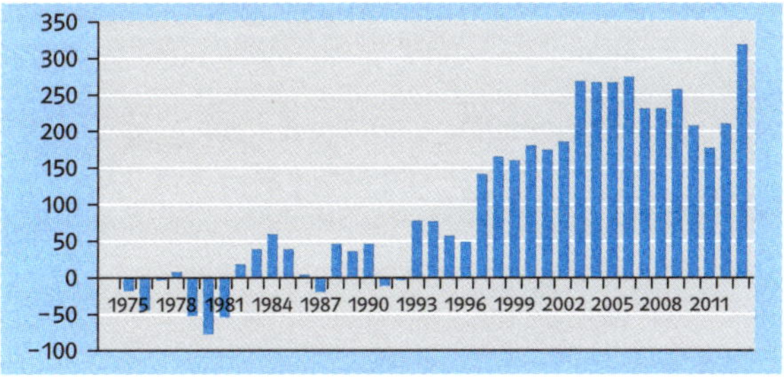

(Source: migrationwatchuk.org/latest-immigration-statistics)

PATTERNS OF IMMIGRATION

- In the 18th and 19th centuries there were already black immigrants in Britain from the days of slave trading.
- In the 19th century there was an influx of Irish immigrants.
- First half of the 20th century: Jewish and other Eastern European refugees.
- Large scale immigration began because of labour shortages in the 1950s, which saw the arrival of many West Indians (especially from Jamaica).
- 1960s and 1970s: immigrants from India, Pakistan and Bangladesh. These groups and the West Indians represent the largest percentage of immigrants living in the UK today.
- From the late 1980s: an influx of asylum seekers from troubled areas around the world.
- From 2000 there has been growing immigration from within the EU, in particular from Eastern European countries. However, numbers have fallen since Brexit.

Net migration to the UK by citizenship, 2008 to 2017

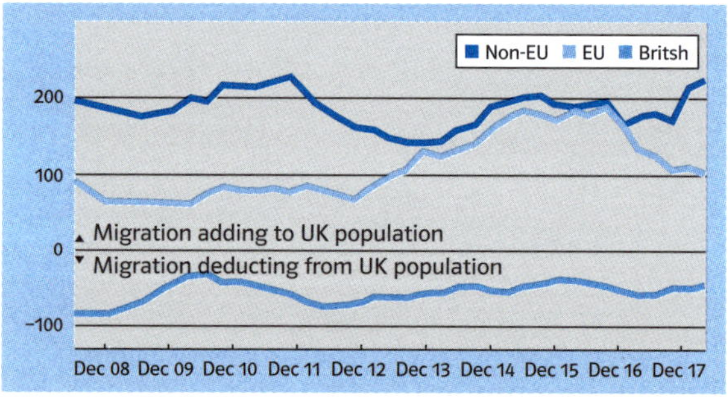

Source: Long-Term International Migration, Office for National Statistics

GEOGRAPHICAL DISTRIBUTION The minority ethnic populations are concentrated in the large urban centres, in particular London.

- 78% of Black Africans and 61% of Black Caribbeans live in London. More than half of the Bangladeshi group (54%) also live in London. Other ethnic minority groups are more dispersed.
- Pakistanis tend to live in London, Lancashire, Greater Manchester and Yorkshire.
- 40% of Indians live in London. Major Indian communities can be found in Leicester, Wolverhampton and Slough.

PROBLEMS FACED BY ETHNIC MINORITIES From the beginning ethnic minorities have been confronted with hostility and discrimination by the white community. Statistics show disadvantages of being a member of particular ethnic groups:

Unemployment rates by ethnic groups and sex

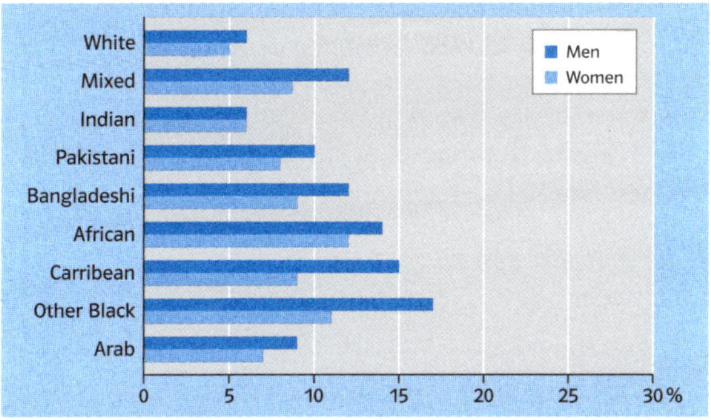

Office for National Statistics, 2011

Additionally, Pakistani and Bangladeshi people usually have to live on lower income than other groups in British society.
In the past, these minority groups have also rated their own health two to four times as bad as the general population.

REDUCING RACIAL DISADVANTAGE

- The **Race Relations Act** (1976) makes it illegal to discriminate on the grounds of colour, race, nationality or ethnic origin in the areas of provision of goods, facilities and services, and in employment, housing and education.
- The **Crime and Disorder Act** (1998) includes offences of racial harassment and racially motivated violence.
- In addition to this, equal opportunities are promoted through training programmes, including extra training for adults who need English as a second language. Specialist teachers are provided at some schools to help immigrant children with their English.

REACTIONS OF ETHNIC GROUPS In particular younger members of the discriminated ethnic groups are alienated from British society. Some of them turn to violence or to religious fundamentalism. The majority, however, tries to integrate.

Cheat Sheet: Social Structure in Britain

Family life	The nuclear family is no longer the norm: divorce and cohabitation have become common.
Upper class	• Characterised by hereditary wealth, social position and property. • They hold many positions of power in public life and in business. • They form contacts at public school and Oxford/Cambridge. • They are exclusive: only those with the right background are acceptable.
Middle class	• Covers a wide range of professions from doctors and lawyers to clerical workers. • Those in the top professions are well-off, but do not have the same power as the upper class. • There is a lot of mobility within this class, e.g. the child of a clerical worker can qualify as a doctor. • They can afford to buy consumer goods.
Working class	• Manual workers prefer today to work towards owning their own home and buying consumer goods than be trade union members trying to bring about social change. • There is a wide gap between the employed and the unemployed, many of whom are destitute and without hope.

Women	Now form a large part of the workforce, but are generally still disadvantaged with regard to pay and conditions.
Ethnic minorities	• Multi-racial society: large numbers of immigrants from the West Indies, India and Pakistan. • They suffer discrimination in jobs and housing and, often, abuse and harassment. • Laws have been passed to prevent discrimination and racial attacks ➛ not always put into force. • Equal opportunities programmes and rise of some black stars (e.g. in football) ➛ steps towards integration and acceptance.

Racism in British Society

Right from the beginning, members of ethnic minorities in Britain have been the victims of discrimination and hostility, both from their white neighbours and from the authorities.

- They were given the worst-paid jobs and poor housing.
- The white residents of their neighbourhoods mistrusted them which has made integration difficult.
- Today problems include the fact that young black men are far more likely to be stopped in the street by a police officer than white people and are much more likely to be arrested.
- White people are far more likely to obtain a job than their black counterparts.
- The unemployment rate of members of ethnic minorities is about two to four times higher than for white people.
- Afro-Caribbeans and Asians are often verbally abused or even physically attacked. There have been reported 130,000 racially motivated crimes in England and Wales in 2010/11.
- The risk of being a victim of household crime (i.e. burglary) is much higher for Indian, Bangladeshi and Pakistani people than for black or white people.
- Many members of ethnic communities live in run-down inner city areas, where their children seldom have the opportunity to attend a good school and therefore do not get the qualifications which would help them to improve their social and economic status.
- The ethnic minorities are underrepresented in the police and armed forces; many of those who have joined

these forces have complained of colleagues' racist attitudes.
- They are also underrepresented in the trade unions.

Reactions to racism

A lot of people from discriminated ethnic minority groups feel alienated from British society.
- First-generation immigrants have been inclined to adapt to the British lifestyle, appraising the material advantages of their new home-country.
- Second and third-generation men and women are more reluctant to give up their cultural identity. On the other hand, they do not want to accept a second-class citizenship. They are more willing to fight discrimination.
- As a consequence, they turn either to violence or to religious fundamentalism.

The London bomb attack 2005

An example for both instances was the London bomb attack. 4 suicide bombers killed 52 innocent people in the London underground and a bus. The terrorists were young Muslims with Asian background.
Similar to the attack on 9/11, the London incident let the tensions between whites and Muslim immigrants grow.

The Manchester Arena Bombing 2017

One of the latest examples for home-grown terror was the suicide attack at a concert in the Manchester Arena. 23 people were killed, 116 were injured. The attacker Salman Ramadan Abedi, a 22-year-old British Muslim, was born in the city. His Lybian family, who immigrated in

the early 1990ies, is described as very traditional and "super religious".
Attacks like this regularly lead to growing tensions between whites and Muslim immigrants.

Acceptance and integration

Although the situation today is far from perfect, there have been improvements towards equality and integration:

- There are now some Black and Asian MPs.
- The ethnic minorities have wider representation in local government.
- Several Asian entrepreneurs have become millionaires, enabling them to move up into a more middle-class society.
- Success in sports (e.g. football, athletics) and in the music world has contributed to greater acceptance.
- People from ethnic minorities have a higher profile on television than in the past.
- The Indian restaurant and Pakistani news-agency or corner shop have become integral parts of British life.
- The annual Notting Hill Carnival, held in August, attracts two million visitors each year. It began as a local celebration of West Indian culture, and in the past it was the scene of fights between the black community, organised racists and the police. Nowadays, however, it is a peaceful event.

Social Structure in the USA

QUICK-FINDER

QUICK-FINDER

A country of immigrants

FORMED OVER THE CENTURIES The social structure of the United States has been formed over the centuries by the many diverse groups of immigrants who chose to make America their home. Additionally, there are the people who were already there when the first immigrants arrived (i.e. the Native Americans) and those whose presence in the country was not voluntary (i.e. the Black Africans who were shipped in to work as slaves). In the 21st century America is still a popular destination for immigrants who dream of a better life, although they generally come from quite different countries than the immigrants of 100 years ago. It is only against this complex background that the social structure of the USA can be understood.

THE 'MELTING POT' This term has often been used to describe the assimilation of immigrants into American life. Its literal meaning is a chemical one: several different elements are melted together to form a new product. The idea was that immigrants would fuse together with the 'old' Americans, giving up their old lifestyles and cultures to form one American nation. The motto 'e pluribus unum' (from many to one), which still appears on American coins today, has been used since 1782, reflecting how even the early Americans saw their country.

DID IT WORK?

- The assimilation of mid-19th century immigrants was easier, as they tended to be white, northern European Protestants who shared the idea of the Puritan work ethic and were similar in mentality to the 'old' Americans.

- A sense of unity is created by the fact that most Americans share a common language, feeling of national identity and a certain lifestyle that can be characterised as 'typically American'.
- Starting with the second wave of large-scale immigration, i.e. from southern and eastern Europe, assimilation became more difficult due to differences in mentality.
- There has been little intermarriage between the main racial groups.

'SALAD BOWL' OR 'MOSAIC' MODEL

- Realizing that the melting-pot does not reflect reality, sociologists have developed a "salad bowl" or "mosaic" model. The idea behind that is that many separate parts make up a whole, while still keeping their individuality.

Country of origin and reasons for immigration

	Nationality	Reasons for immigration
1607–1776	English Scots Irish Germans	• To escape religious persecution. • To escape bad economic conditions.

1820–1900	Germans Irish Italians British Austrians Scandinavians Russians Chinese (during gold rush)	• The Industrial Revolution in Europe led to wide-ranging social and economic changes. Many agricultural workers had lost their livelihoods and wanted to make a new start. • The Potato Famine in Ireland in the 1830s and 1840s, plus the fact that many owners of small farms there lost their land when it was incorporated into large estates, caused hundreds of thousands of Irish to leave. • Political instability in some parts of Europe. • To prospect for gold (First Gold Rush 1849 in California)
1900–1940	Southern and eastern Europeans	• To escape poor economic conditions. • To live the 'American Dream'.

1940–1960	All nationalities, although those from northern Europe were preferred	• Many came as refugees to escape political persecution. • 'War Brides': foreign wives of U.S. soldiers
From 1960	Mostly Asians and Hispanics	• To have better economic conditions.

IMMIGRATION POLICY For most of the 19th century, when the United States was a relatively new and empty country, immigration was unlimited. People were encouraged (by cheap ship passages and the promise of a prosperous new life) to come and settle; this had the added bonus of consolidating the country's position as a nation in its own right after it gained independence from Britain. However, from the end of the 19th century immigration laws were revised, often in order to exclude certain racial groups.

Overview: Immigration Acts

1882	Chinese Exclusion Act: its main purpose was to ban Chinese labourers
1917	Literacy test introduced for all immigrants
1921	Quota system introduced to reduce immigration

1924	Immigration Act: designed to limit immigration even further, especially from southern and eastern Europe. Total immigration was to be only 2% of the 1890 census.
1965	Quota system abolished after criticism that it was a form of racial discrimination. A limit of 170,000 visas a year was set for the eastern hemisphere, and 120,000 for the western hemisphere. They were allotted on a 'first come, first served' basis.
1996	The Illegal Immigration Reform and the Immigrant Responsibility Act has made it easier to deport illegal immigrants and has introduced an income test for anyone trying to bring their family to the USA.
2014	Obama's executive action allowed 45% of illegal immigrants to legally stay and work in the United States.
2017	Muslim Ban: Trump suspended entry from seven Muslim countries (Iraq, Iran, Libya, Somalia, Syria, Sudan and Yemen).
2017	800 000 "Dreamers" (people who entered the U.S. illegally as children) are no longer protected from deportation.

NUMBERS OF IMMIGRANTS IN THE 20TH CENTURY Due to the changing immigration policy, economic attraction of the USA and global developments, there have been significant differences in the number of immigrants.

Number of Immigrants and Their Share of the Total U.S. Population, 1850 – 2013

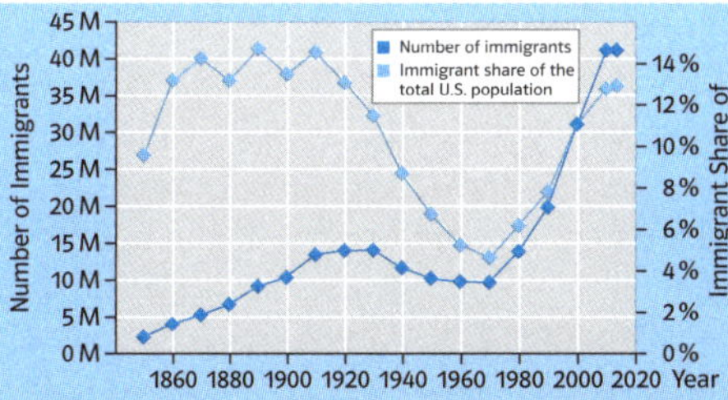

Migration Policy Institute (MPI) Data Hub
http://migrationpolicy.org/programs/data-hub

MORE THAN ONE IN TEN AMERICAN IS FOREIGN BORN Due to immigration, in 2013 there were over 41.3 million foreign born in the United States, representing 13% of the total population. Among these,

- 29% have arrived between 2000 and 2009, ten percent since 2010.
- In 2013, Mexican-born immigrants accounted for 28% of all foreign born in the U.S. India was the second largest country of origin, followed by China and the Philippines.
- Since 1990, the number of Central American immigrants in the U.S. has nearly tripled to about 8%. The top three countries of origin from this region in 2011 were El Salvador, Guatemala and Honduras.
- Over four out of five of these immigrants speak a language other than English at home.
- Between 2001 and 2010 there were 10,501,053 immigrants.

Illegal immigration

Apart from legal immigration, the USA has been confronted with people entering the country illegally. In most cases these illegal immigrants cross the American-Mexican border to get into the USA.
Illegal immigration peaked in 2007. Since the Great Recession in 2008 more undocumented immigrants have left the U.S. than have entered it. Illegal border crossings are at the lowest levels in decades.

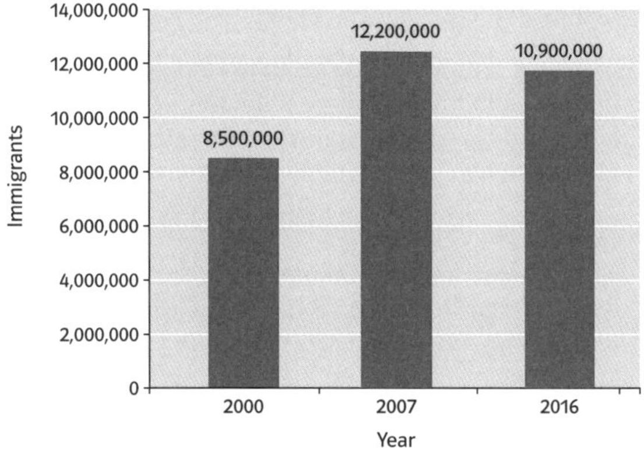

U.S. Department of Homeland Security and others

These are official numbers of the U.S. administration. The real numbers, however, are very difficult to estimate.

Origin and destination
Most illegal immigrants come from Mexico (52%). However, whereas the Mexican numbers dropped sharply after 2003, unauthorized immigrants from Central America (Guatemala, El Salvador etc.) are on the rise.

Unaccompanied minors
In recent years border patrols have been confronted with a surge of children without their parents, fleeing from gang violence and crime in their home countries in Central America.

Inefficient border control
The border between Mexico and the USA is under close surveillance. Border patrols, electronic equipment and high fences try to stop the endless stream of illegal immigrants. However, only a few are caught on entering the United States. Those are sent back, but quite often they try to cross the border the following night again.

Political answers
Republicans and Democrats have different answers to the question of illegal immigration.

- the Democrats tend to be more liberal, offering a pathway to citizenship for those who have lived in the USA for a long time
- the Republicans want them to be sent back

The American Dream

FROM RAGS TO RICHES Why has the USA always been such a popular destination for immigrants? The 'Dream' plays an important role. This is the idea that in America:

- every person is free and equal in all matters of race, politics, religious belief and social status
- every person can improve economically and has a secure future
- every person can fulfil their personal potential and has the opportunity to escape poverty and attain wealth (become a self-made man or woman) if they work hard enough

REALITY IS SOMEWHAT DIFFERENT

- many minority groups were not given the opportunity to live free and equal lives
- society is not classless with regard to wealth: there is a huge gap between rich and poor
- for many, the concept of personal fulfilment has become more and more an obsession with material wealth, leading to the creation of a highly competitive consumer society for whom material success is the only goal.

Population structure

PAST AND PRESENT Up until the 1960s, the majority of the country's inhabitants were white, but the dramatic increase in Asian and Hispanic immigrants has changed the structure of the population.

- Whites still make up 62% of today's population. Though their proportion has decreased, the positions of power and influence in the USA are still predominantly held by white people, while other ethnic groups suffer from a higher proportion of social problems.
- Hispanics are the fastest growing ethnic group, comprising about 54.5 million people.

U.S. Population Structure

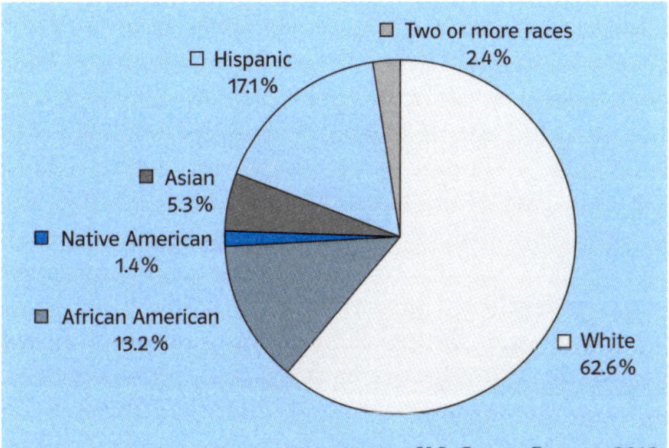

U.S. Census Bureau, 2013

POPULATION GROWTH AND FUTURE TRENDS According to recent statistics (2010), the U.S. population has hit the 320 million people mark.

Experts believe that in the year 2050 there will be about 400–500 million Americans. At the turn of the next century there could be more than a billion. The growth is very likely to have impacts on the structure of the population.

- Minorities, now roughly one third of the U.S. population, are expected to become the majority in 2042.
- The Hispanic population is projected to nearly double until 2050. Its share will rise to 29%. Nearly one in three Americans will be of Hispanic origin then.

Native Americans

REASONS FOR TENSION The country that was to become the USA was inhabited long before the first Europeans arrived by various 'Indian', or Native American, tribes. Each tribe had its own language and culture, but shared the idea that nature (e.g. land, resources of food) was not the personal property of an individual. Native Indians saw themselves as part of a natural balance of animals, plants and soil. From the very beginning there was tension between the Native Americans and European settlers, even though initially many tribes were friendly towards the newcomers: the Pilgrims, for example, would certainly have perished if they had not been befriended by a local tribe who taught them how to sow corn and hunt.

- The Europeans showed little respect for the Native American customs and religious beliefs.
- The settlers seemed to pay no attention to the spirit and rhythms of nature, but instead to regard nature as an obstacle. It was also something to be used to their own ends, e.g. to obtain raw materials, rather than to be respected.
- Some considered it their duty to convert the indigenous people to Christianity; others used them as cheap workers.

- While the Europeans built permanent houses, the Native tribes moved around to take advantage of the best seasonal hunting opportunities. This made it easy for the settlers to claim Native land as their own.
- The discovery of gold and the desire to push back the western frontier meant the occupation of yet more Native American land.

EFFECTS OF EUROPEAN OCCUPATION

- Many Native Americans were killed by European diseases, e.g. smallpox.
- The tribes were driven away from their natural territories to live on reservations, where the soil was generally poor and where there was little opportunity for hunting and fishing. They were not allowed to leave the reservations without permission.
- Many more were killed in wars with the white settlers (e.g. in 1890 in the massacre at **Wounded Knee**, which saw the end of Indian resistance).
- A feeling of depression about their new situation resulted in many suicides and a falling birth rate.

Government policy towards native Americans

19th century	The federal government made several land ownership treaties with the Native Americans, but then broke them if, for example, they wished to build a railway through the land.
1824	Foundation of the Bureau of Indian Affairs (BIA). This was initially set up to help assimilate the Native Americans into white society, and was run by whites.

1887	The Dawes Act gave each head of a family an 'allotment' of 160 acres of their reservation, which they were to learn to farm, becoming 'civilised' in the process. The rest of the reservation was sold by the government to white settlers, although it belonged to the Indians. The long-term aim was to break up the reservations and completely assimilate the people living there into American society. More and more land was sold in the course of the years with the argument that since the Indians were not 'using' the land for farming, they did not need it. By 1933 the Native Americans had lost 60% of their land.
1924	Native Americans were granted full U.S. citizenship.
1934	The 'New Deal' allowed self-government on the reservations and the preservation of Indian culture and traditions.
1950s / 1960s	The termination period put an end to federal trust protection of Native American tribes. The idea was to abolish tribal traditions and reservations, and treat the Native Americans in the same way as all other citizens. The main result was that many of them became so poor that they were forced to live off welfare. This policy was dropped in 1970.
Since the 1970s	The government has aided and encouraged self-determination for the tribes.

NATIVE AMERICAN RESISTANCE In the 1960s and 1970s some Native Americans fought to get back what belonged to them and to draw attention to their situation:

1960s	As a result of several cases taken to the Supreme Court, the federal government was made to compensate tribes for lands taken from them in the 19th century.
1969	Militant Native Americans occupied Alcatraz Island.
1972	Occupation of the BIA in Washington, D. C.
1973	A 71-day armed siege at Wounded Knee.

NATIVE AMERICANS TODAY

- There are almost 2 million Native Americans living in the USA, many of whom suffer from poor health and education, high unemployment and low income.
- The BIA now has agency offices on the reservations, employing about 14,500 people, mostly Native Americans, to implement programmes for education, technical assistance, economic development and trust protection.
- There has been an increase in pride in the Native American heritage and preservation of their culture.

African Americans

SLAVERY AND ABOLITION In contrast to the situation with the Native Americans, the African Americans fought for integration into American society. Their efforts met with widespread opposition.

Slavery and abolition

1619–1808	Africans transported to the USA to be sold as slaves. Most lived in Virginia, Maryland and South Carolina and worked on large plantations (e.g. cotton).
1833	National Anti-Slavery Society ('Abolitionist' movement) founded. Its supporters were chiefly from the North.
1861–1865	American Civil War: The war was not fought on the question of slavery, but resulted from the secession of some southern states which formed the Confederate States of America. Lincoln's **Emancipation Proclamation** (1863) freed the slaves, but only after the Civil War slavery was finally abolished.
1868	Black Americans became citizens under the 14th Amendment to the Constitution.
1870	All male Americans were given the vote, regardless of race.

LIBERATED INTO MISERY During the period following the Civil War, many Blacks were elected to political office, both in the North and in the South, and education was improved. However, the southern white population did not accept this, and fought back.

- They used intimidation to prevent black people from voting.
- They did their best to make Blacks financially dependent on Whites.
- Racist groups such as the Ku Klux Klan attacked black people and their supporters. Hundreds of Blacks were

killed for attempting to vote, protesting against segregation, organising workers or even attending school.

- As a result, large numbers of African Americans left the South for the new territories in the West or for the North. However, although many northerners had wanted to abolish slavery, they did not go as far as to support the idea of equal status for black people, who therefore also had to suffer a great deal of discrimination in the North.

SEPARATE BUT EQUAL

- 1880s: The passing of 'Jim Crow laws' led to the segregation of black people from whites in every area of life, from public transport to schools.
- 1896: The Supreme Court ruled that this segregation was not illegal.

However, facilities were not equal at all. For example, schools for coloured people were badly equipped, there were more pupils in their classes than in white schools. In general, public facilities for the coloured were of very poor quality.

CIVIL RIGHTS MOVEMENT Groups fighting for the end of discrimination towards black people:

- **The National Association for the Advancement of Colored People (NAACP)**, founded in 1909, fought segregation in the law courts. They won the historic case in the Supreme Court in 1954, 'Brown v. Board of Education', where it was ruled that segregation in schools is unconstitutional.
- The **Congress of Racial Equality (CORE)**, founded in 1942, staged peaceful sit-ins and demonstrations to challenge segregation.

- The Southern Christian Leadership Conference was founded in 1957 by black Protestant ministers under the leadership of **Martin Luther King, Jr.** They worked towards black integration by means of boycotts and peaceful demonstrations.
- The 'Black Muslims', or Nation of Islam wanted a separate black nation within the United States rather than integration. Their most famous member, **Malcolm X**, was assassinated in 1965.
- The **Black Panther Party** (founded 1966) was a militant group which promoted the use of 'violence against violence'.

Significant Events

1955	Rosa Parks was arrested when she refused to let a white person sit on her seat in a bus. Blacks **boycotted the buses** in Montgomery, Alabama, to protest about segregation.
1957	Nine black students entered the white school in Little Rock, Arkansas. President Eisenhower sent soldiers to stop the riots and to guard their daily way to school.
1961	Freedom Rides: bus trips through the South in an attempt to desegregate public transport.
1962	Mississippi Summer Project: volunteers helped Blacks register to vote.
1963	March on Washington, D.C.: more than 200,000 people from the whole country protested peacefully for civil rights. **Martin Luther King made his famous 'I Have a Dream' speech.**

1965	Voting Rights Act made voting registration easier.
1968	Assassination of Martin Luther King.
1970–1976	'Bussing' of white children to schools in black areas and vice versa to encourage desegregation.
1972	Equal Opportunity Act meant 'positive discrimination' with regard to employment of people from minority groups.
1984 & 1988	Jesse L. Jackson, a black minister, campaigned for the Democratic presidential nomination. With his encouragement, many more people from ethnic minorities registered to vote and took an active interest in politics.
2009	**Barack Obama** became President; the Republican Party nominated Michael Steele, an African American, as chairperson.

THE SITUATION TODAY

Positive aspects:

- The situation of African Americans has improved, with more of them completing high school, graduating from college and becoming well-paid professionals.
- African Americans hold positions of power in government and public life.
- There are many role-models for young black Americans in the form of film stars, sports people and musicians.

Negative aspects:

- There are still too many African American children who drop out of high school.
- Teenager pregnancy is much more common among African Americans than in the white community.
- The infant mortality for African Americans is more than double the average for Whites.
- Black children are more likely to live in a single-parent household than white children. More than 40% of all African American children live in poverty.
- Homicide is the leading cause of death for all African American males between the ages of 15 and 34. One in five of all black males in this age group has a criminal record. Nearly half of all U.S. murder victims are black.
- Many black Americans still live in deprived inner city areas where they have to deal with the problems of unemployment.
- Discrimination still exists in many areas of life.

Hispanics

THE FASTEST GROWING ETHNIC MINORITY There are approximately 54 million Hispanics living in the United States. It is the fastest growing ethnic minority group in the USA. Hispanics comprise all Americans with a Spanish migration background.

Hispanic population, 2011

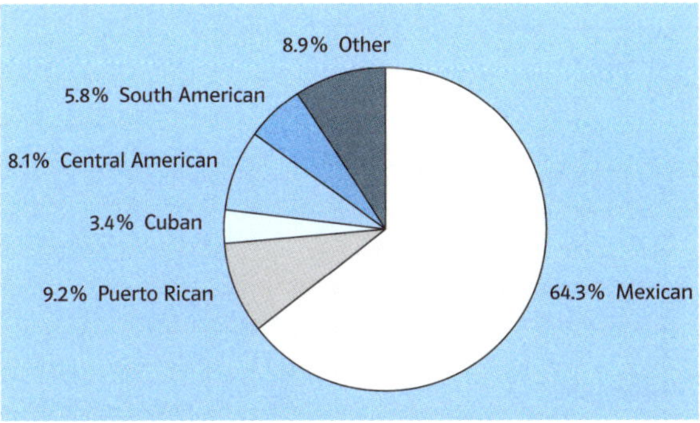

Source: U.S. Census Bureau 2012

MEXICAN AMERICANS

- The largest group, most of whom live in the South-West.
- Some families have been in the country since 1848, when the Mexican government ceded land to the United States after the Mexican War. They have U.S. citizenship.
- More recent immigrants left Mexico in the hope of improving their economic situation. They are often regarded as a source of cheap labour and have badly paid jobs. 35% of their children do not complete high school and lack qualifications.

PUERTO RICANS

- Puerto Rico constitutes a commonwealth associated with the USA, and so its nationals have U.S. citizenship.
- Most of them live in New York or New Jersey.
- Although they have access to more benefits than other groups, many still live below the poverty line and suf-

fer discrimination with regard to employment and education.

CUBANS

- These were political refugees who fled Cuba after the 1959 Cuban Revolution.
- They settled in Florida.
- Most of them were well-educated, middle-class citizens who have adapted well to life in the USA. Most are financially well-off and have political influence, especially with regard to U.S. foreign policy for Cuba.

PROBLEMS

- The main problem for Hispanics is lack of assimilation and, in the case of the children, lack of a good education.
- The fact that many of these immigrants speak only Spanish has led to the debate about bilingual teaching in schools (see 'Education', chapter 5).
- Hispanic households are among the poorest in the USA. 25% of them live below the poverty line.
- Illegal Hispanic immigrants are seen by some as a threat to national security.
- Hispanics have a lot of influence on American life: Spanish is the second most widely spoken language in the country, and the Hispanic influence on food and culture is growing.

Asians

NUMBERS AND ETHNIC BACKGROUND People from Asia make up a small but growing proportion of immigrants.

17.3 million U.S. residents are said to be Asian, amounting to 5% of the total population.
At a close look the Asian population in the USA can be divided according to their ethnic origin:

Numbers (in million)	Ethnic origin
4.01	Chinese
3.41	Filipinos
3.18	Asian Indians
1.73	Vietnamese
1.70	Koreans
1.34	Japanese

U.S. Census Bureau, 2010

California is the state with the largest Asian population, followed by New York and Texas. About one in three Asian American lives in the sunshine state on the west coast.

A WELL-EDUCATED GROUP

- It is noticeable that many young Asians do well academically. Compared to the average American, twice as many Asians have a bachelor's degree or some other higher level of education.
- In business, Asian Americans tend to be more successful than other ethnic groups.

Social class

ALL MEN ARE CREATED EQUAL The concept that all people are equal, and have equal opportunities, forms the backbone of American society. Certainly there is no hereditary aristocracy as in Britain; instead, the social divisions that exist are based on money, profession and race.

THE SOCIAL DIVISIONS OF AMERICAN SOCIETY

The upper class
- multi-millionaires, financiers and top politicians, with both financial and political power
- some 'old' families who have lived in the United States since colonial times, and enjoy a high social status
- millionaire stars of the entertainment world

The upper middle class
- professionals, e.g. doctors, lawyers
- business executives, top managers and technologists

The middle class
- teachers, social workers, small business people
- white-collar workers
- blue-collar workers

The working class
- semi-skilled workers, e.g. truck drivers, shop assistants, assembly-line factory workers

The lower class
- the unemployed, casual labourers
- those living below the poverty line

Cheat Sheet: Social Structure in the USA

Immigra-tion	U.S. population ➤ various groups of immigrants from the last 4 centuries, Native Americans, and descendants of former slaves.
Main groups of immigrants	(a) British (colonists); other white Northern Europeans (b) southern and eastern Europeans (c) Hispanics (d) Asians.
Melting pot theory	All new immigrants were to 'melt' into American society, becoming one nation with shared identity and culture. However, immigrants like to maintain a sense of their own cultural identity. New theories to express this ➤ salad bowl or mosaic model.
American Dream	America as the land of freedom and equality ➤ everyone has a chance to be successful. Lack of opportunities for those at the lower end of the social scale contradicts this.
Native Americans	Driven away from their lands by European settlers. Forced to live on reservations ➤ large parts were taken from them. Numbers fell due to European diseases, war and social deprivation. Won the right to govern their own reservations and maintain their culture after many years of treaties, court cases and open resistance.

African Americans	Descendants of slaves. Given freedom after the Civil War ➛ met with a lot of resistance (Southern states). Suffered many decades from segregation, discrimination and violence before equal rights became a reality. Civil Rights Movement (1960s) pressurised government into making changes. Today: many blacks enjoy a middle-class status; others still live below the poverty line.
Hispanics	Largest immigrant group. Often seen as cheap labour and live in deprived conditions (especially Mexicans). Many find assimilation difficult.
Asians	Reach high academic standards and get good jobs.

3 Social Welfare

Social Welfare in Britain

QUICK-FINDER

National Health Service (NHS)

HISTORICAL BACKGROUND

- Until the early 20th century it was generally not considered the responsibility of the state to provide help for those in need: help was given by churches and other charitable organisations.
- 1906–1914: the Liberal Government introduced programmes to provide old-age pensions, national insurance, employment and medicine which later formed the basis of the welfare state.
- 1942: The **Beveridge Report.** Sir William Beveridge analysed existing schemes and recommended the introduction of social security and free health care, most of which was to be paid for by national insurance contributions made by workers.
- Legislation was introduced, e.g. Family Allowances Act (1945) and National Health Service Act (1946).
- 1948: The National Health Service (NHS) began operating. This service, which provided the whole of the population with free medical care, was the first of its kind in the world.

CHARACTERISTICS OF THE NHS

- Provides free health care for all residents of the UK.
- It is one of the largest employers in the world, with over one million employees.
- It is funded by taxes and by national insurance contributions paid by all employees and employers.

MEDICAL CARE

- Each person registers with the local general practitioner (GP, or 'family doctor') of their choice. They go to

this doctor for all kinds of consultations: the doctor will refer them to a specialist, usually at a local hospital, if necessary. This treatment is free, but most working adults have to pay for prescriptions.
- Private medical insurance schemes also exist, but only in addition to, not instead of, national insurance.

PROBLEMS
- The system is extremely expensive to run.
- Waiting lists for routine operations are very long.
- There are staff shortages as many former NHS employees go over to the private sector, attracted by better pay and working conditions.
- Lack of equipment in some hospitals.
- The ageing population will put more pressure on the system's resources in the years to come.

CHANGES Governments past and present have introduced changes to improve the NHS and make the system more cost-effective:
- 1990: National Health Service and Community Care Act put pressure on the NHS to save money and to become more efficient rather than providing unlimited services.
- GPs are now paid on the basis of health screening targets rather than by the number of patients on their list, as previously. They also perform minor operations to take some of the pressure off the hospitals.
- Some services (e.g. dental treatment and eye tests) now have to be paid for (children, old people and those on social security or with disabilities are exempt). The same goes for prescriptions.
- Patient's Charter: sets down the patients' rights and the standards of care they can expect from the NHS, in-

cluding waiting times for treatment and a complaints procedure.

Social security

SUPPORTING FOR WORKLESS Similar to Germany, Britain's social security system cares for those who are temporarily or permanent out of work. This system includes:

- unemployment benefit
- benefits for the sick and disabled
- pensions

FINANCIAL CUTBACKS The benefits are financed in the same way as the NHS. There has been a decrease in all benefits in recent years to save money and to try to target only the most needy.

- 16–18-year-old school leavers without a job are no longer eligible for unemployment benefit, but instead have to take part in a youth training scheme or programme of further education.
- With the ageing society pensions will have to be reduced in future. Private insurance will be necessary to avoid poverty at the age of retirement.

Social services

PROVISIONS FOR THOSE IN NEED These include the provision of care for the elderly and disabled (both in institutions and in their own homes), as well as for children and young people, the mentally ill, and families.

IMPORTANCE OF VOLUNTEERS AND CHARITY They are run both by professional and voluntary groups, and charities. The services provided range widely from 'meals on wheels' (bringing food to elderly people unable to leave their homes) to self-help groups.

The social services system would not be possible without the many volunteer groups, especially as government-funded services have often suffered from cutbacks. For example, in the 1980s the government introduced several 'care in the community' schemes in which mentally ill people were to be cared for in their own homes rather than in institutions. One result was that many of these people ended up living on the streets.

Cheat Sheet: Social Welfare in Britain

	Early 20th century ➛ first real welfare programmes.
NHS	• 1942: Beveridge Report ➛ foundation of the National Health Service (1948) and other social welfare programmes. • Free healthcare for all residents, financed by taxes and workers' contributions.
Problems	Expensive; long waiting lists; staff shortages; pressure due to ageing population.
Social security	Benefits for the unemployed, sick and disabled, child support, income support and pensions.
Social services	Care for the elderly and disabled; support for children and families.

Social Welfare in the USA

QUICK-FINDER

Health care

HISTORICAL BACKGROUND Unlike in Britain, there is no free health insurance available to American citizens. The reasons for this lie in the American mentality, i.e. belief in the Protestant work ethic (see 'Religion', chapter 6), and the concept that everyone is responsible for him- or herself. Although some welfare programmes existed, even in the 19th century, many people were against the idea of cash relief for those who were physically able to work: instead, these people were to be instilled with a work ethic and learn to play a useful role in society.
However, during the Great Depression of the 1930s, unemployment became so widespread that poverty could no longer be seen simply as a result of laziness. As part of President **Roosevelt's 'New Deal', the Social Security Act** was passed in 1935 which included programmes for old-age insurance and unemployment benefits.

EXTREMELY HIGH COSTS

- Medical costs have increased enormously over the last three decades.
- The costs are partly due to high salaries for doctors, but there are other factors such as an increase in court cases where people have sued doctors or hospitals after treatment which went wrong.
- In 2014, an average American family had to pay 15,745 dollars for health care.

It is not obligatory to have health insurance in the USA, although people can get ruined if they get seriously ill.

U.S. Health Expenditures 1970 – 2013

(in billion $)	Hospitals	Physicians & Clinics	Prescriptions
1970	27.2	14.3	5.5
1975	51.2	25.3	8.1
1980	100.5	47.7	12.0
1985	164.6	90.9	21.8
1990	250.4	158.9	40.3
1995	339.3	222.3	59.8
2000	415.5	290.9	121.2
2005	609.4	417.2	205.3
2010	814.9	519.0	256.2
2015	936.9	586.7	271.1

Source: Peterson-Kaiser Health System Tracker 2015
(healthsystemtracker.org/interactive/health-spending-explorer)

PRIVATE AND FEDERAL HEALTH PROGRAMMES

- Most working people and their families have private health insurance policies, some of which are covered in part or in whole by their employers. The costs vary from state to state.
- Since 1965, there have been two federal health programmes: Medicare for the elderly and some disabled people, Medicaid for the poor.

CHANGES TO FEDERAL HEALTH CARE PROVISION Because not everyone on a low income is eligible for these federal programmes, many millions of people in the U.S. have no health insurance at all (about 48 million, 15.4% of the population, in 2012). The Patient Protection and Affordable Care Act (also known as the Affordable Care Act or "Obamacare") is a new law introduced by President Obama which will increase the healthcare and insurance costs, making affordable insurance available to a far larger number of people. It will also make a far larger number of people eligible for Medicaid.

Social security

SMALL SOCIAL SECURITY BENEFITS ONLY

- Despite Obama's health care reform, 9.3% of the American population (about 30 million people) had no health insurance coverage in 2015.
- Workers pay a compulsory tax to fund this system.
- Everyone is paid a small pension when they retire, whatever their financial situation.
- Those who can afford it pay into additional insurance policies or make other investments to support them in their old age.
- Six months unemployment benefits are also financed by workers' taxes. However, the amounts paid out are low (half the previous salary or less).
- Social security benefits are available for disabled people and victims of industrial accidents or illnesses caused by working conditions. If, however, the victim sues the company involved, a fairly common practice in the USA, they can receive damages high enough to make social security unnecessary.

WELFARE PROGRAMMES

- Today over $ 300 billion are spent each year on welfare programmes.
- These include: public housing and subsidised rents, health care and child-care programmes, food stamps (vouchers to buy food more cheaply) and free school meals.
- Some of these programmes are 'means-tested', i.e. they are targeted at people with very low incomes. However, if the recipients of this support become able to earn more money, their benefits can fall and their taxes rise, making them worse off financially than before. This might make them less eager to look for a job.

OBAMA'S HEALTH CARE REFORM (2014)

- After Clinton, the former Democratic President, had failed to bring about substantial social reform including a reasonable health care system, the health care reform was at the center of Obama's domestic policy.
- Despite harsh criticism by the Republicans, the Affordable Care Act (ACA) made millions of Americans eligible for Medicaid in states which opted for expanding this system. Alternatives are health insurance marketplaces at which people can purchase coverage on their own. Tax credits are available for wealthier people.

Cheat Sheet: Social Welfare in the USA

	First real welfare programmes ➤ during the Great Depression as part of the 'New Deal'.
Health care	• 1935: Social Security Act ➤ basis of many future welfare programmes. • 2014: Affordable Care Act
Social security	Medicare and Medicaid ➤ support for the elderly and very poor.
Welfare	• Many people on low incomes have no insurance. • Financed by workers' taxes. • Everyone receives a pension. • 6 months unemployment benefit, but often at a low rate. • Variety of support for the needy, e.g. for housing or food • Targeted at only the very poor: others with low income may not be eligible for help. • The idea of welfare support contradicts the concept of free enterprise and individual responsibility: some believe the poor should do more to help themselves, whereas others do not think welfare programmes do enough to tackle the roots of poverty itself.

Health care – still a problem in the USA

30 million Americans are still not insured

Despite Obama's health care reform there is a coverage gap, because not all states decided to expand Medicaid programs. Additionally, it has to be mentioned that not everyone is eligible. As a consequence, 30 million Americans still have no coverage in case of medical need. However, once they get seriously ill, there is danger of being ruined.

Looking closely at the uninsured population, it is obvious that

- those with little income are still more likely to have no health insurance than well-off people as it is nevertheless quite expensive
- ethnic minorities have continuously higher rates of being uninsured than Whites. 30% of the Hispanics have no coverage
- 15% of the uninsured population cannot get health insurance due to their immigration status
- workers in smaller companies (up to 50 employees) have a problem in gaining affordable premiums as these firms are not required to offer coverage under the Affordable Coverage Act (ACA)
- people with poor health, ongoing medical treatment and outstanding medical bills are more likely to lack coverage.

Uninsured Adults who Sought ACA Coverage in 2014 and Said It Was Too Expensive

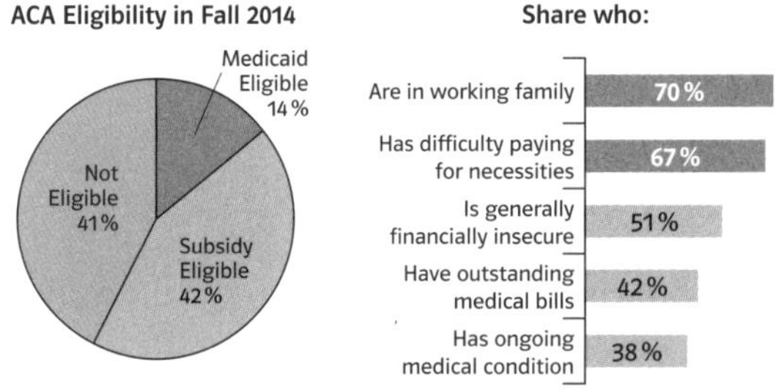

NOTE: Includes uninsured adults ages 19 – 64. Share with unknown ACA eligibility does not meet standard for statistical reliability and is not shown in pie. As a result, shares in pie do not add to 100%.

SOURCE: 2014 Kaiser Survey of Low-Income Americans and the ACA.

Source: kff.org/report-section/adults-who-remained-uninsured-at-the-end-2014-issue-brief

Doctors and hospitals offer their help only after it is clear that someone will pay for the medical treatment. More than once people died on the doorstep of a hospital, because no one was willing to guarantee the coverage of the upcoming costs.

A hotly disputed issue

Republicans and Democrats have very different views on the government's funding of a health care system:

- Democrats have a long tradition of fighting for the needs of the poor and the middle class.
- Republicans fear not only the costs of such a system, but rather believe in the idea of self-reliance and individual care. Trump has repeatedly vowed to repeal Obamacare.

4 Economy

Economy in Britain

QUICK-FINDER

The Industrial Revolution

REASONS FOR BRITAIN'S ECONOMIC GROWTH IN THE 19TH CENTURY The following factors contributed to industrial expansion and increased production. By the mid-19th century, Britain had become the top industrial nation in the world.

- 19th century: Britain's colonial empire was growing, and with it an international network of trading partners through which the country could sell its manufactured goods.
- Cheap raw materials from the colonies could be used to produce goods for export.
- Britain itself had a plentiful supply of raw materials and energy sources (e.g. coal, iron, water); coal production made an important contribution to the economic boom.
- The Industrial Revolution meant the development of new, faster manufacturing techniques which increased productivity.
- The governments encouraged free trade and the increase of exports.
- Businessmen who had made money through foreign trade invested it in new industries and innovative technology.
- Large numbers of factories were built and the infrastructure for transporting goods (e.g. railways) was improved.

NEGATIVE SIDE EFFECTS Not only in Britain, but also in the colonies workers were exploited.

- A surplus of workers from the countryside was misused to keep wages low.

- bad housing conditions
- long working hours (12 and more hours a day)
- children's work
- Britain's wealth was based on buying cheap raw material in the colonies. However, workers in the colonies did not benefit from manufactures in Britain.
- Britain's textile industry profited from the triangular trade between Britain, Africa and the USA. In this way it took advantage of slavery in the American South.

People at that time were not aware of **environmental problems** caused by the Industrial Revolution, e.g.
- pollution of rivers
- diseases caused by pollution.

Decline of the economic superpower

OVERTAKEN BY THE USA IN THE 20TH CENTURY Britain was already losing its leading position among the world economies by the beginning of the 20th century, by which time it had been overtaken by both Germany and the USA. The decline has been most noticeable since 1945. The reasons for Britain's present economic position are many and complex.

INTERNATIONAL DEVELOPMENTS
- two world wars which drained both financial resources and manpower
- the loss of the Empire and therefore of some foreign markets
- international recessions, e.g. due to high oil prices in the 1970s

- global competition from countries which can produce goods more cheaply and efficiently (e.g. eastern Asia)

MONETARY REASONS
- high inflation in the 1970s ➤ people buy fewer goods if they are more expensive
- weak balance of payments ➤ Britain was not able to export as much as it had to import

WORKFORCE
- bad industrial relations with the trade unions, which led to several strikes in the 1960s and 1970s and proved very damaging to the economy
- a lack of engineers, too little technical training and a poorly qualified workforce ➤ too many 16–18-year-olds leave school without any qualifications.

CULTURAL REASONS Some cultural reasons for the decline can also be identified, connected to the class system:
- The upper classes show little interest in careers in industry, and in public schools the emphasis is more on careers in government, the civil service or finance.
- In the 19th century the top earners of the middle class were the big manufacturers; today they are more likely to be doctors, lawyers or bankers.
- The working class often still has a feeling of 'them and us' with regard to their employers, which can cause conflict in the workplace. It can be difficult for people without the right background to move up to managerial positions.

Generally speaking, there was a failure to modernise Britain's industries and make them more competitive in the world market.

Thatcherism

THE SITUATION IN THE 1980s A new era began in Britain in 1979 when the Conservatives came to power under the leadership of Margaret Thatcher. Her wide-ranging programme of social and economic reforms and policies became known as **'Thatcherism'**; the effects of some of these can still be felt today. The intention was to encourage free enterprise and make Britain a more efficient and competitive place.

PRIVATISATION, CUTS AND CHANGES

- Tax reductions, especially for higher income groups, to encourage an increase in productivity.
- Severe restriction of trade union power.
- Privatisation of many previously state-controlled industries, such as British Telecom and British Airways.
- Reductions in public spending, especially on welfare.

RESULTS

- Less government intervention in the economy and more emphasis on the role of the individual.
- Growth of small businesses.
- A sharp rise in unemployment as many companies streamlined their workforce, or closed down altogether if they were unprofitable.

- Strikes by trade union members (1985: miners, and 1986: printers) which ended in victory for the government and greatly diminished trade union influence.
- British society had previously been characterised by a strong sense of community. During the Thatcher years, there was a change of emphasis as her policies encouraged competition and personal gain, i.e. the importance of the individual.
- There was economic growth and a reduction in unemployment and interest rates in the mid 1980s.
- Dramatic increase in house prices and inflation followed by a stock market crash in 1987 led to financial ruin for many people.
- Increased gap between the rich and the poor.

Mrs Thatcher resigned in 1990 after pressure from her own party, reflecting the dissatisfaction felt by the British public. However, it was not until 1997 that a new Labour government came to power in Britain under Tony Blair.

Post-Thatcher Britain

AN UNPRECEDENTED BOOM

- The economy grew throughout the 1990s until 2008 as people spent more on consumer goods and the government invested in industry. Manufacturing remained an important contributor to the GDP (gross domestic product), making up about 20% of the total.
- Until 1997, the Conservatives continued to privatise certain nationalised industries, such as the railways.

- Unemployment has fluctuated since the 1980s: After a peak in the early 1990s with nearly 3 million it steadily fell until the worldwide economic crisis in 2008, as a consequence of which it rose again to 2.56 million (8.3%) in 2012.
- The period of economic hardship was one of the reasons for the change in government in 2010. Under the leadership of the Conservative Prime Minister David Cameron the economy in the UK has been on the road to recovery, so that at the beginning of 2014 the jobless rate stood at 7.1%.
- Inflation was reduced to 2% in 2013, compared to 20.8% in 1980.

A PROSPEROUS SOUTH AND A POOR NORTH The gap between the North and the South in Britain is still wide: prosperity is more wide-spread in the South while unemployment continues to be a major problem in the North.

- Many traditional heavy industries such as coal mining, steel, ship-building and textiles have declined. Unemployment in the areas in which they were based (South Wales, the Midlands, Merseyside, Northeast England and Scotland) is high.
- New light and high-tech industries have replaced them. These include the manufacture of consumer goods (e.g. household appliances), computers, communications equipment, chemicals and pharmaceuticals. These new industries have brought jobs to a few of the deprived areas (e.g. in the so-called 'Silicon Glen' in Scotland, the site of several computer companies), but many of these jobs were created in the South East, increasing the North-South economic divide in Britain.
- Likewise, wealth is unevenly spread in Britain.

Wealth in different regions (by household 2010)

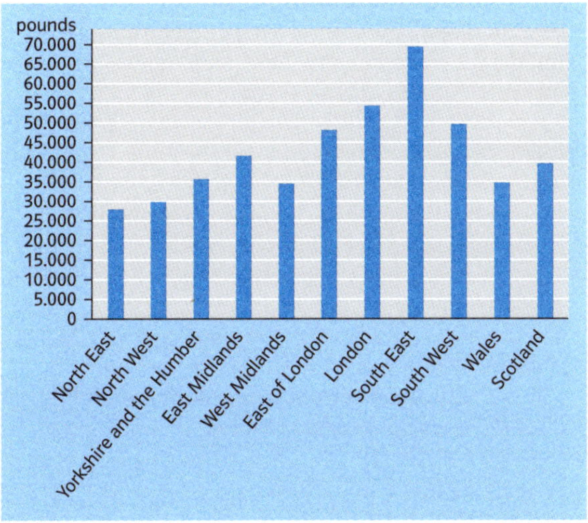

Source: Office for National Statistics

However, the South was affected by the recession caused by the financial crisis in 2008, too.

VULNERABLE TO GLOBAL FINANCIAL CRISIS

- Over the past few decades there has been a large increase in service industries (e.g. catering, retailing, tourism, education, investment), which today employs more than three quarters of the workforce. Only 18% of the people work in industry, less than 1% get their income from agriculture. This has contributed greatly to the rise in white-collar workers and fall in manual workers.

- Britain is one the most globalised countries of the world.
- London is one of the world's most important places for financial services, heavily dependent on international markets.

CURRENCY Britain never adopted the Euro.

- In the years of the economic boom in the early 2000s there was a widespread resistance in the population towards joining the Euro-zone.
- The Conservatives were generally opposed to replacing the British pound.
- The Labour Party was more open-minded.
- With the decision to leave the European Union ("Brexit") the question whether Britain should introduce the Euro has become obsolete.

Cheat Sheet: British Economy

Economic supremacy	Due to availability of cheap materials and natural resources, plus technological superiority during the Industrial Revolution.
Economic decline	Due to: • international recessions and global competition • high inflation • decline in heavy industry • fall in exports • strikes and discontent among the workers • a failure to modernise industries • lack of engineers and trained workers • low status of careers in industry.
Structural changes	• Decline of traditional industries and resulting regional unemployment. • Increase in light, high-tech and service industries. • Discovery of North Sea oil and gas resources.

Thatcherism and its consequences	• Promotion of free enterprise and individual competitiveness. • Reductions in tax to promote business. • Reductions in public spending: individuals to have more responsibility for themselves. • Privatisation of many nationalised industries. • Trade union restrictions and ultimate loss of power. • Rise in unemployment. • Financial ruin for some people due to an economic boom followed by a market crash. • Gaps between rich and poor, and north and south, widened.
1990s – today	• Economic boom until financial crisis 2008; recovery since 2012. • Industries privatised by Conservatives remain so. • Reduction in inflation. • Increased spending on training and investment in industry.

Economy in the USA

QUICK-FINDER

Emerging as the new world power

The American Dream turns into a nightmare

Post-war economy

Economy in the USA

QUICK-FINDER

Emerging as the new world power

The USA rose to **economic power** at the end of the 19th century, and has maintained its position as the world's economic leader up to the present. There are various reasons why the USA has been able to become so powerful:

NATURAL ADVANTAGES

- an abundance of natural resources (e.g. coal, iron, oil, gas)
- the world's largest areas of productive farmland
- extensive rivers and coasts for shipping goods
- an enormous inner-American market

IDEOLOGY AND MENTALITY

- the concept of wealth through hard work had always been part of the American mentality (Protestant work ethic, American Dream)
- 'frontier spirit' ➤ the need for the settlers of the western frontier to be inventive and self-reliant became a characteristic that spread throughout the rest of the population

WORKERS

- immigrants: supply of cheap labour
- geographical, social and economic mobility: Americans are more willing to move to get a good job; a higher salary can result in a higher social position

TECHNOLOGY

- the age of invention: from the mid-19th century vast numbers of new products were developed to make life more convenient and their manufacturers wealthy
- transfer of technology from Europe helped to speed up industrialisation in the USA

THE ROLE OF THE GOVERNMENT It is generally believed in America that the government should play only a limited role in running the economy. Up to the end of the 19th century the country had a **laissez-faire economy**, i.e. businesses were allowed to do as they pleased and made all their decisions based on the needs of the market.

LABOUR RELATIONS Although trade unions exist in the USA, they have never been as militant and left-wing as in Britain, and industrial relations have not caused as many problems. The main focus tends to be financial: the workers should have a share in the company profits and receive benefits such as pensions and health insurance. This is referred to as 'bread and butter unionism'.

The American Dream turns into a nightmare

BIG BUSINESS In the 19th century most of the country's wealth was generated by industry in the northeast (the 'manufacturing belt') and agriculture in the south: cotton and tobacco plantations. Large quantities of gold were also found (e.g. in California).
The 19th century was the age of the business tycoon. Since business practices were not regulated, it was possible for individuals to build up huge enterprises, often by buying out or intimidating the competitors.
In particular the decades after 1880 were a period of unprecedented expansion and growth. Big businesses were set up.

The government introduced laws to break up these monopolies, as it saw that healthy competition was necessary to reduce prices and improve quality. However, the so-called trusts remained powerful.

THE ROARING TWENTIES While the Germans referred to the 1920s as 'golden', the Americans called the same decade 'the roaring twenties'. It was a time of dramatic social change, a period in which the standard of living continuously improved.

- The desire for mass consumer goods led to methods of mass production such as the **assembly line**. This was first applied by Henry Ford.
- Cars with standardised parts could be produced faster and cheaper, making them available for a mass of people.
- Cars made new forms of spending one's leisure time possible (e.g. trip to the beach).
- Cars caused a new mobility. Well-off people began to move out of the city centres, which in the end became quarters of the poor.
- The mass production of cars led to the building of roads and new houses. These houses had to be equipped with technical appliances like refrigerators, radios, etc.
- Americans usually bought on credit, expecting the development to go on forever. The American Dream seemed to be fulfilled.
- A lot of Americans became shareholders. They wanted to participate in the economic growth.

THE STOCK MARKET CRASH 1929 However, signs of a deep economic crisis were overlooked:

- Farmers were deeply in debts, because the surplus of corn had caused agricultural prices to fall.
- From 1926 not as many cars were sold as before.
- The boom had affected consumer goods only.
- Shares were overpriced and did not show the real value of businesses anymore. A dangerous speculation bubble emerged.
- On 'Black Thursday', 24 October 1929, this speculation bubble was punctured. At the Wall Street people tried to sell their shares before they got worthless.

THE GREAT DEPRESSION With tumbling share the whole economy collapsed.

- About a third of the American population (workers including their families) had no income.
- 'Bread-lines' became common, as people queued for a meal provided by charity and governmental organisations.
- The Republican President Hoover regarded the crisis as one of the periodical economic recessions. As a consequence, he did not do anything to support the people.
- People began to doubt the validity of the American Dream. There were civil unrests in major cities.

THE NEW DEAL After growing concern about the social and economic consequences of the depression, the Democrat **Franklin D. Roosevelt** became President. He had realised that a certain level of intervention was necessary. He put the economic theory of 'deficit spending', proposed by John Meynard Keynes, into practice. According to that theory, the government had to spend money in times of crises in order to overcome a recession. This meant giving people jobs and money, so that they afford to buy products.

- Famous infrastructure projects, i.e. the Tennessee Valley Authority (TVA) resulted from that idea.
- Welfare programmes were introduced.
- Laws were passed to control monopolies, to encourage competition and control prices.
- Public services such as police, schools and roads were provided.
- Laws protected workers and laid down standards of business practice.
- Roosevelt was accused of being a communist, as he intervened to an unknown extent into the economy.
- Psychologically, the New Deal was very successful, as it gave people new hope and showed that the government felt responsible for its people.
- In economic terms, only a slow growth could be seen. Not until WW II, the economy recovered from the collapse in the late 1920s.

Post-war economy

STRUCTURAL CHANGES IN THE ECONOMY

- There has been a decline in the traditional heavy industries. This has meant a reduction in manual workers, and therefore a drop in union membership and influence.
- After 1945 America experienced a boom both in population and wealth. People had money to spend on consumer goods (such as household appliances) and on

services (e.g. eating out). This led to increased production of these goods and the growth of the service industry. Today consumer spending in America remains the highest in the world.

- Geographical changes: there has been a move away from the 'manufacturing belt' of the northeast to the 'sunbelt' of the south and southwest, where lower taxes and costs have encouraged new industries to establish themselves in these areas (e.g. Silicon Valley for computer technology).

COMPUTER INDUSTRIES A large number of jobs have been created in the computer and communications industries, where the Americans are world leaders in the fields of production of personal computers and research into new technology.

INDUSTRY

- The industries today meet the needs of the world market: the emphasis is on production of chemicals, industrial machinery, electrical equipment, processed foods, computers and communications technology.
- Although attempts are still made today to break up monopolies (e.g. the recent bid to split up Microsoft), the large corporations have a huge influence on the economic well-being of the nation: a few hundred companies generate about 80% of the country's revenue.

Overcoming the financial crisis of 2008

More than a periodical crisis

It is well known that economic crises occur on a regular basis as part of an economic cycle. In a global economy these downturns affect the whole world. Major setbacks in the past hundred years often had their origin in the USA, the most important national economy.

- Wall Street Crash 1929 followed by the world economy crisis. The Great Depression in the USA was overcome by Roosevelt's New Deal.
- Crisis of the mid-1970s due to oil shortage and inflation
- Stock market crash 1987
- The dot-com bubble bursts in the year 2002 after a massive overvaluation of information technology companies.

Dow Jones Industrial Average

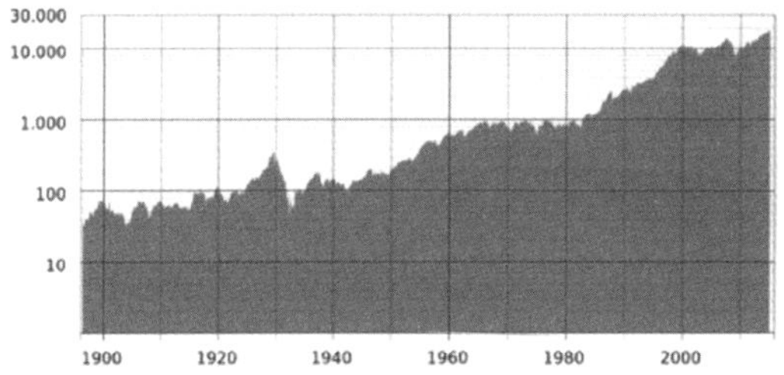

Source: www.macrotrend.net
https://de.wikipedia.org/wiki/Dow_Jones_Industrial_Average#/media/File:DJIA_historical_graph_(log).svg

However, the crisis in 2008 was more serious as capitalist markets got out of control. In its world wide effects it is often compared with the 1930s.

Background

Due to a collapse of housing prices major investment companies in the U.S. went bankrupt. As a consequence, globally working banks which had backed up this system with their money ran into trouble. Money lending to other banks or companies almost came to a standstill. This, in turn, had serious effects on producing industries. In particular, the car industry (i.e. General Motors) and their suppliers fought for survival.

Different approaches by the Republicans and the Democrats

Typical for a Republican government, the Bush administration, at that time shied away from getting involved in the economy. On the other hand, Democrats tend to intervene more than Republicans. Facing the worst economic crisis since the 1930s, the Obama administration was, of course, in a very special historical situation.

Obama – the new Roosevelt?

Due to the similar historical situation of their presidencies, his charisma and the hopes focussed on Barack Obama, he was titled 'the new Roosevelt'. Like the Democrat in the 1930s, Obama actively intervened in the economy:

- he spent billions of dollars to support national companies
- new dollars were printed to increase the amount of money
- he promised to create jobs in the environmental sector
- on international level he was one of the driving forces for spending more money to get the economy going

- together with other political leaders he fought for stricter control of financial services and markets.

Occupy Wall Street

One effect of the financial crisis is that a large number of people are no longer prepared to accept government policies that benefit or "save" the banks while people are being driven to the brink of poverty by austerity measures. Occupy Wall Street (OWS) is a protest movement formed in September 2011 to raise issues about economic and social equality in the USA. To draw attention to these issues, they set up an open-air camp in Zuccotti Park in Manhattan's financial district. Although the original encampment in New York City was cleared by the police after a couple of months, the movement continues to campaign for its beliefs through a variety of protests and actions.

- OWS protests against inequality, corporate greed, corruption and the influence that large businesses, especially financial ones, are allowed to have on government decisions
- Their slogan is "We are the 99%", referring to the economic inequality in the U.S. between the richest 1% of its citizens and the rest
- Among other things, they demand that the government should spend money on helping people rather than banks: schools and cities are struggling for survival while the banks have regained their strength
- The movement also campaigns for a minimum wage and a guarantee of jobs, pensions and local community services

DEPENDING ON OIL The U.S. industry has always been dependent on cheap energy, i.e. mainly mineral oil.
- The oil crisis in the 1970s led the country into a recession, primarily caused by rising energy costs.
- Nowadays US industry needs so much energy that it has to be imported. That makes the country dependent on Russia or China.
- Due to its potential dangers, nuclear energy does not seem to be an alternative.
- Obama invested in alternative sources of energy, i.e. wind or solar energy. By this he did not only want to create jobs in the USA, but also tried to change the environmental policy of the Bush administration.

Current developments

AGRICULTURE Today agriculture is still an important factor: the USA is a leading producer and exporter of wheat, corn, soya beans, vegetable oil and tobacco. New mechanical methods of farming increased production and efficiency. However, problems cannot be overlooked:
- Many small farms (homesteads) were replaced by huge monoculture farms, producing only one type of crop or foodstuff (e.g. wheat or dairy farms): this is referred to as 'agri-business'.
- Due to its potential dangers, nuclear energy does not seem to be an alternative.
- Monoculture caused soil erosion ➤ crop rotation has been introduced in many areas to reduce this.

UNEMPLOYMENT The unemployment rate in April 2000 of 3.9% was the lowest in 30 years. In October 2009 it hit the 10% mark due to the global economic downturn. However, since then the rate has continuously dropped to 3,8% in 2018. The rate for black people and Hispanics remained higher than the rate for Whites: for Blacks it was twice as high.

PROTECTIONISM INSTEAD OF FREE TRADE Up to the 1960s the USA was a very self-sufficient country, with a low percentage of both imports and exports, and was always able to export more than it had to import. However, since the 1970s the trade deficit has grown, due to the high dollar exchange rate and cheap goods from Asian countries.

NAFTA In 1992 the USA signed the NAFTA (North American Free Trade Agreement) which allows unrestricted exchange of goods, services and investments between the USA, Canada and Mexico. All three countries have benefited from the agreement, Canada and Mexico more so than the USA as international trade makes up a larger part of their economies. In his election campaign Trump promised to renegotiate or withdraw from NAFTA in order to protect American interests. Meanwhile he set up tariffs on steel and aluminium to reduce the American trade deficit. This measure hits Canada hard. In retaliation, Canada imposed tariffs on U.S. imports.

ON THE BRINK OF A TRADE WAR WITH EUROPE Tariffs were also threatened to be imposed on German cars and steel/aluminium products of other European countries. The EU answered Trump's measures with tariffs on prestigious U.S. products like Harley Davdison motorbikes. In a last minute deal both sides backed away from an open desastrous trade war in July 2018.

Cheat Sheet: U.S. Economy

Rise to economic power due to	Natural resources; agriculture; useful inventions; automated manufacturing procedures (assembly line); work ethic; belief in free enterprise; cheap workforce.
Economy today	Based on agriculture; minerals; production of e.g. chemicals, processed foods, computers and communications technology.
Government intervention	Belief that businesses should be run with a minimum of government interference (free enterprise). Social deprivation led to establishment of welfare programmes and laws to protect workers and control monopolies.
Trade unions	Emphasis on financial benefits for members.
Big businesses	U.S. economy based on a few hundred large corporations ➔ very influential.
Structural changes	Decline of traditional industries and increase in service industries. Impact of computer and communications technology industries.

Agriculture	Rise of 'agri-business': large, mechanically efficient farms produce large amounts of single products. Has led to soil erosion (therefore need for crop rotation); overproduction has put smaller farms out of business.
Foreign trade	Growth of trade deficit as U.S. is forced to import more. American protectionism under the Trump administration (tariffs on foreign goods).

5 Education

Education in Britain

QUICK-FINDER

State education

Private education

SECONDARY SCHOOLS The most common kind of secondary school is the comprehensive school, developed during the 1960s as a combination of the old grammar and secondary modern schools.
Under the previous system all pupils took the 11-plus examination in their last year at primary school. Those who did well were able to attend grammar school, where the chances of going on to university and having a good career were better. Pupils who did less well had to go to a secondary modern school, which were felt by many to be second-rate. The job prospects tended to be in the fields of manual, skilled and clerical work.

COMPREHENSIVE SCHOOLS
- Comprehensive schools are mixed ability, one idea being that the stronger pupils would help the weaker ones. However, since most comprehensive schools stream their pupils (divide them into different groups according to ability), the implication is that this does not really work in practice.
- The curriculum is not purely academic: there are also some vocational courses.

GRAMMAR SCHOOLS
- A small number still exist.
- Pupils have to pass an entrance exam.
- The emphasis is on academic rather than vocational subjects, and the pupils often go on to university.

VOLUNTARY MAINTAINED SCHOOLS
- These are Anglican, Catholic or Jewish-run primary and secondary schools.

- Money for buildings and equipment is provided by the state, and the running expenses are paid for by the churches.
- It has been a controversial issue in recent years that Hindu or Islamic schools do not receive the same financial support from the state.

'SPECIALIST' SCHOOLS

- These are state secondary schools which, in addition to teaching the National Curriculum, specialise in technology, science and maths, modern foreign languages, sports, or the arts.
- Private businesses support them financially.
- These schools are growing in number: by 2003 almost one in four of all secondary schools was a specialist school.

THE NATIONAL CURRICULUM A national curriculum for all state-maintained schools was first introduced in 1989. Now a new secondary curriculum which was implemented in 2008 allows more freedom and flexibility in teaching: it defines the subjects, standards and forms of assessment, but within this framework, schools now have the opportunity to organise teaching and learning according to the individual needs of their pupils. There is less prescribed content and schools do not necessarily have to stick to a rigid timetable.

Some subjects are statutory, which means that all pupils have to do them. But the curriculum also includes non-statutory programmes, for instance religious education, personal well-being and economic well-being.

The core subjects vary: under the new curriculum there are four key stages with different statutory subjects.

Key stage	subjects
1 (ages 5–7)	art and design, design and technology, English, geography, history, information and communications technology (ICT), maths, music, physical education, science
2 (ages 7–11)	art and design, design and technology, English, geography, history, information and communications technology (ICT), maths, music, physical education, science
3 (ages 11–14)	art and design, citizenship, design and technology, English, geography, history, information and communications technology (ICT), maths, modern foreign languages, music, physical education, science; schools must offer programmes for careers education, sex education and religious education
4 (ages 14–16)	citizenship, English, information and communications technology (ICT), maths, physical education, science; schools must offer programmes in the areas of the arts, design and technology, the humanities and modern foreign languages

In Wales and Northern Ireland the curriculum differs slightly since English is not statutory in Key Stage 1 in Welsh-medium schools, while Welsh is obligatory in all stages. Information and communication technology (ICT) is not statutory at KS4 in Wales or Northern Ireland. The National Curriculum emphasises skill development and personalised assessment to enable teachers to track the pupil's progress.

Assessments are carried out at three stages:
At the end of key stage 1 (age 7)
At the end of key stage 2 (age 11)
At the end of key stage 3 (age 14)

EXAMINATIONS

At 16	• GCSEs (General Certificate of Secondary Education) are separate examinations in different subjects. • Most pupils take between 6 and 9 subjects. • No subjects are compulsory, although most pupils take English, maths and a modern language. • Assessment is both through coursework done during the school year and the final examination. • GNVQs (General National Vocational Qualification) are a practical, vocational alternative to GCSEs. • Continuous assessment is an important feature. • Emphasis on practical work and problem-solving.

At 18	• GCE A-levels (General Certificate of Education, Advanced Level) are a higher level of GCSE. • Most pupils take three subjects, and thus study a much narrower range of subjects than in other countries. • Any combination of subjects is theoretically possible, but most students tend to take either arts or science subjects. • From September 2000 changes were introduced to encourage students to study a broader range of subjects, e.g. a new GNVQ at advanced level.

DIPLOMA In 2008 a new qualification was introduced alongside GCSEs and A-levels. At some selected schools and colleges the 14–19 year olds can get a diploma. Students studying for this new qualification attend a two-year course, which combines practical experience and class work. The students can choose from a wide range of subjects such as Business, Administration and Finance, Creative and the Media, Engineering, Tourism, Information Technology, Beauty Studies, Public Service, etc. in order to find out what they are interested in. There are three levels:

- Foundation Level
- Higher Diploma
- Advanced Diploma

The diploma is supposed to prepare the students for work or for further study.

OTHER RELEVANT POINTS

- School is compulsory for ages 5–16.
- The normal school day is from 9 a.m. to 3.30 or 4 p.m.

- A large number of schools still have a uniform.
- The school day often begins with assembly. In many cases prayers are said and a hymn is sung; this is followed by announcements by the Head Teacher.
- Extra-curricular activities are an important feature of school life. They may include drama, music or clubs, and take place during the lunch break or after school.
- Emphasis is also placed on developing social skills and a sense of community, reflected in the fact that many schools have community schemes, e.g. visiting old people.

Private education

PRIVATE SCHOOLS IN BRITAIN

- About 8% of British pupils attend fee-paying schools.
- These have a reputation for high academic standards. They can afford incentives to attract the best teachers and the classes are smaller than at state schools.
- Increasing numbers of middle-class families are sending their children to private school because they are concerned about falling standards, lack of resources and the aggressive atmosphere of some state schools.
- Since private schools are expensive, the system divides society into those who can afford the best education and those who are 'stuck with' whatever they can get in their local area.

PREPARATORY SCHOOLS Some children aged between 7 and 13 attend these 'prep' schools, where the programme of teaching prepares them for the Common Entrance Examination, taken by all pupils wishing to attend public schools.

PUBLIC SCHOOLS

- These are private schools for children between the ages of 13 and 18. They are often boarding schools.
- The most famous of these are very old, e.g. Winchester (founded in 1382), Eton (1440) or Harrow (1571).
- Pupils of these schools traditionally formed part of the British elite, something which has not really changed: many former public school boys go on to hold high office in government or other areas of public life.
- The elitist nature of these schools has attracted much criticism: the so-called 'Old Boys' Network' means that former pupils of a particular school are more likely to do favours (e.g. getting jobs) for fellow ex-pupils than for others.

INDEPENDENT SCHOOLS

- About 2,500 exist in Britain.
- They were previously grammar schools which chose to leave the state system rather than become comprehensive schools, and are now fee-paying.
- They are not obliged to follow the National Curriculum.
- Their existence is controversial. The Conservative Party upholds the right of parents to choose the best schooling for their children, whereas the Labour Party claims that this freedom of choice is only possible for those who can afford it. However, it is noticeable and ironic that the children of many Labour MPs attend private schools.

Further education

FE COLLEGES There are a number of colleges for pupils who leave school at 16, e.g. technical or art colleges, where they can study for A-levels or other qualifications.

Higher education

UNIVERSITIES

- About 14% of school leavers go on to attend one of Britain's approximately 200 universities.
- 3 A-level passes are normally required for university entrance. The universities select the candidates they want on the basis of expected A-level grades and (often) an interview.
- The oldest and most renowned are still Oxford and Cambridge.
- The popular 'Redbrick' universities, founded in the 19th century, are mostly situated in large cities such as Birmingham.
- The former polytechnics, institutions that focused more on vocational programmes, have now either taken on university status or merged with universities in their local area.
- Undergraduates (students studying for their first degree) study for 3 or 4 years and receive either a BA (Bachelor of Arts) or BSc (Bachelor of Science).
- Graduates (people with a degree) can go on to take a master's degree, and then do a doctorate (PhD).

OTHER INSTITUTES There is a variety of other colleges and institutes of higher education where adults can get certificates, diplomas and qualifications, both as full-time and part-time students.

THE OPEN UNIVERSITY An institute open to everyone; study is done by correspondence course backed up by the internet, by television and radio programmes. Students can get a BA (Open) and higher degrees.

FINANCIAL ASPECT In the past, university tuition in Britain was free. However, since 1998/99 most full-time students on first degree and similar courses are asked to pay up to £ 9,000 (depending on their financial situation) towards tuition. The rest, as before, is paid by their Local Education Authority. Living costs are covered by student loans (the amount again depending on income), but of at least £ 1,000.

Cheat Sheet: Education in Britain

State Education **Primary schools** **Secondary Schools**	Teach the basics. • Comprehensives: Mixed ability. Follow the National Curriculum. Vocational subjects are also taught. • Grammar schools: Focus is on academic subjects. Many pupils go on to higher education. • Specialist schools: Focus on specific areas, e.g. science and technology or languages while still following the National Curriculum. Some financial support from the private sector. • Voluntary maintained schools: run and partially financed by churches.

National Curriculum	Programme of teaching laid down by the government for state school pupils aged 5–16. The range of subjects and expected standards are defined.
Exams at 16	• GCSEs: may be taken in any of the subjects studied at school. • GNVQs: Equivalent to GCSEs, but with emphasis on practical work.
Exams at 18	• A-levels: Normally 3 subjects ➛ entry requirement for university.
Private education **Prep. schools** **Public schools** **Independent schools**	Prepare children for public school. Reputation for high academic standards. Elitist. Not obliged to follow the National Curriculum.
Higher education **Universities**	Undergraduate degree (BA or BSc) in 3–4 years. Graduates can then go on to study for master's degrees or doctorates.
Other institutes	A range of colleges with degree and diploma programmes.

Education in the USA

QUICK-FINDER

The American school system

Important issues

Education in the USA

QUICK-FINDER

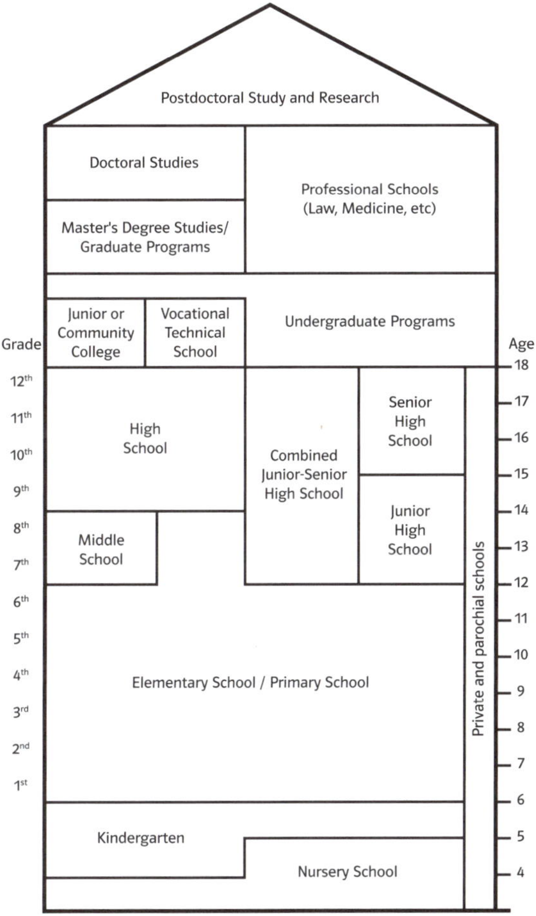
Postdoctoral Study and Research
Doctoral Studies
Master's Degree Studies/ Graduate Programs
Professional Schools (Law, Medicine, etc)
Junior or Community College
Vocational Technical School
Undergraduate Programs
Grade
Age
12th
11th
10th
9th
8th
7th
6th
5th
4th
3rd
2nd
1st
High School
Middle School
Combined Junior-Senior High School
Senior High School
Junior High School
Private and parochial schools
Elementary School / Primary School
Kindergarten
Nursery School
18
17
16
15
14
13
12
11
10
9
8
7
6
5
4

The American school system

THE CONCEPT OF EQUAL OPPORTUNITIES In accordance with the principles laid down in the Constitution the American school system is based on the concept that all people should have equal opportunities and that therefore free education should be available for all children.

PUBLIC EDUCATION

- 90% of American children are educated at free public schools.
- These schools are open to everyone.
- There is no central body which controls education: instead, the individual states are responsible for their own education policies.
- School is compulsory for children aged 5/6–16.

6–3–3 plan	Elementary school Junior high school Senior high school	Grades 1–6 Grades 7–9 Grades 10–12
8–4 plan	Elementary school High school	Grades 1–8 Grades 9–12
6–6 plan	Elementary school High school	Grades 1–6 Grades 7–12

ELEMENTARY SCHOOLS

- The subjects taught are reading, writing, spelling, mathematics, social studies, science, art, music, physical education and handicrafts.

- It is considered important that immigrant children are integrated into American society through elementary school.

HIGH SCHOOLS

- High schools aim at providing a general education. Committed to the idea of equal opportunities, American high schools are comprehensive schools, providing the same educational facilities for all students. They are also 'comprehensive schools' in that children of all abilities and social backgrounds are admitted.
- There is the chance for every pupil to graduate from high school with a high school diploma. Three quarters of them do so.
- As well as academic subjects, there are commercial classes (e.g. typing, bookkeeping) and vocational courses (e.g. car mechanics, homemaking) which prepare the pupils for a broad range of careers.
- The high schools aim to:
  - provide a general education
  - teach the pupils how to be good citizens
  - teach practical skills necessary for working life
  - prepare children for college
  - encourage the pupils to play an active part in their community through various extra-curricular activities

PRIVATE EDUCATION

- The small percentage of private schools are mostly run by church groups, e.g. the Catholic Church.
- The organisation and curricula are generally the same as for public schools.
- Unlike public schools, private schools are often single-sex.

EXAMINATIONS

- There are no national school examinations. Instead, each local school district lays down the standards required and sets exams.
- Pupils who wish to go on to college take the Scholastic Aptitude Test (SAT), a nationally recognised standard for college entrance.

Important issues

BUSSING In the 60s and 70s, attempts were made to provide a more equal racial mix in schools by means of 'bussing'. This was the practice of bringing white children to schools in predominantly black areas and vice versa. Nowadays, however, this is no longer done, and racial segregation continues, as white families tend to live in the suburbs and African-American or Hispanic families in the inner cities.

SEX EDUCATION Sex education ('sex ed') is still a controversial issue in the United States since there are parents who do not want to leave sex education to the schools.

EDUCATIONAL POLICY AND THE SCHOOL BOARDS In American high schools the educational policy of a school district is determined by locally elected school boards, which means that the members of this board decide on the funding, teaching and the curriculum. Consequently, the curriculum varies from district to district, especially since there is no national curriculum. Thus, the members of the board have considerable influence on what is taught and in some conservative states such as Kansas members of these school boards who happen to be supporters of Intelligent Design use this influence, insisting that evolution be taught as a 'controversial theory'. Yet when in Pennsylvania the local school authorities wanted to introduce Intelligent Design, a judge ruled against it, declaring that Intelligent Design is creationism not science (for the differences see Special Topic Religion, chapter 6).

RELIGIOUS ISSUES Many parents, particularly in the southern states, have campaigned for several years for the introduction of Christian prayer in schools. However, according to the Constitution, the USA does not have a state religion, and this practice would therefore not reflect the diverse religions represented in the country.

BILINGUAL TEACHING

- Some areas with large numbers of South American immigrants (in the South and Southwest) have schools where the pupils are taught in both Spanish and English.
- For: It is hoped by some that this may reduce the number of Hispanic pupils who drop out of school.
- Against: This system does not encourage integration or improve the students' grades.

Higher education

DIFFERENT FORMS OF HIGHER EDUCATION At least 50% of high school graduates go on to higher education, of which there are different forms:

UNIVERSITIES

- These normally consist of a college for undergraduates (those working towards a bachelor's degree) and one or more graduate or professional schools (e.g. a law school or medical school). The students of these can get a master's or doctoral degree.
- Ivy League Universities (e.g. Harvard, Yale or Princeton) are some of the oldest in the country and have a reputation both of high academic standards and exclusivity. A high percentage of their graduates (normally white, Protestant males) go on to hold high positions in public life.
- Besides the public universities there are many small, private universities.

TECHNICAL COLLEGES

- These offer 2-year vocational programmes.

JUNIOR / COMMUNITY COLLEGES

- 2-year programmes.
- Some of these are technical or professional; others enable students to go on to university or liberal arts college.

LIBERAL ARTS COLLEGE

- For undergraduates, who follow a 4-year programme leading to a bachelor's degree.

FINANCIAL ASPECT

- A college education is very expensive in the USA, both for public and private institutions. Tuition fees range from about $ 4,000 – $ 20,000, although some private colleges charge as much as $ 30,000. In addition to this, students have to pay for accommodation and other living costs.

- Students can get financial help in the form of scholarships and low-interest student loans, but the fact remains that a large proportion of students tend to be from well-off, middle-class families. This does not promote the concept of 'education for everyone'.

ADMISSION

- Admission can be very competitive, especially for the more prestigious colleges and those with good facilities and teachers.
- Admission is based on:
  - high school records
  - recommendations from teachers
  - SAT scores
  - a personal interview

USEFUL TERMS

- A **freshman** is a student in the first year of high school, college or university.
- A **sophomore** is student in the second year of study.
- A **junior** is a student in the third year of high school or college.
- A **senior** is in the fourth or final year of high school or university.

School shootings and inequal funding: America's troubled children

School Shootings

Since the Columbine High School massacre in 1999 there have been numerous school shootings in the U.S. Every incident triggers a never-ending discussion, calling for access restrictions and the end of the liberal gun-laws.

Republicans and the influential National Rifle Association (NRA)

- defend the existing legal situation by referring to the second amendment of the constitution (every citizen has the right to bear arms)
- are of the opinion that people have to rely on themselves
- believe in the deterrence of guns to prevent crimes
- suggest that teachers should be equipped with guns in order to protect students.

Democrats

- aim at restricting private gun ownership
- believe that semi-automatic weapons should be excluded from the right to bear arms as they have no use in self-protection or hunting.

Inequality of schools

Contrary to the democratic ideal of equality, the education that each student receives is by no means equal. To some extent American schools are funded from local taxes. Thus more money can be spent on education in wealthy districts while in poorer areas such as inner-city

districts the communities have less money available. Consequently, their schools tend to have fewer resources and in some elementary schools teachers even provide the necessary supplies from their own money since they feel that the funding is so inadequate. Naturally these schools do not necessarily attract the best teachers.
As a result of bad conditions, pupils of these schools generally have low results and seldom go on to college or university, which would be important in order to get a good job. Feeling that they have no prospects students from these schools also drop-out, they leave school without finishing their studies. This is often the beginning of a vicious circle: without a high school diploma it is very difficult to find a well-paid job. Surveys clearly indicate that the average salary for college or university graduates exceeds the national average of those without a high school diploma by more than $ 23,000 (cf. the 2005 study by the U.S. Census Bureau). But when having to live on a low income, it is next to impossible to move to a wealthier residential area, so their children will have to face the same problems.
In 2001 the No Child Left Behind Act (NCLB) was introduced to improve the performance of American schools and the federal funding of education increased considerably. Among other things, this act requires annual testing: there are state-wide tests, in which the schools have to prove that their students have made progress, that they are doing better than in the previous year. Students from low-performing schools that have seemingly failed in enabling their students to reach a higher standard, are put on a list, which is then published in a local paper to give parents the chance to send their children to another school where they might receive a better education.

Cheat Sheet: Education in the USA

Public education	Free education for 90% of American children, controlled by local education districts rather than a central authority.
Elementary school	First 6 to 8 years of schooling.
High school	Split into Junior and Senior High school in some areas. Both academic subjects and practical skills are taught.
Private schools	Normally run by churches. They generally follow the same patterns as public schools.
Examinations	No national exams. SATs ➤ nationally recognised tests necessary for college entrance.
Equal opportunities	Good schools are seldom found in deprived inner-city areas ➤ children from poor backgrounds have fewer opportunities to get a good education.
Religion	In some southern states: • lobby for introduction of school prayer • it is illegal to teach evolution as a scientific fact

Bilingual teaching	In some areas, teaching is both in English and Spanish.
Higher education Universities	Undergraduate colleges (bachelor's degrees) and graduate schools (e.g. law school) for master's or doctoral degrees. The most prestigious are the Ivy League Schools.
Technical colleges	2-year programmes.
Junior/Community colleges	2-year technical or professional programmes; the opportunity to continue studying at university.
Liberal arts colleges	2-year technical or professional programmes; the opportunity to continue studying at university.
Fees	Both private and public colleges charge high tuition fees making college attendance difficult for people from poorer backgrounds. However, scholarships and student loans are available.
Admission	Very competitive, based on SAT results, teachers' recommendations and an interview.

6 Religion

Religion in Britain

QUICK-FINDER

QUICK-FINDER

The established churches

THE CHURCH OF ENGLAND This church, which is also called the Anglican Church, is England's official or Established Church. Its role is both spiritual and political.

- 1534: Act of Supremacy declared Henry VIII 'Supreme Head of the Church of England'. He had broken away from the Roman Catholic Church after the Pope refused to allow him to divorce his first wife.

The church and the state

The monarch, as Head of the Church, appoints the archbishops of Canterbury and York and 42 bishops on the Prime Minister's advice.

- Senior bishops sit in the House of Lords, and thus take an active part in political life.
- All Anglican clergy must swear allegiance to the Crown.
- Until recently, the Church of England was often referred to as 'the Tory party at prayer' because of its historical role as part of the Conservative Establishment. However, since the 1980s it has often taken a more critical position, especially with regard to government social policies.

Spiritual aspect

There are two main groups within the Church of England:

- High Church, or Anglo-Catholics ➛ close similarity to Catholic church services; church ritual and the authority of the clergy play a significant role
- Low Church, or Evangelicals ➛ more emphasis on the Bible and preaching; prefer simple services

There is often tension between these two groups, although many churchgoers feel most comfortable somewhere in the middle.

The General Synod
The Church's governing body, which debates spiritual, educational, social and administrative questions.

Women priests
After long years of heated discussion, the first women priests were ordained in 1994. There were about 1,900 of them by 1998, although they are still not permitted to become bishops. Some Anglican clergy left the Church of England as a result of this ruling.

Church attendance
As in the case of most other religions, attendance of services has dropped dramatically in recent years. However, there is still a large number of people who describe themselves as 'Anglicans', even if they do not normally attend church. For these people the Church is part of their cultural identity rather than something spiritual: an aspect of being English.

THE CHURCH OF SCOTLAND ('KIRK')

- Scotland's official national church since the 1707 Treaty of Union. Previously, during the Scottish Reformation, Scotland had taken on Protestantism as its state religion.
- It is a Presbyterian church, which means it is democratically governed by church courts or councils made up of ministers, elders (= presbyters) and deacons, but not bishops.

- It has an annual General Assembly, which elects a Moderator to be head of the 'Kirk' for one year.
- Lay people have the same status as ministers, and both men and women may be ordained.
- It is completely independent of the state.
- The main emphasis is on preaching, and the churches are simple buildings, with a table instead of an altar.

THE CHURCH IN WALES Wales does not have its own established church.

- The largest of the Free Churches in Wales is the Presbyterian (or Calvinistic Methodist) Church of Wales, where some services are held in Welsh.
- Other nonconformist churches also have a large membership, e.g. the Union of Welsh Independents.

PROTESTANTS AND CATHOLICS IN NORTHERN IRELAND
There is great division between Catholics and Protestants in Northern Ireland, which is, however, political rather than spiritual.

- The Nationalists want Northern Ireland to be part of the Republic of Ireland, a Catholic country, whereas the Unionists wish to remain part of the Protestant United Kingdom.
- Church membership here is much higher than in other parts of the UK – over 80% of the population in the 1990s as compared to about 10% in England. It is important for the people to show solidarity to their community: church attendance is one clear way of doing so.

Religion and the Troubles in Northern Ireland

FIGHT FOR CONTROL Although the conflict in Northern Ireland was a conflict between the members of two different denominations, Protestants and Catholics, it was not a war on religion or religious issues.
At its root is the fight for control over Ireland, which goes back into the 12th century when Henry II invaded Ireland.

ENGLISH AND SCOTTISH SETTLERS IN NORTHERN IRELAND Having defeated the Irish in several battles, settlers from England and Scotland came to Ireland. These new settlers were Protestants. They constituted the ruling class, and as such they soon oppressed the native Irish people, who were Catholics. The native Irish Catholics began to fight back.

KING HENRY VIII IN IRELAND Tensions increased when King Henry VIII confiscated the property of the church since Catholics regarded this as an act of disrespect for their religion.

THE ULSTER PLANTATION In the 17th century even more Protestant English and Scottish settlers were given land in the northern parts of Ireland – land which had formerly belonged to Catholics – and in Ulster the Protestants eventually formed the majority.

THE BATTLE OF THE BOYNE In the conflict between the Catholic English King James II and the Protestant William of Orange the Irish naturally supported King James, who was defeated in the Battle of the Boyne. Even today the Protestant Orangemen commemorate this day as a symbol of Protestant power and supremacy, which is sometimes interpreted as an act of provocation.

THE ACT OF UNION In the Act of Union (1801) Ireland officially became part of the United Kingdom. But the Irish never ceased to fight for an independent Ireland – particularly since they felt that their interests were not properly represented in the 'English Parliament'.

THE DEMAND FOR HOME RULE Among those who demanded 'Home Rule', i.e. their own government in Ireland, were also Protestants, with Charles Stewart Parnell (1846–1891) as their most prominent leader.
It was only in the 20th century when religion really began to matter.

THE EASTER RISING AND THE WAR OF INDEPENDENCE In 1916 the Easter Rising, a rebellion to form an independent Ireland, had failed, but it was followed by the Anglo-Irish War of Independence (1919–1921), which ended with the partition of Ireland into the Irish Free State and the predominantly Protestant Northern Ireland, which was to stay within the United Kingdom.

GROWING TENSIONS Northern Ireland or Ulster itself was also deeply divided into a Protestant majority, who felt that Northern Ireland was still a part of the United Kingdom, and Catholics, who regarded themselves as Irish. And while the Catholics wished that one day Ireland would be united, the Protestant majority in Northern Ireland found the thought intolerable of having to live under the strict laws of a state which closely fol-

lowed the principles of the Catholic Church and where therefore for example up to 1979 contraception was against the law. They had become accustomed to the liberal lifestyle and laws of Britain, where contraception, abortion and divorce were legal.
Although the Catholics constituted a substantial minority in Northern Ireland, they were denied fair representation in parliament and eventually the institutionalised discrimination of Catholics led to growing tensions.

THE OUTBREAK OF VIOLENCE At the end of the 1960s people began to demonstrate against the political and social oppression of the Catholics. This was received with suspicion by many Protestants. Hostility escalated and quickly resulted in the formation of paramilitary groups and the subsequent outbreak of violence.

THE PATH TO PEACE But in 1994 the IRA (the Irish Republican Army, a Catholic paramilitary group fighting for the union with Ireland) declared a ceasefire and by doing so opened the way for peace talks. The Good Friday Peace Agreement (1998) finally provided for the establishment of a devolved government in Northern Ireland. In the following years, a new outbreak of violence repeatedly led to the suspension of the Irish Parliament but in 2007 a devolved government returned to Ireland as Protestant and Catholic leaders agreed on sharing the power.

The escalation of violence and peace negotiations

1968	Civil rights marches modelled on the Civil Rights Movement in the USA demand an end to discrimination as regards to housing, jobs and electoral rights. Some of them meet with open resistance from extremist Protestants and end in violence. British troops are sent to Ireland to keep the peace and maintain law and order.
1972	Bloody Sunday: British soldiers shoot 13 unarmed people during a march through (London-) Derry. Bloody Friday: 11 people are killed in bombings by the IRA in and around Belfast. Northern Ireland's parliament is subsequently dissolved and 'direct rule' from London is introduced in response.
1981	Ten IRA prisoners campaigning to be recognized as political prisoners die during a hunger strike.
1985	The Anglo-Irish Agreement declares that Northern Ireland would remain a part of the United Kingdom as long as that is the will of the majority in the north while simultaneously giving the Republic an advisory role in the running of the province.
1993	The Downing Street Declaration confirms the right of the people to self determination while also recognizing the fact that a peaceful solution to the conflict requires the participation of all the parties involved (The Republic of Northern Ireland, the UK, representatives of Sinn Fein and the Protestants in Northern Ireland).
1994	The IRA declares ceasefire.

1998 The Good Friday Peace Agreement provides for the establishment of a devolved government in Northern Ireland on a basis of power sharing:
- the release of political prisoners.
- weapons decommissioning.
- reforms of criminal justice and policing.

Subsequently, a devolved government is installed in Ireland. In the following years, a new outbreak of violence repeatedly leads to the suspension of the Irish Parliament in Stormont.

2001 The IRA begins weapons decommissioning.

2005 The IRA announces that all weapons have been destroyed.

2007 A devolved government returns to Ireland.

Other denominations in the UK

RELIGIOUS DIVERSITY A wide variety of religions are practised in Britain. This diversity owes a lot to the large number of immigrants in the country.

Church membership in Britain in 2011

Religion	Number of people (as stated in the 2011 census)
Christian	33,343,175
Buddhist	247,743
Hindu	816,333
Jewish	263,346

Muslim	2,706,066
Sikh	423,158
Other religion	240,530
No religion	14,097,229
Religion not stated	4,038,032

Source: Office for National Statistics 2011

THE FREE CHURCHES (DISSENTERS OR NONCONFORMISTS)

- These are Protestant churches which did not conform with the English Reformation or disagreed with certain points of ritual and doctrine in the Church of England.
- The main groups are the Methodists, Baptists, Presbyterians, United Reformed Church, the Quakers and the Salvation Army.
- Although there are doctrinal and administrative differences between the Free Churches, their similarities include:
  - the Bible is their authority, rather than church leaders,
  - they do not have bishops, and are therefore not as hierarchical as the Anglican Church,
  - both men and women can be ministers,
  - their services and chapels are simple.

THE ROMAN CATHOLIC CHURCH

- 1850: the Catholic Church returned to Britain after its suppression during the Reformation years.
- There are now 7 Roman Catholic provinces in Britain, plus 30 dioceses with about 3,300 parish churches.
- The head of the Catholic Church in Britain is the Archbishop of Westminster.

- Despite immigrants from other Catholic countries, i.e. Ireland and lately Poland, numbers of membership in the Catholic Church have continuously fallen from about 33% (1900) to 10.3% (2015).
- It is estimated that, of over 5 million members, about 1,9 million are practising Catholics, which makes it the largest Christian Church in Britain from the point of view of active membership.

OTHER RELIGIONS

- Mainly due to immigration, there are now large communities in Britain representing non-Christian religions.
- The largest group are the Muslims. There are over 600 mosques and many community centres for Muslims throughout the UK.
- Other large groups include Jews, Sikhs and Hindus.
- Some religious groups from the USA, e.g. the Mormons, Jehovah's Witnesses and Christian Scientists can also be found in Britain.

Cheat Sheet: Religion in Britain

State religion	Church of England. Monarch is Head of the Church.
Church and state	Senior bishops sit in House of Lords; clergy must swear allegiance to the Crown; Prime Minister appoints bishops.
Spiritual aspect:	2 main groups:
• High Church	similar to Catholic services; importance of ritual and authority of the clergy

• Low Church	'Evangelicals': simple services; importance of the Bible and preaching
Women priests	Permitted since 1994 ➤ controversial issue.
Church attendance	Although many Britons consider themselves officially members of the Anglican Church, few attend regularly.
Church of Scotland ('Kirk')	Presbyterian church: democratically governed by church councils. Independent of the state. Simple services, emphasis on preaching.
Wales	No established church. Nonconformist churches are popular, especially the Presbyterian Church of Wales.
Northern Ireland	Political division between Catholics and Protestants ➤ church membership as sign of solidarity.
Free Churches	Split from the Church of England after disagreements about ritual and doctrine. Include Methodists and Baptists. Rely on the authority of the Bible and simplicity of worship.
Catholic Church	Largest Christian church in Britain with regard to active membership. Many immigrant members (e.g. Irish).
Other religions	Muslims, Jews, Sikhs and Hindus ➤ largest groups represented.

Religion in the USA

QUICK-FINDER

Historical background

1620 The Pilgrims established the Plymouth Colony. These were a group of supporters of John Calvin who had disagreed with the direction the Anglican Church was taking after the Reformation. Their demands for further reforms led to their persecution in England and ultimately to their sailing to the New World to set up a religious colony where they could practise religion in the way they wished.

1629 The Puritans settled in Massachusetts and spread across northeast America. They did not, however, allow others the same religious freedom that they had left England to find. Only Puritan churches were permitted, which were funded by taxes, and only church members had political rights. People with other beliefs, or who disagreed with them, were punished.

1635 Roger Williams, a Puritan clergyman who had disagreed with the colonial government, was one of those who broke away and founded a new colony, in his case Rhode Island. His principles included the separation of church and state, religious toleration for all and religious freedom. These ideas were taken up again when the Constitution was written.

17th century	Other colonies became home to different religious groups, e.g. Maryland for Catholics and Pennsylvania for Quakers. Both of these colonies also encouraged freedom of religious expression.
1740s	First Great Awakening, a revivalist movement that claimed everyone could be saved if they had faith, and that anyone could preach. Both slaves and free people were converted, and an atmosphere of social equality was created as people from all backgrounds were able to lead prayer groups.
1791	First Amendment to the Constitution which ensured the free practice of religion and the complete separation of church and state.
1800s	Second Great Awakening, characterised by large-scale meetings in tents with charismatic preachers and large audiences. The followers of this movement believed that America needed to be morally re-awakened by committed Christians. They advocated a series of reforms, e.g. women's rights, temperance and the abolition of slavery.

OTHER RELEVANT FACTS

- The churches in America are not subsidised by the government, but rely on donations from their members and other fund-raising activities.

- Since church and state are separate, there are no religious public holidays.
- Churches are often the meeting place and social centre in their local communities. Many people are members of organised church groups such as choirs, or take part in other events run by the church.
- As religion is not officially taught in schools, many children go to Sunday School for religious instruction.

Religious Affiliation in the U.S. (2014)

Affiliation	Percentage of U.S. Population
Christian	70.6%
Protestant	46.5%
Evangelical Protestant	25.4%
Mainline Protestant	14.7%
Black Church	6.5%
Catholic	20.8%
Mormon	1.6%
Jehovah's Witness	0.9%
Eastern Orthodox	0.5%
Other Christian faiths	0.4%
Non-Christian faith	5.9%
Jewish	1.9%
Muslim	0.9%
Buddhist	0.7%
Hindu	0.7%
Other Non-Christian faiths	1.8%
Unaffiliated	22.8%

Source: Pew Research Center (2014)
bzw. http://www.pewforum.org/2015/05/12/americas-changing-religious-landscape

Mainline Protestant Churches include Baptists, Methodists, Congretionalists, Lutherans and Presbyterians.

RELIGIOUS GROUPS IN THE USA A large number of different religions are represented in the USA. Yet America is still largely a Protestant country although for example due to the influx of Hispanic immigrants the number of Catholics has grown considerably. And even if Protestants are no longer a numerical majority (see the table above), the various Protestant churches are still the most influential.
Apart from the mainline Protestant churches there are also a number of more fundamentalist groups such as the Amish, which developed out of the Protestant reformation movement.

The Amish

THE RELIGIOUS ROOTS Partly due to a number of movies and TV programmes the Amish and the Mennonites are among the more well-known religious groups of the USA.
They are both Anabaptists. This is a religious movement which emerged in Switzerland in the 16th century and which firmly believes that only those who have truly repented of their sins should be baptised – not infants. Menno Simons became one of the early leaders of the men and women, who tried to closely follow the Scripture and to dedicate their whole life to God – hence the name 'Mennonites'. Those who later began to follow Jakob Amman, who insisted on even stricter obedience and discipline, were called 'Amish'. Since both groups

were severely persecuted and found it difficult to practise their religious beliefs and customs, they emigrated to the USA, where many of them settled in Pennsylvania and especially around Lancaster.

MENNONITES AND AMISH Mennonites and Amish have common beliefs. They hold that

- baptism can only be received by adults
- salvation comes through faith
- nonviolence and nonresistance are important principles

Yet their lifestyle might differ considerably, depending on the 'Ordnung', the code of conduct accepted by their community. The Mennonites tend to be more liberal. Some of them even drive cars while the old order Amish still live and work like their ancestors:

- They drive light carriages pulled by horses since the use of cars is not permitted.
- They do not allow electricity, nor phones.
- They wear plain clothes; typical are the devotional caps of the women and the broad-brimmed hats of the men.
- The men have full beards since they do not shave.
- Most of them are farmers.
- They have no church buildings.

The simple lifestyle of the Amish attracts many tourists, who are also fascinated by the strong sense of community, which is best expressed when the whole group come together to help one of them to raise a barn in one day (barn-raising).

Religious diversity in the USA

Christian sects which originated in the USA

1830	Foundation of The Church of Jesus Christ of Latter-Day Saints (the Mormons) by Joseph Smith. This is the biggest religious group which comes from the USA. They were exiled to Utah.
Mid 19th century	Foundation of Seven-Day Adventists
1872	Foundation of Jehovah's Witnesses
early 20th century	Spread of the Pentecostal Movement, a fundamentalist faith which grew out of the Methodist and Baptist Churches.

The influence of different religions

THE PURITAN HERITAGE

- The Puritan settlers saw themselves as a 'chosen people' who had come to live in the 'promised land'. Americans today still regard their country as being especially blessed by God.
- Thanks to the founders of the country, there is a close connection between religion and patriotism. The country's national motto is 'In God We Trust'.
- WASPs (White Anglo-Saxon Protestants) are still influential in American society and public opinion.
- The importance of having money in the USA comes from the Calvinist belief that affluence is a sign of God's blessing for the individual.

- The Protestant work ethic, i.e. working hard, not wasting money and being self-disciplined in order to become wealthy, is an important aspect of American life. It is a driving force behind business life in the USA.
- Charity work also plays a significant role, as Calvinists believed material wealth was to be used to help those in need.

BLACK CHURCHES

- The first of these, e.g. the African Methodist Episcopal Church, were formed in the 19th century when Blacks felt the racial prejudice prevalent in other churches.
- After the abolition of slavery in the 1860s, churches became the first institutions run by former slaves.
- 1960s: black churches were a vital part of the Civil Rights Movement, led by the Reverend Martin Luther King. They supported his demands for social reform and equality for all.

FUNDAMENTALISTS OR THE RELIGIOUS RIGHT

- This is a conservative Protestant movement based on a literal interpretation of the Bible, which has enjoyed a revival since the 1970s.
- It is a reaction to the more liberal trends in religion of the 1960s, which focussed, among other things, on social and racial equality and the separation of church and state (i.e. no religious instruction in schools).
- Fundamentalists:
  - advocate prayer in schools
  - are against teaching about evolution, wanting it to be re-placed by Creationism (the idea that the world was created in 6 days as stated in the Bible)

- want a return to traditional family life
- are against communism, abortion, sex outside marriage, homosexuality, same-sex marriages and feminism

- The Southern and Midwestern part of the USA, where the influence of Protestant fundamentalism seems to be particularly strong, is informally referred to as the Bible Belt.
- 1989: formation of the Christian Coalition, the voice of the religious right in politics. It encourages Christian conservatives to support only those political candidates and organisations that share their opinions.
- The religious right has found a partner in the right wing of the Republican Party, to which it also gives a good deal of financial support. Several of their principles could be seen in the policies of the former President George W. Bush.

THE ELECTRONIC CHURCH The 1970s and 1980s saw the development of 'televangelism': the use of television to spread the Christian faith (television evangelism). Since these programmes appeal to people, religious broadcasting has turned into a multi-million business and televangelists have become the subject of considerable controversy. Critics compare the style of televangelism to that of the entertainment industry and the preachers to show hosts who are mainly concerned with fund-raising. Numerous televangelists have been at the centre of well-publicised scandals.

Creationism, Darwinism and Intelligent Design

Creationism is the belief often held among fundamentalists that the account of the creation of the world in the Bible has to be taken literally and that the earth and the universe were created in six days exactly as described in the Book of Genesis.

Charles Robert Darwin (1809 – 1882) described the gradual evolution of all species through a process of natural selection. He developed the theory of the 'survival of the fittest' according to which in the struggle for existence these life forms which were best able to adapt to their environment would have a better chance of surviving and consequently propagating this new and modified form. Modern evolutionist theories are founded on his thesis.

Intelligent Design

According to this theory the creation is so complex that the various forms of life and the universe cannot possibly be the result of a random process but that there must be some form of higher power, i.e. a 'designing intelligence' behind it. God is not explicitly assumed as this designer, yet this doctrine is sometimes seen as an effort to combine science and technology and criticised as pseudoscientific.

What to teach?

Despite all the scientific evidence confirming Darwin's theory *On the Origin of Species* fundamentalists argue that there is no irrefutable evidence for his thesis. For instance as to date conservatives in Texas still insist that

the text of biology schoolbooks be changed to present a more sceptical version of evolution.
And when still in office, former President George W. Bush once told reporters that in his opinion intelligent design should be taught alongside evolution as competing theories, which – not only in the opinion of scientists – violates against the strict separation between state and religion as laid down in the U.S. Constitution.

Cheat Sheet: Religion in the USA

History	• USA's eastern colonies founded by dissenting Protestants from England who wished for religious freedom in the New World. • Puritans ➤ intolerant of other religious beliefs. • New colonies were founded, based on separation of church and state and religious freedom ➤ included in First Amendment to the Constitution (1791).
American churches	• Funded by donations rather than government subsidies. • Central position in local community. • A wide range of world religions are practised in the USA, but it still remains largely a Protestant country. • Christian sects originating there include Mormons and Jehovah's Witnesses.
Puritan Heritage	• Puritans' belief that they had come to the 'promised land': Americans see their country as being blessed by God. • WASPs are still influential. • Protestant work ethic and belief that wealth was a sign of God's blessing are reflected in American attitudes towards work and money. • Importance of charity.

Black churches	Significant role in Civil Rights Movement.
Fundamentalism	• Extremely conservative reaction to liberal religious trends of 1960s. • For: return to family life, school prayer, teaching of evolution as an 'unproven theory'. • Against: communism, abortion, sex outside marriage, homosexuality, same sex marriages, feminism. • Christian Coalition: political voice for the religious right. Affiliation with Republican Party. • Influential through TV evangelism.

7 International Relations

Britain and Europe

QUICK-FINDER

QUICK-FINDER

Factors shaping British foreign policy

GEOGRAPHY IS DESTINY Britain's geographical position as an island has meant physical separation from the rest of Europe and has shaped history, culture and mentality.

- For natural reasons Britain developed to a sea power.
- Its naval capacity was the basis for building up an empire including very remote parts of the world.
- Since 1066 Britain has not been conquered by a foreign power.
- The Channel has been seen as natural barrier safeguarding British independence.
- When the rest of Europe gave in to the occupation by Hitler-Germany, Britain stood firm and helped to restore democracy and freedom.
- Geography, economic and cultural achievements as well as success in warfare led to the wide-spread idea of being something special or superior.
- Pride in British traditions (e.g. monarchy, currency) express that mentality.

TORN BETWEEN THE COMMONWEALTH, THE USA AND EUROPE Due to its colonial past, Great Britain has developed close relations with countries elsewhere in the world. The British Empire does not exist any more, but the cultural ties to Britain's former colonies are still very strong.

On the other hand, it also feels that it has a 'special relationship' with the USA, based on a common language and Anglo-Saxon culture. The cooperation between the two countries began with Churchill and Roosevelt during the Second World War, was continued in the 1980s by Thatcher and Reagan, and could still be seen in re-

cent years in Tony Blair's willingness to back American foreign policy, even to the extent of direct military assistance. This relationship is important for maintaining Britain's position in the world.
Last but not least, Britain is part of Europe. However, it has an ambivalent attitude towards continental Europe. The Britons may even decide to leave the European Union in the near future.

Britain and the Commonwealth of Nations

FROM EMPIRE TO COMMONWEALTH At the heyday of British imperialism, the British ruled over an empire in which the sun never set down.
However, the colonies suffered from white supremacy and economic exploitation which was guaranteed by military force. This injustice could not last forever as the suppressed peoples began to fight for their independence. By the middle of the 20th century the process of decolonisation had reached its peak. Britain offered a voluntary alliance of free nations instead: the Commonwealth.

Commonwealth Countries

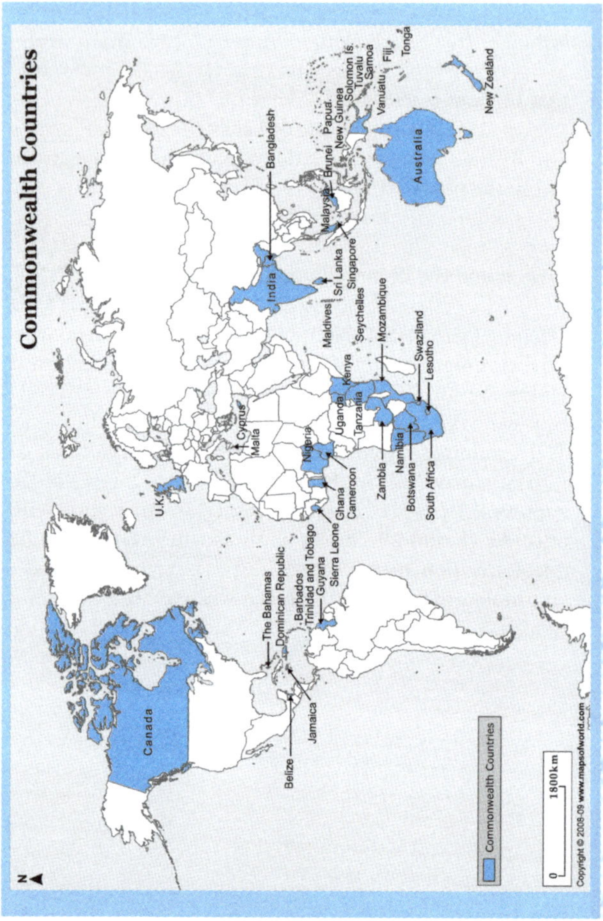

THE QUEEN AS HEAD OF THE COMMONWEALTH Today's Commonwealth emerged with the independence of India in 1947. Despite the fact that it became a republic with its own head of state, it wanted to benefit from the existing links to Britain. So India joined the Commonwealth, accepting the British monarch as head of it – a model case for other former colonies to follow.
In other countries like Canada, Australia and some Caribbean states the Queen is even head of state. However, this does not infringe the sovereignty of these countries. Most, but not all dependencies chose to join the Commonwealth. Today the Commonwealth comprises 53 countries with a total population of 1,5 billion people.

COMMON PRINCIPLES The Commonwealth does not have a formal constitutional structure. Apart from the British monarch, a Commonwealth Secretariat and the Commonwealth Games there are certain principles the member states have committed themselves to:

- promoting democracy and human rights
- supporting the equality of sexes
- fighting poverty and drug abuse
- peace
- supporting the UN.

Britain and Europe

POST-WAR BRITAIN World War II changed Britain's global position, resulting in a loss of economic, political and military power.

- The country was deeply in debt and had to rely on financial aid from the USA.
- There were severe shortages of everything from housing to food and basic commodities.
- Decolonisation brought the end of the British Empire.
- The USA and the USSR had become the new world powers.

POST-WAR EUROPE The war brought irreversible changes to Europe: the continent that had led the world politically, economically, scientifically and culturally had been destroyed and divided. The countries that had taken part in the war had to be rebuilt, both economically and ideologically. The accomplishment of this caused further division as the western countries were supported by the USA, while the USSR formed the communist eastern bloc behind the 'Iron Curtain'.
In the years after the end of the war, some western European countries began to consider closer cooperation.

REASONS FOR EUROPEAN UNITY
- Political: it was believed that a united Europe would make war between its countries less likely.
- Europe could regain the influence it had lost by speaking as one unit.
- Economic: larger markets would lead to more competition, which would increase productivity and create a higher standard of living.

- Economic strength could be used as a basis for future political integration.

At this stage, Britain's interests in Europe were economic rather than political: politically it felt more closely bound to the USA (e.g. it joined NATO in 1949).

Britain and the European community: important dates

1957	Foundation of the **European Economic Community** (EEC) by France, Italy, West Germany and the Benelux countries. It established free trade between the member countries and was to form the basis of a political union at a later stage. Because Britain did not agree with the idea of political union, it did not join.
1960s	French President de Gaulle blocked Britain's attempts to join the EEC because he felt that with its close American connections Britain was not committed enough to Europe.
1973	Britain joined the **European Community** (EC), as it was now called, despite opposition from many people.
1975	Referendum held in Britain on membership: two-thirds of the population voted to remain in the EC.
1980s	Britain clashed with the rest of the EC about the Common Agricultural Policy and because they felt that they had to pay more into the EC than they got out of it.

1991	Signing of the Maastricht Treaty led to the single European market. John Major gave Britain the right to opt out of the single currency (which it later did) and refused to sign the Social Charter guaranteeing minimum employment conditions throughout the EC.
1993	The **European Union** (EU) was launched.
2002	Britain was one of 3 EU states not to change its currency to the euro.
2003	Tension arose between Britain and other EU members, especially Germany and France, due to the UK's support of and involvement in the USA's war in Iraq.
2013	Britain stood apart from all other EU countries in refusing a closer fiscal union.
2015	Prime Minister Cameron announced a referendum on the question whether Britain should leave the European Union.
2016	"In-out"-referendum In a close decision the British people voted for "Brexit".

BRITISH ARGUMENTS FOR AND AGAINST EC MEMBERSHIP

Initially Britain's motivation for joining the EC was to promote its own economic interests, particularly after the loss of foreign trade brought about by the decline of the empire. There was not much collaboration with other EC states over political issues, and the concepts of a federal

Europe or a single currency were rejected. Within the country itself, EC membership caused controversy, splitting the nation into two groups who argued as follows:

Pro-marketeers
- Britain's economic future lies within the EC: isolation will only be damaging in the long run.
- The significance of the Commonwealth is decreasing.
- The increased competition of the single market will boost British industry.
- Britain can benefit from EC grants and subsidies.
- Membership will allow Britain to play an active role in decision-making in Brussels.
- No possibility of war among member states.

Anti-marketeers
- Britain's financial contributions to the EC are too high.
- Britain should not have to support the inefficient agricultural policy, which created large food surpluses.
- Brussels imposes ridiculous laws on the member states, e.g. the standardisation of traditional British products such as sausages or crisps to bring them in line with the rest of the EC. (This 'interference' with British traditions causes resentment.)
- There is a **loss of sovereignty** and national heritage.

EUROPE – A KEY ISSUE IN THE 1980s AND 1990s It was this fear of loss of sovereignty that split the Conservative government in the late 1980s over the question of Europe and played a large part in Mrs Thatcher's resignation. While many of her ministers believed in working towards European unity, Mrs Thatcher uncompromisingly resisted it. She rejected the idea of a stronger political union that included reunified Germany, causing British isolation within the EC.

Brexit

Political miscalculations

In 2015 Conservative Prime Minister David Cameron announced a referendum on the British membership in the EU. His aim was to get better conditions from his European partners once they see the British Euro-sceptic attitude. Cameron campaigned for remaining in the EU.

"In-out" referendum (2016)

In a very close decision (51.9% to 48.1%) the British people unexpectedly decided for leaving the Union.

- While young people opted for remaining, in particular older people voted against Europe. Lower class people were generally more in favour of leaving the EU than people with higher social status.
- Scotland and Northern Ireland voted for remaining in the EU.

At the core, the referendum was decided by the people's fear with respect to the growing influx of immigrants.

Consequences

- David Cameron immediately stepped down after he had failed to convince the people to remain in the EU.
- The value of the British pound fell drastically.
- Scotland prepares for a second referendum on Scottish independence in order to remain a member of the EU.
- Brexit might thus have large-scale consequences such as the dissolution of the United Kingdom.

Hard or soft Brexit?

The conditions of Britain's exit were hotly debated. Two scenarios were possible:

- a hard Brexit with cutting all bonds immediately, which would probably hurt more in the short run, but then it is over and done with.
- a less harmful soft Brexit, stretching of a longer period of time and staying close to the EU.

New Prime Minister Theresa May seemed to favour a hard Brexit, but in June 2018 she swang into a more compromising course. As a consequence, two hardliners in her government (including Foreign Secretary Boris Johnson) resigned.

Negotiations with the EU

Britain's exit is scheduled for March 2019. Brexit talks about the future coexistence between Britain and the European Union are extremely difficult for several reasons:

- promised British financial contributions to the EU
- the impression of the European partners that Britain wants to pick out the best parts of their partnership (e.g. free trade) and get rid of the disadvantages (e.g. free movement of people and immigration)
- the problem of the border between Northern Ireland (UK) and the Republic of Ireland. As the latter is part of the EU there will have to be border controls. Even more difficult is the fact that tolls will have to be paid for all goods passing the border.

Negotiators on both sides prepare for various scenarios. It is even possible that there is "no deal" between Britain and the EU, i.e. that the relations are unregulated for some time.

Britain and Germany

IMAGES OF THE OTHER COUNTRY Unfortunately, a lot of British people still associate modern Germany with Hitler.

- In particular older people tend to preserve their prejudices, while younger people seem to be open-minded.
- However, asked for famous Germans, 68% of British school children mentioned Hitler – by far the most often remembered person (Goethe Institute 1996). Other leading national socialists were among the top ten.
- Quite a few among those teenagers who do not learn German and have not been to Germany describe Germans as militaristic.

Germans are – in general – more positive about Britain. Partly this can be attributed to the fact that they are more exposed to Anglo-American culture than vice versa.

- British people are usually described as friendly, polite and patriotic.
- Britons are said to have a good sense of humour.

Prejudices about disgusting food or bad weather do not do any harm. Neither does the so-called war on sunchairs on Mallorca.

ROLE OF THE MEDIA The British media play a decisive role in keeping stereotypes alive.

- Quite often in films Germans are portrayed as national socialists.
- Tabloids like *The Sun* frequently play with anti-German resentments of their readers.
- Quality papers, on the other hand, try to be fairer. In general, they are more pro-European than tabloids.

Cheat Sheet: Britain and Europe

Post-war Britain	• Loss of economic, military and political power. • Debts and shortages. • End of British empire: loss of overseas trade.
Britain and the EU	• 1957: foundation of EEC; Britain not a member. • 1973: Britain joined EEC. • 1980s: doubts about membership: conflicts within Europe over e.g. agricultural policy. • 1991: Maastricht Treaty: Britain reserved the right to opt out of single currency. • 2002: Britain not one of the 12 countries to use the single currency. • 2016: Brexit
Pro-EU arguments	• Stronger economic ties to the EU than to Commonwealth countries. • Benefits through single market, grants and subsidies. • Reduced danger of war.
Anti-EU arguments	• Financial contributions too high. • Britain forced to support inefficient policies. • Loss of sovereignty and national heritage. • Uncontrolled immigration

America and the World

QUICK-FINDER

throughout the rest of the world. This manifested itself in:

- Economic imperialism: the USA invested a huge amount of capital abroad, first in the Caribbean and South America. The USA was thereby able to influence these countries both economically and politically. This so-called **'dollar diplomacy'** has often been practised by the USA since then, e.g. the Marshall Plan (see below).
- Intervention policy: the **Roosevelt Corollary** (1904), an extension to the Monroe Doctrine, stated that the USA had the right to intervene in Latin American conflicts to prevent cases of 'chronic wrongdoing' ➔ an early example of the USA's self-appointed role as the 'world's police'.
- Overseas expansion: in the 1860s, when the USA had consolidated its position within its own geographical boundaries, the desire for overseas territories, or at least foreign spheres of influence, grew.

Chronology of the American extension of their hemisphere

1898	Annexation of Hawaii; Puerto Rico ceded by Spain; Philippines bought
1899	'Open door policy' with China to safeguard U.S. trading interests
1901	Cuba effectively became an U.S. protectorate

1903	America supported Panama's fight for independence from Colombia. When this succeeded, the Americans were allowed to build the Panama Canal, (a link between their eastern ports and East Asia), and to control the Canal Zone
1913	U.S. marines sent to Nicaragua to ensure that the President backed by America remained in power
1915/6	U.S. troops occupied Haiti and the Dominican Republic
1917	Virgin Islands purchased from Denmark

These and many other treaties and conquests contributed to the USA becoming a world power, but their presence in world affairs was not always welcome. Many Latin American countries resented their interference, and there was an uprising in China against the imposition of western values on their culture, to name two examples.
Some Americans agreed, believing that they should not rule over other countries when they considered themselves the 'land of the free'. Others, however, saw it as part of America's **'manifest destiny'** to expand throughout the world, i.e. it was their God-given right to spread American civilisation.

World war I

1914	The USA declared their neutrality but offered to act as a mediator.
1915	114 Americans drowned when the Germans illegally bombed and sank the British passenger ship 'Lusitania'. President Wilson demanded an apology and compensation.
1917	Declaration of war after Germany attempted to persuade Mexico to enter the war on their side.
1918	Wilson's 'Fourteen Points' peace plan included freedom of the seas, arms reductions, the rights of self-determination of nations and the establishment of a 'League of Nations' to arbitrate in conflicts between nations and guarantee peace.
1919	Some of Wilson's ideas were incorporated into the Treaty of Versailles, although he was forced to accept many compromises. A League of Nations was established, but the U.S. Senate voted against membership, feeling that the country should return to the policy of isolationism. President Wilson therefore was never able to realise his aims of spreading peace and democracy throughout the world.

WORLD WAR II

The Second World War changed the USA's attitude towards isolationism. It came to realise that its political and economic security depended on having allies.

1941	Japanese attack on **Pearl Harbor:** As a consequence the USA entered the war.
1942–1945	The USA fought on the side of the Allies, ultimately bringing about the surrender of Germany and Japan.
1945	The first atomic bombs were dropped on Japan, beginning a new era not only of warfare but also of world politics. The USA's position as a military world power was firmly established.

POST-WAR GLOBAL ROLE AS WORLD POLICE

- The war had ended the Great Depression and brought about an economic upswing which consolidated America's leading position in the west.
- Due to the Cold War constellation (see below) America once and for all turned away from isolationism.
- As the strongest nation in the west it took over the role of a world policeman.

The Cold War

FROM THE ANTI-HITLER COALITION TO ENEMIES

- In World War II the USA and USSR had stood side by side to make Hitler and Nazi-Germany accept their request of unconditional surrender.
- However, apart from their aim to overcome Germany, they had very little in common. Their antagonistic ideologies (capitalism and communism) excluded each other.

- Soon after the war their alliance broke up. The two major powers became rivals in the world.
- The USA felt threatened by the spread of communism throughout the world and aimed to destroy it.
- A four-decade battle for supremacy started between the USA and the Soviets. There was no direct military confrontation between the two superpowers, as a consequence of which the term 'Cold War' was coined.
- The Americans supported countries in the western hemisphere politically, economically and militarily. This is outlined by the following doctrines and plans.

TRUMAN DOCTRINE (1947) A programme of aid set up to help anti-communists in Greece and Turkey; it was later expanded to enable the USA to support any countries that they considered to be threatened by communism during the Cold War.

MARSHALL PLAN (1947) Another name for the European Recovery Program. This was a programme of financial aid to help rebuild Europe after the war. It was motivated both by the desire to keep Europe as a market for American goods, and to prevent western Europe from rebuilding itself using communist methods. The USSR rejected the conditions laid down and established their own sphere of influence in eastern Europe. As a result, the **Iron Curtain** divided the continent economically and ideologically until the 1990s.

CONTAINMENT POLICY America's post-war foreign policy was referred to as containment, meaning that its main aim was to prevent the spread of communism. To this end, some important post-war treaties were signed:

1949	NATO, a defence alliance. Members are under obligation to help each other when under threat of military attack.
1952	ANZUS, a treaty between the USA, Australia and New Zealand for mutual defence and support in the Pacific.
1954	SEATO (South East Asian Treaty Organization), an alliance of defence and economic cooperation between nations in south-east Asia and the South Pacific. It was disbanded in 1977 after the U.S. withdrawal from Vietnam and communist victories throughout Indochina.

TURNING POINTS OF THE COLD WAR – AN OVERVIEW Within the Cold War periods of distrust and danger followed years of eased tensions.

High and low tension periods during the Cold War

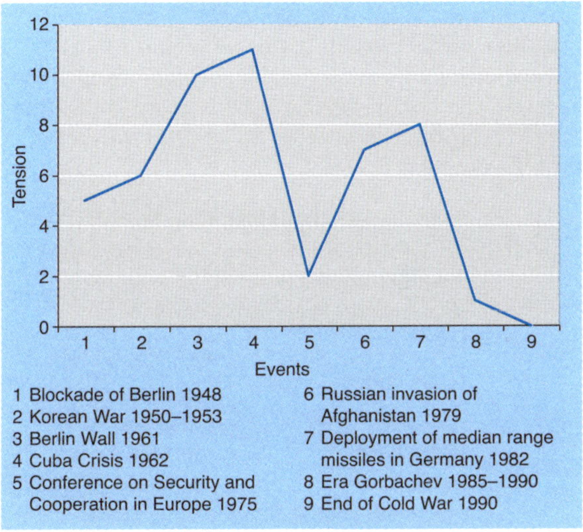

1 Blockade of Berlin 1948
2 Korean War 1950–1953
3 Berlin Wall 1961
4 Cuba Crisis 1962
5 Conference on Security and Cooperation in Europe 1975
6 Russian invasion of Afghanistan 1979
7 Deployment of median range missiles in Germany 1982
8 Era Gorbachev 1985–1990
9 End of Cold War 1990

- Until 1962 tensions were growing steadily.
- Berlin was at the focus of attention, until the Berlin Wall was built in 1961.
- The **Cuba Crisis** (1962) is considered to be the major turning point of the Cold War. The danger of a nuclear war forced the American and Soviet leaders to rethink their strategies. As a consequence, they accepted the other one's hemisphere.
- Until the late 1970s a period of eased tension followed.

- A short-term ice age between the superpowers was ended by Gorbachev's reign.
- The breaking apart of the communist block brought the Cold War to its end.

THE ARMS RACE AND DISARMAMENT During the Cold War there was a constant battle between the two superpowers for military superiority and nuclear armament. However, the fear of nuclear war prompted talks from the 1970s onwards to improve the relationship between the two countries:

1972	The Strategic Arms Limitation Talks (SALT) brought about some positive results such as limiting the deployment of anti-ballistic missiles and a freeze on arms developments.
1987	U.S.-Soviet treaty to eliminate intermediate range nuclear forces (INF).
1989	Gorbachev announced Soviet military cuts and the removal of 500 short-range nuclear missiles from Eastern Europe. This contributed greatly to the fall of the Iron Curtain.
1993	Disarmament talks continued with START (Strategic Arms Reduction Treaty), and the withdrawal of troops from Europe on both sides was agreed.

NEW COLD WAR Although the Cold War is over, there is an atmosphere of distrust between the USA and Russia. This is due to the following facts:

- expansion of NATO which incorporated former communist satellite states, i.e. Poland.

- plans for an installation of a missile defence system in these new member states. The system is intended to operate in case of a Russian attack.
- The Americans fear being dependent on Russian energy sources.
- pseudo-democratic structures in Russia
- Russian attempts to restore its world power status. The Russian occupation of the Crimean peninsula and the following split of Ukraine (2014) stirred up old fears.

THE ONLY SUPERPOWER After the collapse of the Russian empire the USA are the one and only existing superpower.

- The EU is too weak to counterbalance the importance of the U.S.
- It will take another 20–30 years before China will be able to challenge the position of the U.S.
- However, the Ukraine crisis and other global challenges (i.e. ISIS) clearly show the limitations of American power.

The Vietnam War

THE DOMINO THEORY The struggle for Asia was part of the Cold War confrontation. The Americans believed that it was essential to prevent Vietnam falling to communism. If this happened – so the American opinion –, neighbouring states would fall away from the free world. Like in a domino game one stone would tear down another one. When the French left Indochina after their defeat at Dien Pien Phu (1954), the Americans decided to back up South Vietnam against the communist North.

A GUERRILLA WAR The USA's attempt to use all its military superiority was answered by a guerrilla tactic of the Vietcong. As they hid among the villagers, it was very hard for the Americans to distinguish between Vietcong soldiers and civilians. On the other hand, the North Vietnamese used the cover of the jungle, as a consequence of which the Americans used 'Agent Orange', a chemical weapon causing physical handicaps for people. However, all the American high-tech equipment could not prevent the North Vietnamese from invading the South (1973).

A NATIONAL TRAUMA

- For the first time ever, the USA had to suffer a humiliating military defeat.
- Apart from the loss of thousands of soldiers, the government had to deal with civil unrest at home in the form of anti-war protests. The war split the nation.

The war on terror

9/11 On 11 September 2001 two hijacked planes crashed into the twin towers of the World Trade Center. Another plane hit the Pentagon. The Al-Quaeda terrorist network claimed responsibility for the attack.
The terrorist attacks shook the Americans to the core, forcing them to face the fact that they were not invulnerable to terrorism.

WARS ON AFGHANISTAN (2002) AND IRAQ (2003)

- Afghanistan was the first American target in the war on terror as it was supposed to be the hiding-place of Osama Bin Laden.
- In order to minimise threats to their national security, the Bush administration adopted a pre-emptive strategy, i.e. they wanted to stop potentially dangerous countries before the situation gets out of control.
- Iraq was 'freed' from its dictator Saddam Hussein, who was alleged to be an ally of Bin Laden.

IRAQ – BUSH'S 'VIETNAM'

- Under George W. Bush the US were not able to withdraw from Iraq due to unstable conditions in the country and in the Middle East in general. As a consequence, more American soldiers died in the aftermath of the war than in the fighting itself.
- A lot of Americans were reminded of the Vietnam disaster.

USA and Europe

US POST-WAR IMAGE In the post-war period, America was a symbol of freedom and equality for the Europeans. It had helped them rebuild their economies, re-establish democracy, and had given them a sense of security (e.g. through the military support of NATO).

CRITICAL EUROPEANS From the 1960s the Europeans have been more critical, for example with regard to:

- racial discrimination (support for the Civil Rights Movement)

- involvement in various international conflicts, e.g. Vietnam, the wars in Afghanistan and Iraq
- deployment of U.S. missiles in Europe
- the Americanisation of their culture
- the effects of globalisation
- environmental issues
- The end of the Cold War removed the threat of military attack from the USSR, and therefore removed the necessity of U.S. troops being stationed in Europe.
- The establishment of the European Union has meant that Europe has become more self-sufficient in economic, political and military matters.
- The rift between the USA and Europe over the Iraq war. Germany and France were not willing to follow President Bush's war strategy without UN mandate.

The Americans, in their turn, felt that Western Europeans were not concerned enough about the defence of western civilisation and were too neutral in world affairs. With Donald Trump's presidency, the European-American relations are in an unprecedented crisis.

- At the NATO summit (2017) Trump did not renew America' promise of defending all other member states in case of emergency.
- After the meeting Angela Merkel stated in a widely recognized speech that the Europeans have to rely on themselves in the future.
- Repetitively, Merkel has been harshly criticized by Trump for her refugee policy.

USA and Britain

BRITAIN – THE AMERICAN PET? Among the European countries, Britain has always played a special role in the context of European-American relations. Britain has always been the closest ally of the USA.
In recent years Britain has been criticised for showing no distance to American positions in international affairs. In particular, its readiness to go to war with the USA has attributed to the image of the British government as being America's pet only. This is, of course, exaggerated. However, it is true they have got a lot in common.

Points in common

- language
- Anglo-Saxon culture
- colonial history
- parliamentary democracy
- The British still consider themselves being a world power which they definitely used to be in the 19th century. On this ground they feel equal to the modern superpower USA.

Military affairs

- American support for Britain during two world wars and other conflicts such as Falklands War
- British support for the USA in the wars in Korea and Vietnam
- Military cooperation in the 1991 Gulf War and the wars in Afghanistan and Iraq
- The fight against international terrorism has helped to strengthen the ties between the two nations.

U.S. foreign policy after 9/11

Bush's foreign policy

Answering the threat of the Al-Quaeda terrorist network, the USA not only felt a need for an increased national security at home, but also changed their foreign policy strategy.

- Bending international laws, the Americans kept suspects in prison without trial in Guantánamo on Cuba.
- In the war against international terrorism Afghanistan became the first American target as it was supposed to hide Osama Bin Laden.
- The USA developed a strategy of pre-emptive warfare, i.e. a justification to attack a country before it gets too dangerous.
- The Bush administration made a list of countries forming an **'axis of evil'** including countries such as North Korea, Iraq, Iran and Syria.
- These countries either showed general strong anti-American feeling or threatened American security by ambitious nuclear projects.

The Iraq War (2003)

After UN inspections of Iraqi industrial sites looking for weapons of mass destruction had been hindered for years, the USA invaded Iraq without a UN mandate.

Suspected hidden reasons

In front of the UN public the USA showed manipulated pieces of evidence for the existence of weapons of mass destruction (although there were not any). Generally it is believed that there were other secret reasons for the US engagement:

- oil
- Iraq could be used as a gateway to the Middle East, i.e. as a base of attacking Iran.
- There is a short time window only in which the Americans can form that region without resistance of other world powers, i.e. China.
- Personal reasons: George W. Bush wanted to finish off his father's uncompleted mission (first Gulf war).

Obama's new strategy

- After the failure of the Republican strategy of force, Obama focussed on diplomatic means.
- He withdrew the American soldiers from Iraq.
- In 2015, the USA and Iran agreed on the international surveillance of the Iranian nuclear programme.
- In a historical breakthrough Obama normalized the relations between Cuba and the USA.

Donald Trump's credo: "America first"

- Trump pursues purely American interests more rigidly than other presidents before him.
- The American-European relations have to be redefined. NATO's existence seems to be at stake, as Trump is not willing to protect Europe under the present conditions.
- President Trump cancelled Obama's deal with Iran because he did not trust the Iranian government.
- The unexpected announcement of the North Korean leader to stop the country's nuclear programme might be the beginning of new era in the American-Korean relations (e.g. historical summit in Singapore in 2018).
- After allegations of Russian interference in the U.S. presidential elections, Trump's and Putin's relation is difficult to define.

Cheat Sheet: America and the World

Isolationism	Until early 20th century, America distanced itself from conflicts abroad.
Monroe Doctrine	Pledge not to interfere in European affairs; forbade further colonisation of American continents.
Imperialism	• Capital investment abroad spread American influence ➜ 'dollar diplomacy'. • Roosevelt Corollary: U.S. gave itself the right to intervene in Latin American conflicts: first instances of U.S. as 'world police'. • Overseas expansion: U.S. took control of many foreign territories ➜ became a world power.
World War I	Position of neutrality; only directly entered the war in 1917 Fourteen Points': Wilson's programme for world peace and democracy. Formation of League of Nations ➜ U.S. did not join.
World War II	U.S. entry after bombing of Pearl Harbor. Dropping of atomic bombs on Japan ended war and started a new era.

Post-war period	• U.S. and USSR ➤ rival world powers. • U.S. measures to stop spread of communism (e.g. Truman Doctrine). • Marshall Plan: financial help to rebuild Western Europe under democratic, capitalist system ➤ Iron Curtain in Europe. • Founding of defence alliances: NATO, ANZUS, SEATO.
Vietnam War	First military defeat for U.S. ➤ civil unrest and calling into question of legitimacy of foreign military action.
Disarmament	From 1970s U.S. and USSR negotiated reduction of nuclear weapons and military presence ➤ end of Cold War.
New Cold War	Since 2014 due to occupation of the Crimean pensinsula and the Ukraine crisis.
U.S. and Europe	Became more critical of each other; EU ➤ economic and military independence from U.S.; resistance to 'Americanisation'.
U.S. and Britain	Relationship still close, especially since September 11th attacks.

Index